全国医学院校高职高专规划教材
供护理类专业用

护理管理学

第2版

主　　编　彭艾莉　刘翠兰　陈小菊
副主编　雷芬芳　武玉清　蒲　雁
编　　者（按姓名汉语拼音排序）
陈小菊（成都医学院）
雷芬芳（邵阳学院）
刘翠兰（山东英才学院）
刘小蓉（重庆市医药卫生学校）
彭艾莉（湖南医药学院）
蒲　雁（湖南医药学院）
王玉珍（山东英才学院）
王远湘（湖南环境生物职业技术学院）
武玉清（青海卫生职业技术学院）
尹心红（南华大学附属第二医院）
张翠萍（新疆医科大学附属肿瘤医院）
编写秘书　陈凤辉（新疆医科大学护理学院）

北京大学医学出版社

HULI GUANLIXUE

图书在版编目（CIP）数据

护理管理学 / 彭艾莉，刘翠兰，陈小菊主编．—2版．—北京：北京大学医学出版社，2015. 10（2019. 4重印）

全国医学院校高职高专规划教材

ISBN 978-7-5659-1227-6

Ⅰ．①护… Ⅱ．①彭… ②刘… ③陈… Ⅲ．①护理学-管理学-高等职业教育-教材 Ⅳ．①R47

中国版本图书馆CIP数据核字（2015）第220047号

护理管理学（第2版）

主　　编：彭艾莉　刘翠兰　陈小菊

出版发行：北京大学医学出版社

地　　址：（100191）北京市海淀区学院路38号　北京大学医学部院内

电　　话：发行部 010-82802230；图书邮购 010-82802495

网　　址：http：//www.pumpress.com.cn

E-mail：booksale@bjmu.edu.cn

印　　刷：中煤（北京）印务有限公司

经　　销：新华书店

责任编辑：韩忠刚　王孟通　**责任校对：**金彤文　**责任印制：**李　啸

开　　本：850 mm × 1168 mm　1/16　**印张：**14.25　**字数：**400 千字

版　　次：2011年6月第1版　2015年10月第2版　2019年4月第4次印刷

书　　号：ISBN 978-7-5659-1227-6

定　　价：28.00元

全国医学院校高职高专规划教材
编审委员会

序

医药卫生类高职高专教育是我国医学教育体系的重要组成部分，随着国家对医药卫生体制改革的逐步推进，社会对基层卫生服务人才的需求与日俱增，对新时期高职高专医学人才培养及教材建设提出了更高要求。北京大学医学出版社于 2011 年组织全国高职高专院校教师编写出版了本套高职高专教材，由于教材的内容精炼、案例经典、符合临床、实用性强，受到众多高职高专院校师生的好评。

高职高专医学教材应服务于人才培养目标，基于高职高专学生的认知特点，以学生为中心、以就业为导向、以职业技能和岗位胜任力培养为根本，与课程、临床岗位和行业需求对接，促进产教融合。为推进教材建设、更好地服务于人才培养目标、将本套教材锤炼为精品之作，北京大学医学出版社对参与这套教材编写与使用的院校进行了深入调研，于 2014 年下半年正式启动了本套教材的修订再版工作，首先召开了教材编审委员会议，统一了教材修订再版的总体精神，重新审定再版教材目录、对个别主编进行了调整，然后召开了全体主编人会议。本轮教材修订加大了“双师型”和临床实践一线作者的比例，更加紧密地结合国家临床执业助理医师、全国护士执业资格考试大纲，理论、知识强调“必需、够用”；精选案例以促进案例教学；专业课教材的学习目标按布卢姆教育目标分类编写，突出了职业技能和岗位胜任力培养。力求以学生为中心，引导自主学习，渗透职业教育理念。总之，本轮教材在延续上版优点的基础上，体例更加规范，版式更加精美，质量明显提升，适用性更强。

在本次修订再版工作中，各参编院校给予了高度重视和大力支持，众多参编教师投入了极大的热情和精力，在主编带领下克服困难，以严肃、认真、负责的态度出色地完成了编写任务，在此一并致以衷心的感谢！“知行合一、行胜于言”一定程度上体现了职业教育理念，相信在北京大学医学出版社精心组织、编审委员会顶层设计和全体作者对教材的精雕细琢下，这套教材一定能与时俱进、日臻完善，满足新时期高职高专医学人才培养的需求，在教学实践中经受住检验，在教材建设“百花齐放、百家争鸣”的局面中脱颖而出，成为好学、好教、好用的精品教材。

王德炳

前　言

本教材自2011年出版和使用后，以较高的学术水平得到护理专业师生的认可，符合护理专业高职高专教育的人才培养目标。此次在北京大学医学出版社教材编审委员会的指导下，我们组织了全国8所护理院校、2家三级甲等医院12位护理教师对本教材进行了修订。旨在进一步整体优化教材内容，补充新知识、新理论，使教材便于系统教学，并能够指导临床护理管理工作。

本教材共10章内容，系统地介绍了护理管理学的基本知识。第1章、第2章重点介绍管理与管理学的概念、护理管理基本内容及发展趋势、管理理论与原理；第3章到第7章，系统阐述了管理的5大职能，即管理的计划职能、管理的组织职能、护理人力资源管理、管理的领导职能、管理的控制职能的相关知识及其临床运用；第8章到第10章，主要介绍了护理质量管理、护理管理沟通与冲突、护理管理与医疗卫生法律法规有关知识。为便于学生学习，本教材最后补充了4个附录，收录了《中华人民共和国护士管理办法》等相关法规和文件。

本教材在修订过程中，得到所有参编院校领导和同仁的帮助与支持。各位编者老师通力合作，为本教材的修订工作付出了大量的时间和精力。在此谨致真诚的感谢。

彭艾莉

2015年7月

目　录

第一章　绪　论

学习目标

通过本章内容的学习，学生应能：

识记：

1．正确说出管理与管理学的概念。

2．正确描述管理职能及管理的特征。

3．正确陈述护理管理的概念。

理解：

1．根据社会现象举例说明管理的研究对象及方法。

2．正确阐述护理管理的内容。

应用：

1．联系实际举例说明护理管理方法在临床护理管理工作中的应用。

2．结合我国护理管理现状，正确评述护理管理的起源及发展趋势。

管理实践活动，是同人类社会一起产生的，并随人类社会发展而发展，进而形成管理思想。人类社会的发展史告诉我们，21世纪是管理学家的天下，管理已经成为人类社会发展不可缺少的一项重要活动。管理活动历史虽漫长，但把管理作为一门学科进行系统研究，只有一百多年的历史。管理学是一门系统研究管理过程的普遍规律、基本原理和一般方法的科学。管理学研究的目的在于探讨如何运用有效的组织资源获得最大的社会效益和经济效益。护理管理学是管理学的一个分支，是将管理学的原理和方法应用于护理领域的一门科学。护理管理是医院管理的重要组成部分，它的目的是提高护理质量。护理管理者需要系统学习和掌握管理学的基本理论、方法和技术，并结合护理管理的特点，在实践中加以研究、探索和创新，不断提高护理管理能力和水平，保障护理服务的质量与护理专业的发展。

第一节　管理与管理学

一、管理概述

（一）管理的概念

1．管理（management）　是人类活动中不可缺少的要素，随着人类共同生产劳动的开始而产生。不同的管理学派有不同的理解（表1-1）。

表 1-1　不同管理学派对管理的定义

管理学派	定义
职能学派	管理就是：计划、组织、指挥、协调和控制
决策学派	管理就是决策与领导
行为科学学派	管理是由一人或多人协调他人的活动，以达到最佳的工作效果
现代管理学派	管理是创造和保持一种环境，在这个环境中使人们共同为达到一个群体的目标而有效地工作

目前国内外管理学界比较公认的定义是："管理是管理者协调人及其他组织资源，通过计划、组织、领导和控制的过程，使管理者和被管理者共同实现组织目标的活动过程（图 1-1）。"这个概念包括 3 层含义：第一，管理的目的是实现组织目标；第二，管理者必须有效地协调人、财、物、时间、信息与技术等资源；第三，管理者需通过计划、组织、人员配备、领导、控制等职能来实现组织目标。

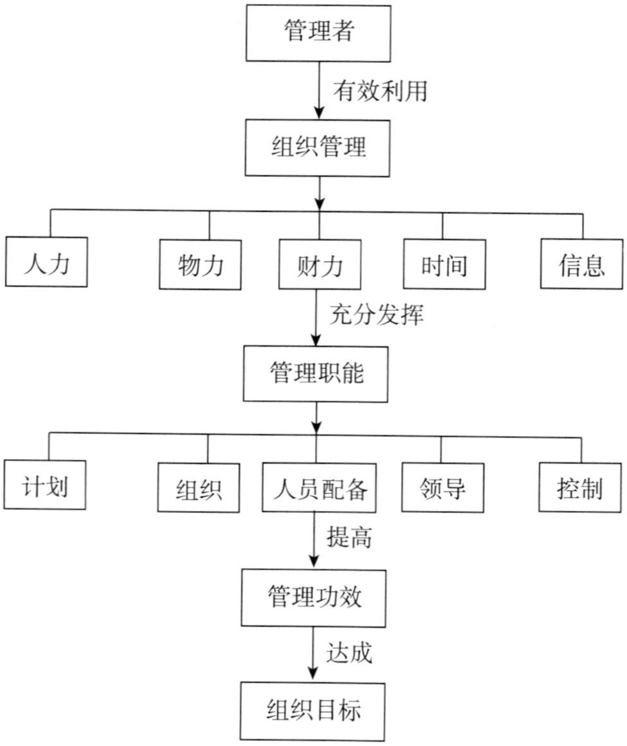

图 1-1　管理过程

2．管理者　是管理活动的主体，在管理活动中起主导作用，拥有组织的制度权力，并以这些权力为基础指挥下属活动的人。管理者都是在组织中工作。组织中的成员分为操作者和管理者：①操作者是直接从事某项工作或任务的，不具有监督其他人的工作职责，如病区的护理人员；②管理者是指挥别人活动的人，位于操作者之上的组织层次中。组织中的管理者可以划分为：基层管理者，如病区护士长；中层管理者，如科护士长；高层管理者，如护理部主任等。

（二）管理的职能

管理的职能是管理过程中各项活动的基本功能，是对管理活动内容的理论概括，是管理原则、管理方法的具体体现。不同管理学派对管理的职能认识有所不同，但基本划分为计划、组织、领导、人力资源管理和控制 5 个方面。

1．计划　是指为实现组织管理目标而对未来活动进行规划和安排的工作过程，是最基本的职能。计划包括选定组织目标和实现目标的途径，包含5个W和1个H，即确定做什么（What）、为什么做（Why）、什么人去做（Who）、什么时间做（When）、在什么地点（Where）和怎样去做（How）。管理者应明确计划是一切组织活动的开始，计划为目标服务，是实现目标的依据，是进行控制的基础。科学的计划工作，主要是正确地规定未来的发展，以组织目标为中心有效地利用现有的资源，以期获得最佳的经济效益和社会效益。

2．组织　“组织”一词具有双重词性，作名词用时，主要指组织形态，做动词用时，指组织工作，即是指对人员角色安排和任务分配。在管理过程中，这两重词性都会涉及，教材中主要讨论动词意义上的组织工作。组织职能是指组织必要的人力和其他资源去执行既定的计划，以实现管理目标的一种功能。为实现组织目标，必须具有合理的组织结构，将计划落实到组织的每个环节。将计划落实到医院组织职能的主要内容包括组织的结构设计、人员配备、医院护理管理的规划与变动、医院护理管理授权等。

3．领导　是指领导者带领和指导组织成员完成组织任务，实现组织目标的一项管理职能。护理管理者的领导职能就是管理者带领和指挥护理人员同心协力实现组织目标的过程。领导的职能是重要的管理职能，对整个管理起到保证作用；领导的实质是处理人际关系；领导工作成功的关键在于创造和保持一个良好的工作环境，激励下属努力工作，提高组织工作效率。

4．人力资源管理　也称人员管理，是指管理者根据组织管理内部的人力资源供求状况所进行的人员选择、使用、评价、培训及考评的活动过程，目的是保证组织活动的顺利完成。人员配备与管理其他职能有密切的联系，直接影响组织目标能否实现，包括管理人员的选拔和聘任、员工的招聘、使用和培训。

5．控制　是为实现组织目标，管理者对被管理者的行为活动进行规范、监督、检查，发现偏差即采取纠正措施，使工作能按原定计划进行，或适当调整计划以达到预期目的的管理过程。控制工作是一个延续不断、反复运行的过程，其目的在于保证组织的实际活动及其成果同预期目标一致。控制职能与计划职能密不可分。计划是控制的前提，它为控制提供了目标和标准；控制是实现计划的手段，没有控制，计划不能顺利实现。控制既是管理循环的终点，又是新一轮管理循环的起点，是进行有效管理的关键。

（三）管理的对象

管理的对象是指管理过程中管理者所作用的对象，是管理的客体，主要包括人力资源、财力资源、物力资源、信息资源及时间资源5大要素。

1．人力资源　是组织中最重要的资源，包括被管理的生产人员、技术人员、下属管理人员以及他们的体力、智力、道德修养等方面的资源。对人的管理是所有管理中的核心，人力资源管理不仅强调以人为本，做到人尽其才，才尽其用，同时还注重通过有效的人力资源的开发和人员职业生涯规划达到提高组织人力资源价值的目的。

2．财力资源　指组织的经济和财务，是一个组织在一定时间内所掌握和能支配的物质资料的价值体现。任何组织都可以通过财力资源有效运用来达到提高管理水平与成效的目的。有效的财务管理在于使用尽可能少的资金创造尽可能多的财富。

3．物力资源　指组织的有形资产和无形资产的总称，包括组织的设备、材料、能源和技术等。在进行组织物力管理时，管理者要遵循事物发展的客观规律，根据组织管理目标和实际情况，对各种物力资源进行最优配置和最佳组合利用，做到开源节流、物尽其用。

4．信息资源　指具有价值的新消息、新知识，是物质属性和关系的表象。信息资源主要包括管理活动中的各种数据、资料和情报等。信息管理就是根据实现组织目标的要求，建立完善高效的信息系统，保证各个管理层次和组织各环节互相沟通与联络，提供组织需要的各种信息。管理者应时刻保持对信息的敏感性和具有对信息迅速做出反应的能力，并通过信息管理提高管理的有效性。

5．时间资源　是一种不可储存的、一去不复返的、有价值的无形资源，是运动着的物质的存在形式，是一种珍贵的资源。对于时间的管理，要具有清晰的时间成本效益概念，要善于安排和管理时间，争取做到在最短的时间内完成更多的工作，创造更多的效益。

案例 1-1

以色列是一个土地贫瘠、资源贫乏的小国，1948 年 5 月建国，1993 年国民收入却已达人均 1.27 万美元。其电子、仪表、航空等工业产品在国际上享有很高的声誉，成为发达国家军事工业和大公司的用户；其农业人口虽仅占全国人口的 5%，人均年产值却高达 42 万美元，达到发达国家水平，农产品不仅满足本国需要，还大量出口欧美。其依赖的就是高质量的人才。目前，以色列每 1000 个居民中有 135 名科学家和工程师，而美、日、德、英国却分别只有 70 人、65 人、48 人和 28 人。这些科学家和工程师在 1987 年时发表的论文就是美国、英国、加拿大的 2 倍，日本的 4 倍。以色列工厂或农庄的劳动者都具有相当于高中毕业的学历，并经过职业培训方可上岗，正是高质量的人才队伍振兴了以色列的国家经济。

问题与思考：

结合该案例，讨论人、技术、管理三大要素在管理中的作用。

（四）管理的特征

特征是指一种事物区别于其他事物特有的、显著的征象及标志。根据管理概念和管理活动过程，管理具有以下特征：

1．管理的二重性　管理具有二重性，一是自然属性，二是社会属性。管理的自然属性是指管理所具有的有效指挥共同劳动和组织社会生产力的特征。它与生产力相联系。管理的社会属性是指管理所具有的监督劳动，维护生产关系的特征，它与生产关系相联系。不同的生产关系、社会文化、经济制度都会使管理思想、管理目的及管理方式呈现一定的差别，从而使管理具有特殊性和个性，这就是管理的社会属性。管理的二重性相互联系、相互制约。一方面，管理的自然属性不可能孤立存在，它总是存在于一定的社会制度、生产关系中，管理的社会属性也不可能脱离管理的自然属性而存在，因此，两者相互联系；另一方面，管理的自然属性要求具有一定社会属性的组织形式和生产关系与其相适应，两者相互制约。

2．管理的科学性与艺术性　管理是由一系列概念、原理、原则和方法构成的知识体系，反映了管理活动的科学性。管理活动具有其内在的、共同的规律性，具有普遍适用的一般性原则。作为一项专门的业务活动，管理活动必须建立在科学基础之上才能有效进行管理。管理的艺术性是管理者熟练地运用管理知识，针对不同的管理情景采用不同的管理方法和技能达到预期管理效果的管理行为。它强调管理的实践性，没有实践，也就无所谓艺术，同时还体现在管理活动中管理者个人在解决管理问题时采用方法的创新性和多样性。管理既是科学又是艺术，是科学性和艺术性的辩证统一。

3．管理的普遍性与目的性　管理普遍存在于各种活动之中，涉及社会每一个角落，与人们的各项组织活动息息相关，这就决定了管理的普遍性。管理不仅适用于企业，也同样适用于政府、机关、医院和学校等公共事业单位。没有管理，任何组织将一事无成，同时，管理也是人类一种有意识、有目的的活动。管理的一切活动都要为实现组织目标服务，因此，它有一定的目的性。管理目标既是管理的出发点和归宿，也是指导和评价管理活动的基本指标。所有的管理活动都必须把制定管理目标作为首要任务。

4．管理的人本性　管理要处理人与物的关系，物与物的关系，但最根本的是要处理人与人的关系。因此，人是管理活动的决定因素。任何管理都要从人的本性和人的需要出发，把提高人的素质，处理人际关系，调动人的主动性、积极性和创造性放在中心地位，把关心人、尊重人、培养人、发展人作为管理的最终目的，这就是管理的人本性。管理的人本性不仅要求管理者在管理中坚持人本原理，而且要求管理者在管理理论的研究中，也要贯彻以人为本思想，把对人的研究作为管理理论研究的重要内容之一。

5．管理的综合性　任何管理活动都要受多种因素的影响，并通过综合活动解决管理过程中各种复杂矛盾，达到系统的协调和管理目标的实现，这就是管理的综合性。它决定了管理科学研究的复杂性和边缘性。

（五）管理的方法

1．行政方法　指行政机构通过行政命令、指标、规定等手段，按照行政系统和层次，以权威和服从为前提，直接指挥下属行动的管理方法，是管理的基本方法。特点是：①具有一定的强制性。以组织的行政权力为基础，以个人服从组织，下级服从上级为原则，时效性强，见效快。②具有明确的范围。它只能在行政所能够管辖的范围内起作用。③不平等性。上级对下级发出命令，下级在执行中不能以利益或其他方面的要求为代价，是以组织权力为基础，以服从为原则的。

2．经济方法　指以人们的物质利益需要为基础，依据客观经济规律的要求，运用各种经济手段，调节各方面之间的经济利益关系，以获取较高经济效益与社会效益实现管理目标的管理方法。其特点是：①利益性——主要是利用人们对经济利益和物质利益的需求来引导被管理者。②交换性——以一定的交换为前提，运用一定的报酬手段，影响被管理者去完成所承担的任务。③关联性——经济方法使用的范围十分广泛，与各方面都有着直接的联系，是现代管理中最主要的管理方法之一。它有着多方面的积极意义，但也存在一定的局限性。人们的需求不仅仅只有物质利益，决定人们行为积极性的也并非只有对经济利益的追求。管理者在具体管理运用过程中，要注意防止导致“一切向钱看”的倾向。

3．教育方法　教育是组织按照一定的目的与要求，对受教育者从德、智、体、美等诸方面施加影响，启发其思想觉悟，从而使受教育者改变行为的一种有计划的活动，是管理过程的中心环节，也是做好管理工作的基本方法及重要保证。其特点是：①是一个缓慢的过程。它以转变人的思想、价值观为特征，以提高人的素质为目的。过程虽然缓慢，但产生作用后，维持的时间较其他方法持久。②是一个互动的过程。教育过程中，教育者与受教育者都在提高，是一个相互学习、相互影响的活动。③形式多样性。如思想政治工作、岗位培训、对员工感情投资、企业文化建设等。

4．数量分析方法　指建立在现代的系统论、信息论、控制论等科学基础之上的一系列数量分析、决策方法。其特点是：①模型化——在假定的条件下，运用一定的数理逻辑分析或电子计算机，对要解决的问题建立一定的模型。②客观性——在使用这些方法时，除了假定前提条件和选择分析的数量分析方法之外，在建立模型和进行推导过程中，基本不受人为因素影响，具有较强的客观性。

二、管理学概述

（一）管理学的概念

管理学（science of management）是一门综合性的交叉学科，是系统地研究管理过程的普遍规律、基本原理和一般方法的综合性应用科学。它是经济管理、行政管理、教育管理及企业管理等各种专门管理学科的共同理论，是自然科学和社会科学相互交叉产生的一门边缘学科。发展到今天，已经形成一个庞大的管理学体系。它不仅是一门具有规范意义的理论科学，而且还是一门对管理实践具有直接指导意义的科学。

（二）管理学的特点

1．实践性　管理学所提供的理论与方法都是实践经验的总结与提炼，同时管理的理论与方法又必须为实践服务，才能显示出管理理论与方法的强大生命力。它是在众多的管理实践活动的基础上进行深入的分析、总结而形成的。管理学阐述的原理、原则、方法等是否科学，只能从其能否用于指导管理实践得以检验。

2．综合性　管理学的综合性是由管理实践活动的复杂性决定的。从管理内容上看，管理学涉及的领域十分广泛。在管理活动中，人们除了受生产力、生产关系、上层建筑等因素影响外，还受到心理、文化、情感等因素影响。因此，管理者必须考虑组织内外存在的各种影响因素，学习和掌握多种学科知识，如心理学、行为学、社会学、经济学、政治学等，运用多种管理方式和管理手段达成组织目标。因此，管理学具有综合性，属于边缘科学的软科学。

3．社会性　构成管理过程主要因素的管理主体与管理客体，都是社会最有生命力的人，这就决定了管理的社会性；同时管理在很大程度上带有生产关系的特征，因此，没有超阶级的管理学，这也体现了管理的社会性。管理活动涉及人类社会的每一个角落，受到社会结构、社会制度、社会心理因素以及社会成员的价值、准则、意识和观念的影响。同时，管理也随着时代发展而发展，不同历史时期和生产力发展的不同阶段，管理方法也不同。管理受国情和时代的制约，也是其社会性特征的表现。

（三）管理学的研究内容

从管理的二重性出发，着重从以下 3 个方面研究管理学：

1．生产力　研究如何合理规划组织生产力，如何合理分配和充分利用组织中的人、财、物、时间和信息等，使各要素充分发挥作用以适应组织目标及社会发展的需求，以求得到最佳经济效益和社会效益。

2．生产关系　研究如何建立和完善组织机构与管理体制，如何正确处理组织中人与人之间的相互关系，如何有效地实施激励机制，最大限度调动各方面积极性和创造性，为实现组织目标而服务。

3．上层建筑　研究如何使组织内部环境与外部环境相适应的问题。即如何使组织中各项规章制度、劳动纪律、文化氛围和社会政治、经济、法律、道德等上层建筑保持一致，从而维持正常的生产关系，促进生产力发展。

第二节　护理管理学

一、护理管理学概述

（一）护理管理的基本概念

世界卫生组织（WHO）指出，护理管理（nursing management）是为了提高人们的健康水平，系统地利用护理人员的潜在能力，并系统地安排和应用其他人员、设备、环境以及护理活动的过程，是以提高护理质量和工作效率为主要目的的活动过程。管理中要对护理工作的诸多要素进行科学的计划、组织、领导、控制和协调，以便使护理系统实现最优运转，为服务对象提供最优的护理服务。护理管理既是一门科学，也是一门艺术。它的科学性体现在其管理方法和原则是依照科学的管理方法研究而形成的行为知识；它的艺术性体现在执行护理管理的方法上，护理管理者要做到“人性化、有效化”管理，运用组织才能，通过合理的分工与授权，使每一位人员充分发挥自己的潜能，圆满地完成护理组织的目标。

（二）护理管理学的发展历史

护理管理的实践活动及管理的思想观念从古代就产生了，与护理专业的发展历史一样的悠久。但早期的护理管理既不系统，也不规范，更不科学。真正科学的护理管理是从近代护理学创始人南丁格尔（Florence Nightingale，1820—1910 年）时期开始的。无论是在伦敦的看护所还是在克里米亚战争中，南丁格尔不仅用先进的技术加强护理，而且注意加强管理。首先，她创立了一套护理管理制度，采用系统化的管理方式，使护理人员担负起护理患者的责任，适当授权，以充分发挥每位护理人员的工作潜能。其次，设立护理组织，要求每个医院必须设立护理部并由护理部主任来管理护理工作。病区则设立护士长，管理病房的护理行政与业务。再次，她建立了医院设备及环境方面的管理要求，重视病房的采光、通风、照明、墙壁的颜色等环境管理。强调医院的设备要满足护理工作的需要。注重提高护理工作效率及护理质量。要求护理人员经过专门的培训，护理管理者必须接受一定的管理训练。由于她的科学管理，降低了战地医院伤员的感染率及死亡率。南丁格尔对护理管理发展产生的影响是深远的。

南丁格尔时代以后，进入了现代护理管理阶段。各国护理管理者相继学习南丁格尔的护理管理模式，逐渐将管理学的原理及技巧应用到护理管理中，强调了护理管理中的人性管理，指出护理管理的核心是护理质量管理。随着先进的管理思想和管理方法的渗透和引用，推动了护理管理学科的建设，护理管理逐渐由经验管理走上科学管理的轨道。

（三）护理管理的特点

1．广泛性　护理管理的内容繁多，其广泛性首先体现在管理的对象范围广，参加管理的人员多这两个方面。护理管理是一项复杂的系统工程，对护理专业工作所涉及的范围及所需要的资源都要进行管理，包括组织管理、人员管理、业务技术管理、教学管理和科研管理等领域。在一个医院内，护理管理人员一般分为 3 个层次，不同的管理层次有不同的管理职责。高层管理者，如护理副院长或护理部主任，主要负责全院护理工作的决策、组织、指导，护理质量标准的制定，护理质量的控制等；中层管理者如科护士长，其主要职责是组织贯彻执行护理部所制定的决策，指导及协调基层护理管理者的管理工作；病房护士长是基层护理管理者，其主要职责是管理和指导护理人员完成患者的护理工作。

2．实践性　护理管理学以管理学的理论为基础，同时综合了多学科的知识及研究成果。护理管理活动广泛存在于护理实践活动中，因此具有很强的实践性。在护理管理中要结合护理实践，综合应用有关知识及理论，应用管理原则及原理，达到最佳的社会效益和经济效益。同时，在护理管理实践中，应逐步建立适用于我国护理模式的管理理论及管理模式。

3．专业性　护理学是医学领域中一门独立的学科，具有自身的理论知识和技术规范，在工作中除了协助医生开展工作，还要独立开展各项护理活动、实施各项护理操作，是将自然科学和社会科学紧密联系起来的为人类健康服务的综合性应用科学。护理学的任务和目的在于促进人类身心健康和满足人民身心方面的护理需要。当前护理已由医学辅助学科，发展成为独立的护理学科，具有其本身的专业特点。因此，要求护理管理者在管理中要遵循护理专业的特点及规律性，在管理体制及管理方法上要适应专业的特点。具体表现在：适应护理工作的服务性及科学性要求，适应护理工作的个体性及协调性要求，适应护理工作的连续性及不规律性要求，适应护理人员性别特征和工作性质的要求。

（四）影响护理管理的因素

护理管理是一个开放的组织系统，受众多因素影响，主要包括以下 3 个方面：

1．医疗机构外的因素　一个国家的社会政治、经济、道德、科技发展、产业政策等因素都会直接和间接影响医院的运转以及利益的分配。医院的管理结构会随着外部环境因素以及内部各种因素的改变做出适当调整。护理管理作为医院管理的重要组成部分，医疗机构以外的因素对护理管理也产生巨大而又深远的影响。因此，护理管理者应及时预测并了解这些变化，及时采取应对措施，以适应这些变化对护理的影响。

2．医疗机构本身的因素　医院护理组织系统的服务宗旨、目标、性质、机构设置、管理幅度、管理方法、物理环境、信息系统、服务质量控制体系、人员选拔等因素都会影响护理管理。

3．医院护理管理组织结构的因素　护理部是医院管理中的职能部门，在院长或护理副院长的领导下，负责组织和管理医院的护理工作。与医务行政、教学、科研、后勤管理等职能部门并列，互相配合，互相协调，共同完成医院各项工作。按照国家卫生和计划生育委员会（卫计委）要求，我国目前大多数医院护理管理体制的设置情况基本如下。

（1）护理部主任：县级及县级以上的医院均设有护理部，实行院长领导下的护理部主任负责制。500张以上病床单位的医院要求设置专职护理副院长，并兼任护理部主任，另设护理部副主任2人；300～500张病床单位的医院，或病床单位虽不足300张，但医疗、教学、科研任务繁重的专科医院，设护理部主任1人，副主任1～2人；300张病床单位以下的医院，设总护士长1人。

（2）科护士长：100张病床单位或设有三个护理单元以上的科室，以及任务繁重的手术室、急诊科、门诊部需设科护士长。科护士长在护理部主任领导和科室主任的业务指导下，全面负责本科室的护理管理工作。

（3）护士长：是医院病房和其他基层单位护理工作的管理者。病房护理管理实行护士长负责制。护士长在护理部主任（或总护士长）、科护士长领导和科主任业务指导下开展工作，护士长与主治医师共同配合负责病房全面管理工作。

我国目前医院均实行护理部主任、科护士长、护士长三级管理或总护士长、护士长二级管理体系。

4．护理人员的因素　护理人员的数量、个人背景、价值观、信仰、受教育状况、能力、素质、技术水平、工作动机、凝聚力、社会背景及人际关系等因素都会影响护理管理的方式、方法和效果。护理管理人员在医院护理人才队伍建设中具有十分重要的地位，选择素质好、能力强的护理人员，对高质量、高效率完成医院护理工作，实现医院护理管理目标有着十分重要的意义。

5．服务对象的因素　服务对象的年龄、性别、社会文化背景、健康问题的性质、对护理工作效果的期望值等，都会影响护理管理工作。

二、护理管理学基本内容

（一）护理管理学的任务

广义上讲，目前我国护理管理学面临的任务是总结我国护理管理的经验，研究并借鉴国外先进的护理管理理念、模式和方法，创立适合我国护理工作的护理管理理论。具体内容包括：完善护理服务内涵体系；建立护理服务评估体系；实施护理项目成本核算，实现护理成本核算标准化、系统化、规范化的管理；探寻护理管理工作规律，向人们提供优质的护理服务。为了实现这些目标，需要做好以下工作。

1．加强护理人员的素质管理

（1）加强职业道德教育：树立正确的人生观和价值观，必须具有良好的职业道德，必须增强服务意识和责任感，乐于奉献，勤于工作，爱岗敬业。提高自身认识，明确社会主义医德的核心是全心全意为患者服务、保障患者健康。医德医风的好坏，直接影响到护理工作的质量。因此，每个护士都应忠于职守，遵守医德规范，激发自尊心，上进心，努力塑造认真细致、热情周到的职业形象。

（2）加强业务素质管理：在加强基础知识学习的同时，还要不断加强新知识、新理论、新技术的学习。培养护士“爱学、会学、学会”的终身学习能力，鼓励他们参加继续教育学习，努力为他们创造外出学习的机会，在不断的理论、技术、操作训练和评价中，调动大家的学习热情，提高护士的业务素质。

（3）加强法律法规教育：教育和引导护理人员学法、懂法、执法、守法，明确自身的法律责任，学会运用法律手段保护患者和自己，学会处理有关的法律问题，学会防范医疗差错事故的发生。护理管理者更要以身作则，潜移默化地影响下级，带领全体护理人员严格遵守法律法规。

2．加强监控和质量管理 各项工作均应建立完善的规章制度，使操作规范化，工作程序化。同时，必须加强护理工作全过程各个环节的质量管理。明确各环节的质量特征和质量内容，制定评定、评价标准，规范护理行为，定期检查和随机抽查，提高过程管理水平，避免差错事故的发生。护理管理者还需要及时评估下属的工作情况，对于工作不良者，要耐心教育和正确指导，督促他们改进工作，对于工作业绩突出者，要及时给予表彰鼓励。

3．做好协调工作 协调的作用在于求同存异，通权达变，减少矛盾，提高管理工作效率。协调是做好管理工作的核心。护理管理者的沟通协调职能主要是上传下达，协调左右、内外关系，使护理工作在医院内运行上下融合、左右顺畅。护理管理者还需要与患者及其家属进行有效的协调和沟通。由此可见，提高协调和沟通能力，对护理管理者来说是至关重要的。

4．做好护理人才的选拔和培养 组织的竞争就是人才的竞争。选拔和培育人才是管理者最重要的任务之一。护理人员的培训是组织和优化护理人力资源结构，激发护理人力资源潜力，提高人力资源使用效率的有效措施。护理管理者需要对医院护理人员进行合理安排、认真选拔、计划培训、有效利用。要为组织寻求高素质护理人才，使他们在组织中得到支持和发展，并能够在实现医院目标的同时提高自己的职业价值。要充分调动人的积极性，使护理人员的个人潜能得到最大限度的发挥，不断降低人力成本，配合其他管理部门，提高护理工作效率，实现组织管理目标。

（二）护士长的角色功能

1．角色概念 角色，指演员扮演的剧中人物，也用于比喻生活中某种类型的人物和戏曲演员专业分工的类别。最初源于戏剧，自 1934 年米德（G. H. Mead）首先运用角色的概念来说明个体在社会舞台上的身份及其行为以后，角色的概念被广泛应用于社会学与心理学的研究中。社会学对角色的定义是与社会地位相一致的社会限度的特征和期望的集合体，即一个人在某位置或状况下被他人期望的行为总和。例如：老师和学生是两个不同的角色，都处于学校人员结构中特定的位置。老师担负教导学生的权利和义务，学生有向老师请教的权利和认真学习知识的责任和义务。一个人常担负有多种角色。例如：一个人既是护士，但也是她丈夫的妻子、孩子的母亲，同时又是她父母的女儿。但在一定场合中，只能充当一种角色，否则会发生角色冲突。

2．护士长角色 护士长是医院护理管理体系中的基层管理者和组织者，是科室护理工作的具体领导者和指挥者。主要责任是带领病房全体护理人员共同完成部门护理任务，处理病房各种危急或突发事件，在信息沟通中承上启下，协调医护以及护患关系等。科室护理质量的高低与护士长本身的素质和管理水平有直接的关系。其工作优劣、素质高低、能力大小将会直接影响到医院的护理质量和管理水平。护理管理是医院管理的重要部分，护士长是护理管理工作的主体。护士长的角色归纳为以下 11 类。

（1）护理管理者：护士长在病房 8 小时在班，24 小时负责。参加护理部或院方各种会议、主持病室会议、组织护理查房、考核下属工作情况和工作业绩、管理病室教学与科研、负责排班、接待来访者、介绍病室环境和设施等。工作需以身作则，为人表率。指导并带领下属护理人员共同完成护理任务，实现护理目标，是“病房的象征”。

（2）联络者：护士长在工作中需要不断与护理人员、上级护理管理者、医师、其他医技人员、患者及家属、后勤等人员进行沟通，要处理好纵向、横向、斜向关系，以保证创造一个良好的工作场所和利于患者治疗、康复的环境。

(3) 监督者：护士长有权利和责任对病房各项护理活动与资料进行监督和检查。要经常巡视病房，收集患者病情，检查各种护理文件记录以及护理计划实施情况；查对处理医嘱；检查护理交班记录、技能操作、护理质量；听取医师、患者及家属反映；监督各项规章制度的落实，促进各项护理活动顺利进行。

(4) 传达和宣传者：护士长要主持病室各种会议，向护理人员传达上级的文件、指令、命令和政策精神等；宣传有关方针政策、规定及有关护理知识；收集患者、家属及护理人员的意见并汇报给上级管理部门。

(5) 护患代言人：护士长应维护护理人员群体的权利和利益，代表护理人员与其他医务人员协商工作，与行政和后勤部门协商保护护理人员的权益。同时，护士长需要代表患者向上级部门反映他们的合理要求，与相关人员联络沟通，以解决患者的问题，满足他们的健康需求。

(6) 计划者：护士长负责规划病房各项护理业务工作，制订年度、季度和月工作计划，提出工作改进方案，促进护理质量的提高；指导和协助护理人员制订或修改护理计划；根据需要适时修订各科室及病房规章制度、各级护理人员岗位职责等。

(7) 冲突处理者：护士长有责任协调和处理病房人员之间的冲突和矛盾，通过协商、劝告、解释和说明等管理手段，使矛盾双方相互理解，顾全大局，维持部门工作氛围的和谐。

(8) 资源调配者：护士长负责病房资源的合理分配和有效使用，包括护理人力资源的有效组合，保证各班次护理人力能够满足病房护理工作需要；科室仪器、设备、办公用品等消耗性物品的计划、申请、领取、保管、维修和报废，保证临床医疗、护理工作正常运转。

(9) 协商谈判者：护士长需要与医院有关部门人员进行正式和非正式的协商与沟通，及时反映问题。例如：向上级申请调整护理人员，增加医疗仪器设备，改善病房环境，讨论护理人员的培训计划、福利待遇、医护协作等问题。

(10) 教育者：护士长有责任对本科室的护理人员进行教育，是护理人员、进修护士、护理实习生护理业务技术方面的指导者和教育者。同时还可安排科室护理人员对患者及其家属进行护理指导和开展健康教育。

(11) 变革、创新者：护士长工作在临床第一线，有着丰富的基层护理管理经验，最能发现护理管理问题。因此，可根据具体条件和具体情况在病房护理服务模式、管理方法和管理手段等方面，进行大胆变革，积极创新，提高护理管理水平和管理能力，达到提高护理服务质量的目的。

(三) 护士长的基本素质

护士长除了具有一般的身体素质、思想素质、知识素质以外，还需要具备以下一些能力素质。

1．适应护士长角色　护士长角色的期望主要有：医院、科室、护理组织要求护士长严格执行各项规章制度和岗位职责；满足患者的需要；树立良好的护理专业价值观；满足护士群体利益的需要，加强与护理相关部门、科室、人员的有效沟通与合作等。护士长要适应和承担好这些角色要求。

2．较强的非权力性影响力　传统管理理论注重指挥过程，而现代管理理论强调影响过程。按现代管理理论，可以认为护士长自身的行为是护士的典范。护士长良好的职业道德和人格魅力、丰富的才能和渊博的知识、良好的自制能力和人际关系、严谨的工作作风和高超的护理技术等无不影响着护士。护士长作为护理管理的基层管理者，要带好病室一班护理人员，单靠行使上级赋予的权力是不够的，还需要不断加强自己的品德、才能、知识、能力等方面的修养，在护士中树立起较高的威信，增强自身的凝聚力和号召力，使下属从心理上信服、尊敬、顺从和依赖，并改变他们的不良行为。

3．出色的管理艺术　管理艺术是管理者在运用管理理论进行管理实践时，所表现出的个人行为态度与行为方式。护理管理既是艺术，也是技巧。一位富有管理艺术的护士长，善于用简练的语言表达自己的意图；善于做思想工作，抓住护士的心理，即使批评对方也能令其接受，达到预期的效果；善于交往，能够与各种不同意见的人沟通思想；善于明察秋毫，辨明是非，具有敏捷的思维和准确的判断能力，能及时发现问题，做出正确的决策，应付自如，工作效率高等。护士长应该学会充分运用管理艺术，包括决策艺术、指挥艺术、交谈艺术、激励艺术、协调艺术等，才能成为合格的护士长。

4．护患代言人　首先要关心、爱护、尊重、理解护士，对自己的下属要以诚相待，做护士的知心朋友，尽量满足下属护理人员的群体利益。代表护理人员与其他业务人员协商业务工作，与行政后勤部门协商为护理人员争取权益。护士长要代表患者的利益，反映患者和陪护的要求，与有关人员联系和沟通，为患者解决困难，尽量满足他们的需求。

5．学科带头人　护士长还应有扎实的专业知识、管理知识、广博的人文社会知识等。应精通本专业知识，了解本专业的新进展，成为学科带头人；练就精湛的技术，做执行各项操作规程的模范；取得护士在专业知识和护理操作技能方面对护士长的佩服。护士长要善于学习和掌握应用于临床的一系列新的检查、诊断、治疗和护理方法以及新的医疗、护理设备的应用。并带领全科加强护理新理论、新知识、新技术的学习，积极开展护理科学研究。

6．心理素质　良好的心理素质即心理健康或具备健康的心理。护理管理者的心理素质包括：事业心和责任感、改革和创新意识、心理承受能力、心理健康状况、气质类型和护理管理者的个人风格等。

三、现代护理管理的发展趋势

现代护理管理学是研究护理管理活动的基本规律、基本原理、方法和技术的一门科学。目前，发达国家护理管理的宗旨是：以优质的护理服务满足人的生理、心理、精神、文化和发展等方面的健康需要；尊重并保护患者的权益；建立护理质量标准及标准体系；培养高素质护理人员等。

我国未来护理管理的科学化程度也会越来越高，将会不断完善相关法律、法规；护理标准化管理将逐渐取代经验式管理；护理质量保障体系的建立和完善已成为护理管理的重点内容；广泛使用计算机管理；突出以人为本思想，注重护理管理人员培训，建立护理支持系统，使护士职能专业化等。

（一）现代护理管理发展概述

1．管理理论在现代护理管理中的应用

（1）系统原理的应用：系统原理就是运用系统论的基本思想和方法指导管理实践活动，解决和处理管理的实际问题。系统原理已广泛应用于护理管理之中，它要求在制定护理管理系统目标和决策时，要充分把握系统原理的主要特征，在护理系统的目的性、整体性、层次性、环境适应性和动态平衡性方面进行全面分析，科学分解，明确各科室和部门的目标，进而在合理分工的基础上有效综合协调，从而保证护理管理目标顺利实现。

（2）人本原理的应用：人本原理又称主观能动性原理。是以人为中心的管理思想，它体现了现代社会对人的认识和对人性的深刻理解，是管理理论发展到今天的主要特点。人是管理活动的主体，一切管理活动都要坚持从人出发，以调动和激发人的主观能动性为中心，保证管理目标的实现。因此，护理管理者要把培养和提高护士整体素质放在工作首位，重视护理人员的需求，激励他们的积极性和创造性，给予他们更好的教育和培训，使护理人员与护理组织共同发展，更好地实现护理目标，进一步完善护理管理目标。

（3）动态原理的应用：动态原理是指组织和管理处于动态变化的社会大系统中，由此带来管理主体、管理对象、管理手段和方法上的动态变化。随着医学模式的改变、人口老龄化和疾病谱的改变，对护理专业提出了新的要求，这就要求护理管理者重视收集信息和科研成果，注意反馈，及时调整管理工作内容和方法，保持一定的弹性，以便随时适应客观世界各种可能的变化，有效地实现护理工作的动态管理。

（4）效益原理的应用：效益是管理永恒的主题，是指一切管理都应首先服从经济规律，以最小的投入和耗费，获得最佳的管理效益，包括管理的经济效益和社会效益。作为医院的一个子系统，护理管理者应兼顾医院的经济效益和社会效益，正确处理好两者之间的关系，做到低投入、高效益，始终把社会效益放在首位，卓有成效地做好各项管理工作。

2．建立临床护理支持系统　为了突出护理工作的专业性、科学性，提高护理人员工作的积极性、创造性，提高护理专业的社会地位，保证各层次护理人才的稳定性，护理管理者需要积极探讨如何建立临床护理支持系统，使护士分工专业化，保证具有不同经验、能力、学历层次的护理人员在工作中得到合理的分配和使用，以最佳地使用护理人力资源并促进其发展，这将是未来我国护理管理的一个重要课题。

3．全面普及计算机网络化操作

（1）促进护理管理手段科学化、现代化，使管理效益及管理决策更加精确、快速、有效。

（2）保证护理管理与医疗、后勤、医技等部门以及护理管理中各项活动之间的统一协调。

（3）计算机管理以控制为中心，通过周密的分析、计划、研究，精确量化各项管理指标，提高管理效益。

（4）计算机的广泛应用，节约了护理人力资源，减少了护理人员和护理管理者从事非护理性工作的书面重复劳动，使他们有更多的时间为患者进行直接的护理服务，使护理管理者有更多的时间从事计划、组织、决策、协调及控制工作。

4．现代管理学已成为护理教育、护理培训的重要内容　为了进一步提高护理人员群体管理素质，我国一大批的护理管理人员经过各种级别的培训，分别走上了管理岗位，使临床护理管理活动逐步科学化。各高等医学院校护理专业也增设了护理管理学课程。护理管理水平、管理效率和管理效果也将进一步得到提高，并进一步推动护理学科的发展。

（二）现代护理管理学面临的挑战

1．人才竞争对护理管理的挑战　首先，由于近年来我国人事制度和分配制度的改革，各地吸引优秀人才的政策和措施纷纷出台，促使护理队伍中的骨干人才流失率上升，对本身就缺乏高学历、高层次人才的护理队伍来说问题就显得更加突出；其次，医院平均住院日缩短，病床周转率提高，使得护士在单位时间内工作量增加，护理任务繁重，社会经济、文化的发展，使得社会在质与量两个方面对护理服务的需求均呈明显的上升趋势，护理服务供需矛盾日益突出；另外，我国部分医院用人体制欠完善，相当数量的医院都存在护士缺乏正式编制的问题，使某些护理人员对专业发展前景、个人发展前途缺乏乐观态度而转行。以上这些问题既制约了临床护理服务质量的提高，也制约了护理人才队伍的建设和护理事业的发展，已经成为护理管理者所遇到的突出问题之一，如何解决，需要管理者进一步综合思考。

2．新知识、新技术对护理管理的挑战　当前，随着人类社会经济、文化的飞速发展，科学技术的迅猛进步，人们交流的日益频繁等，护理专业受到了很大的影响。医学模式的转变以及人们对健康保健需求的日益扩大，为护理专业的职能赋予了新的内涵，对护理从业人员和管理人员提出了更高的要求。各种新知识、新技术在临床实践中广泛开展，使护理新理论、新知识、新技术的应用范围日益拓展。护理人员不仅是患者医疗护理措施的提供者，也是健康教育的指导者和执行者、心理问题的疏导者等。现代护士不但要掌握医学和护理学的基本理论、基本知识和基本技术，还要学习和掌握一定的社会学、心理学、人文学、管理学、宗教、艺术等多学科的知识，以满足社区人群健康保健需求。同时，也要不断学习临床护理新业务和新技术，不断提高自身专业知识水平，以面对与国际护理接轨的挑战。因此，提高护理人员的综合素质将成为护理管理者的重要任务。

3．全方位管理模式对护理管理的挑战　全方位管理模式（overall every control and clear），简称 OEC 管理模式，是全方位对每个人、每一天所做的每件事情进行控制和管理，其本质是把组织核心目标量化到人，把每一个细小的目标责任落实到每一位组织员工。

全方位管理模式的具体做法是：①确定护理管理目标，明确护理服务宗旨；②建立质量管理体系的组织结构；③制定一系列管理考核标准，标准要做到量化、细化、透明化，要把工作目标分解到每一个岗位、每一个员工，做到“事事有人管，人人都管事”；④营造服务氛围，推进质量管理体系的运转；⑤建立工作质量考核监督办法；⑥建立有效的激励机制。全方位管理模式将护理质量列入考核标准，能有效指导临床护理实践，增强护理人员全面周到细致的服务意识，体现了“以患者为中心”的整体护理思想，也有助于提高护理管理水平。

面对现代护理管理学面临的诸多挑战，开拓创新是推动护理管理发展的动力。因此，要求护理管理者必须拥有与时俱进的管理理念，应该树立科学的发展观，从世界角度、从战略高度去认识、思考和分析我国护理管理发展的方向，去探索适合中国特色的护理管理模式，不断提高护理管理效率和组织竞争力，以满足社会对多层次、多元化、高品质化护理服务的需求。

案例 1-2

在 2003 年抗击非典型肺炎的战场上，广大医务工作者发扬白求恩精神，无私无畏，冲锋在前，用生命谱写了救死扶伤的壮丽篇章。广东省中医院急诊科护士长叶欣，因抢救“非典”患者而不幸感染“非典”，以身殉职，牺牲在抗击“非典”的战场上（2003 年 3 月 25 日凌晨，享年 47 岁）。生前，她留下了一句令人刻骨铭心的话：“这里危险，让我来。”把风险留给自己，安全留给患者，这是无数医务工作者的崇高精神境界。正是有了我国政府的高度重视，医院安全管理措施的到位和一大批医务人员的顽强奋战，“非典”蔓延的势头才得以遏制，人民群众才得以安享宁静的生活。

问题与思考：

1．医院的护理管理者一般分几个层次？叶欣护士长是属于哪个层次的管理者？护士长角色与职责包括哪些？

2．“非典”蔓延的势头能得到及时的控制，请你谈谈护理管理在其中的作用。

自　测　题

1．名词解释：管理、管理学、护理管理、现代护理管理学。

2．常用的管理方法有哪些？联系护理工作实际，举例说明管理方法的正确运用。

3．管理有哪些职能与重要作用？

4．护理管理者的角色行为和基本素质有哪些？

5．现代护理管理学面临哪些挑战？应如何应对？

（彭艾莉）

第二章 管理理论与原理

学习目标

通过本章内容的学习，学生应能：

识记：

1．正确复述西方古典管理理论的代表人物及其主要管理思想。

2．正确说出系统原理、人本原理、动态原理、效益原理的对应原则。

理解：

1．正确解释现代管理的基本原理。

2．正确分析系统原理、人本原理、动态原理、效益原理的基本含义。

应用：

1．举例说明现代管理的基本原理在护理工作中的应用。

2．运用人本原理和相应的原则，为患者提供人性化的服务和管理。

在人类历史进程中，自从出现了有组织的活动，就有了管理活动。人类的管理活动源远流长，可以追溯到原始社会的氏族社会时期，从这个意义上来说，管理活动的历史可被视为同人类历史一样悠久。早期人们对管理活动的规律进行研究和探索，形成的是朴素、零散的管理经验，未形成科学的管理理论和学说。随着资本主义生产关系和市场经济方式的确立，社会化大生产的形成，生产过程中的问题和矛盾暴露出来了。在这一历史背景下，现代意义上的管理思想和管理理论应运而生。管理思想来自于管理活动中的经验，管理理论是管理思想的提炼、概括和升华，管理理论对管理活动有指导意义，同时又受到管理活动的检验。

第一节 概 述

一、中国古代管理思想

在人类漫长的管理活动实践中，中国古代先人创立了十分宝贵的管理思想。在我国历史文化宝库中，记载了许多思想理论家和卓越的管理者的管理经验和管理思想，但由于缺乏系统的研究和探索，没有形成科学的管理理论。用现代管理的视角来概括我国古代的管理思想，主要体现在以下几个方面。

（一）系统管理思想

在中国古代最为辉煌的成就是始建于公元前200多年的世界奇迹万里长城，其在建筑、使用、设施配备、修建质量的管理方面，显示了我国古代声势浩大的管理实践活动，充分体现了系统的管理思想。战国时期李冰父子修建的都江堰水利工程，成功地解决了大河分流、蓄水、排洪、排沙、引水、灌溉等一系列问题，是我国古代系统管理思想的又一个典范。

（二）行政组织管理思想

秦始皇第一个建立了统一的多民族国家，统一了度量衡制度，建立了中央集权管理体制。秦朝三公九卿的设置，隋唐三省九部的设置，以及种种监察考选制度等等。这些都是我国历史上行政组织管理的典范。

（三）社会管理思想

孙子说："其身正，不令而行；其身不正，虽令不从。"说明上级人员的素质对下属的深刻影响。东汉名臣第五伦给汉章帝上奏章时指出"以身教者从，以言教者讼"，说明统治者要想服人，必须以身作则。孔子主张"节用而爱人，使民以时"，提倡开源节流、勤俭建国。这些思想与现代管理强调领导者要通过非权力性影响力来赢得下属拥护的观点是一致的。

（四）战略管理思想

春秋时期的《孙子兵法》，是中国古典军事文化遗产，已成为国内外许多企业培养管理人才的必修课程。"知己知彼，百战不殆；不知彼知己，一胜一负；不知彼，不知己，每战必殆。"说明策略、决策、对策在管理中的重要性。再如，三国时期的赤壁之战、空城计等，都是运用战略和策略，以智取胜的典范。

（五）人际管理思想

中国古代思想家非常重视良好的人际关系在管理中的运用。《论语》中的"以和为贵"思想，在中国古代，无论是儒家还是兵家、法家，都主张管理中的"和"。荀子的"上不失天时，下不失地利，中得人和，则百事不废"，孟子进而提出"天时不如地利，地利不如人和"。这些思想强调"天时、地利、人和"，与当今的"和谐"理念非常一致。

（六）其他管理思想

"以德为先""无为而治""中庸之道"的管理思想也是中国古代遗留下来的管理思想宝库。"以德为先"，提倡贤人政治，崇尚以德治国，强调管理者的道德素质，这是以儒家为代表的管理思想。"无为而治"是由道家提倡并产生广泛影响的管理思想。"无为"可以减少管理者遇到的心理阻力，避免引起不满；"无为"可以减少冲突；"无为"可以充分发挥组织机构的作用。"中庸之道"堪称中华管理思想中的精粹，要求管理者凡事要适度，把握好矛盾的双方，掌握灵活多变的原则，使矛盾双方协调一致。

二、西方古典管理理论

西方古典管理理论形成于19世纪末和20世纪初的美欧，注重的是管理的科学性、精确性、法理性和纪律性。它分为科学管理理论、管理过程理论和行政组织理论。

（一）科学管理理论

1．概述　科学管理理论着重研究如何提高单个工人的生产率。最重要的代表人物是美国的泰勒（Frederick W. Taylor）。泰勒被称为"科学管理之父"，他出身于美国费城一个富有的律师家庭，中学毕业后考上哈佛大学法律系，但不幸因眼疾而被迫辍学。1875年泰勒进入一家机械厂当学徒工，1878年转入费城的一家钢铁公司当技工，1884年升任总工程师，1906年担任美国机械工程师学会会长。

19世纪末20世纪初，针对美国工厂中管理落后、工人劳动生产率低下的状态，泰勒进行了一系列的探索和研究。他的研究主要反映在三个最有名的实验上：搬运生铁块实验、铁锹实验、金属切削实验。他的三个实验通过生产过程或工具的改进在提高组织劳动生产率方面取得了前所未有的成就，他首次提出了科学管理的概念。1911年《科学管理原理》一书出版，这标志着科学管理理论的形成。

2．科学管理理论主要内容

（1）工作定额，效率至上：泰勒对工人工作的基本动作进行详细分析，找出最节约时间的操作方法，得到完成工作的基本动作所需要的时间，以提高劳动生产率，据此制定一个工人的“合理日工作量”，这就是工作定额。

（2）标准化：泰勒通过选择使用标准化的工具、机器和材料，确定标准化的操作程序，并使作业环境标准化，从而提高劳动生产率，这就是所谓的标准化原理。

（3）能力与工作相适应：为了提高劳动生产率，必须为工作挑选有能力的第一流的工人，实现人的能力与工作岗位相匹配，并根据岗位要求培训人员。

（4）差别计件工资制：“差别计件工资制”，是指计件工资率随完成定额的程度而上下浮动。泰勒通过制定科学的定额标准，根据标准提出了一种新的报酬制度——差别计件工资制，按工人的实际工作表现支付报酬，其目的是调动工人劳动积极性，提高产量。

（5）计划职能与执行职能分离：为了采用科学的工作方法，泰勒主张把计划职能与执行职能分开。由专门的计划部门承担计划职能，对工人发布命令、进行控制；由所有的工人和部分工长承担执行职能，按计划规定的标准执行。

（6）泰勒还强调，劳资双方共同协作能使双方受益；实行“职能工长制”，使管理人员职能明确；提出例外原则，让高级管理人员把例行事务授权给下级管理人员，自己只处理例外事务。

（二）管理过程理论

1．概述　管理过程理论着重研究管理职能和高层次管理工作的原则，其代表人物是法国的法约尔（Henri Fayol）。法约尔被公认为欧洲杰出的经营管理思想家，1860 年从一所矿业学院毕业后进入一家采矿冶金公司，1888 年他出任该公司总经理，1916 年法国矿业协会的年报公开发表了他的著作《工业管理与一般管理》。他的理论贡献主要体现在他对管理职能的划分和管理原则的归纳上。

2．管理过程理论主要内容

（1）管理的基本职能：他认为企业的基本活动有 6 项，包括技术活动、商业活动、财务活动、安全活动、会计活动和管理活动。而管理活动是 6 项基本活动中的核心和关键活动，包含 5 项基本职能，即计划、组织、指挥、协调、控制。

（2）管理的 14 条原则：法约尔提出了一般管理的 14 条原则，包括分工、权力与责任、纪律、统一指挥、统一领导、报酬合理、个人利益服从集体利益、集权与分权、等级链与跳板、秩序、公平、人员稳定、集体精神、首创精神。他强调这 14 条原则适用于所有事业的管理。

（3）管理的技巧与能力：法约尔认为管理人员应该具备特别的能力和品质，包括身体条件、智力条件、精神条件、通用知识、专门知识、经验。

法约尔还用图表来说明，不同级别人员在管理中应具备的能力要求也应不同。对工人来说，技术最重要，而对于管理人员而言，随着级别不断上升，管理知识越来越重要。

（三）行政组织理论

1．概述　该理论的代表人物是德国著名的社会学家和经济学家韦伯（Max Webber）。他侧重于行政管理组织理论的研究，从行政管理的角度对管理的组织结构体系进行深入探讨，提出了“理想的行政组织体系”理论，目的是解决管理组织结构优化问题。

2．行政组织理论主要内容

（1）等级、权威、行政制是一切社会组织体系的基础：权力与权威有 3 种类型，即法定的权力与权威、传统的权力、超凡的权力，组织必须以法定的权力与权威作为组织体系的基础。

（2）建立理想行政组织体系：其特点有：①明确的组织分工；②自上而下的指挥链或等级体系；③根据正式考核或教育培训而获得的技术资格来选拔员工，从而合理任用人员；④建立职业的管理人员制度，行政管理人员是专职的管理人员，领取固定的薪金，并有明文规定的升迁制度；⑤行政管理人员必须严格遵守组织中的规则、纪律和办事程序；⑥除了个别需要通过选举产生的公职外，所有担任公职的人都是任命的；⑦组织中成员之间以理性准则为指导，成员之间的关系只有职位的区别，不受个人情感的影响。

韦伯认为，这种理想的行政组织体系是最符合理性原则的，其效率是最高的，在可靠性、精确性、法理性和纪律性方面优于其他组织形式。

（四）古典管理理论的评价及应用

西方古典管理理论在传统管理积累经验的基础上，分析了管理过程，明确了管理的各项职能，提出了实现管理职能所需要的行政组织结构体系，形成了一系列科学管理的理论和原则，在实践中极大地推动了当时的工业和企业的发展，并对现代管理思想产生了重大影响。但它也存在着一定的历史局限性，把管理的对象视为被动的受支配者和理性经济人、机器的附属物，忽视了人的其他需求；把组织看成是一个封闭的系统，忽视了外部环境的影响；其管理方法倾向于独裁式管理，忽视了人的主观能动性。

古典管理理论在护理工作中的应用主要表现在：为功能制护理分工方法的建立提供了依据；不同层次的护理管理人员有着不同的职责、权利和分工；根据岗位不同、分工不同，进行人才选拔和相应的培训；奖惩处罚有明文规定的制度。

三、西方行为科学管理理论

行为科学管理理论产生于20世纪20年代，形成于20世纪40年代末到50年代初。随着生产力的发展，组织结构日益复杂，人们认识到只凭技术条件、金钱刺激和物质条件来提高生产力是低效的，于是有学者开始应用心理学、社会学、人类学的知识来研究组织中人们的动机、行为以及动机和行为效果之间的关系。早期这些研究理论被称为人际关系学说，以后逐步发展为行为科学管理理论。

（一）人际关系学说

1．概述　人际关系学说的代表人物是梅奥（George E. Mayo）。梅奥原籍澳大利亚，后移居美国并成为哈佛大学教授。作为一位心理学家和管理学家，他在20世纪30年代领导实验小组，于1924—1932年在芝加哥西方电气公司霍桑工厂进行为时8年的“霍桑实验”。该实验分为4个阶段，即工作场所照明试验阶段、继电器装配室试验阶段、大规模访谈阶段和接线板工作室试验阶段，分别研究照明强度、工作条件、访谈和计件奖金对生产效率的影响。在大规模访谈阶段，梅奥花了3年时间，参加此次访谈和调查的员工达2万多人次，结果显示，影响生产力的最重要因素是工作中发展起来的人际关系和安全感，而不是工作条件和计件奖金。于是梅奥对其领导的霍桑实验进行总结，在1993年出版了《工业文明中人的问题》一书，阐述了与古典管理理论不同的观点——人际关系学说。

2．人际关系学说主要内容

（1）人是“社会人”，不仅仅是“经济人”。工人是社会人，除了有物质需求外，还有社会、心理等方面的需求，因此，不能忽视社会和心理因素对其工作积极性的影响。

（2）生产效率主要取决于工人的工作态度以及人际关系。

（3）除正式组织外，职工中还存在着非正式组织。非正式组织不仅存在，而且与正式组织相互依存，并以它独特的感情、规范和倾向，左右着成员的行为，对生产效率产生重大的影响。

（4）管理者应善于沟通和倾听，尽可能满足职工的要求，以提高生产效率。

（二）人类需要层次理论

1．概述　该理论的代表人物是美国心理学家和行为学家马斯洛（Abraham Maslow）和美国著名心理学家赫茨伯格（Frederick Herzberg）。

2．人类需要层次理论主要内容

马斯洛在管理学上的主要贡献是进一步发展了默里理论，提出了人类的基本需要等级论，即人类需要层次理论。

在马斯洛的人类需要层次理论的基础上，美国著名心理学家赫茨伯格提出了“双因素理论”，将影响工作积极性的因素分为激励因素和保健因素两方面。他认为引起职工不满的因素主要有薪金、福利待遇、地位、安全、人际关系、工作条件等，并称这些因素为保健因素；另一类因素如工作的挑战性、成就感、荣誉感、受肯定等，能激发工人的积极性，事业上能得到发展，并称这些因素为激励因素。

（三）人性管理理论

1．概述　该理论的代表人物是美国麻省理工学院教授、社会心理学家麦格雷戈（Douglos McGregor）。麦格雷戈在进行大量研究的基础上，于 1957 年提出了两类不同的人性观，并于 1960 年在《企业与人》一书中进一步阐述该理论，即 X-Y 理论。

2．X-Y 理论主要内容

（1）X 理论：麦格雷戈将传统管理观点总结为 X 理论，是一种关于人性消极的观点。其内容为：①人天生好逸恶劳，不愿意工作，逃避责任；②人天生不求上进，缺乏雄心，宁愿听命于人；③人坚持保守，反对变革，个人安全高于一切；④人以自我为中心，漠视组织的需要；⑤人们大多为了满足生理需要和安全需要而选择经济上获利最大的工作；⑥人们中只有少数人具有解决问题所需要的想象力和创造力；⑦人易于受骗，易于被煽动者挑拨是非，做出不适宜的举动。

（2）Y 理论：麦格雷戈从对 X 理论的否定，提出了 Y 理论，它是一种关于人性积极的观点。其内容为：①人并非天生厌恶工作，要求工作是一种本能，是一种满足；②一般人在相当多的情况下，不仅会接受责任，而且会谋求责任；③控制和处罚不是使人们达到组织目标的唯一手段，人们愿意实行自我管理和自我控制来完成相应的目标；④个人目标和组织目标可以统一，有自我实现需要的人往往以达到组织目标为个人报酬；⑤一般人具有相当高的解决问题所需要的想象力、聪明才智和创造力；⑥现代社会中，人们的潜力没有得到充分的发挥。

基于 X-Y 理论，管理者在管理活动中要科学分析人性，应当根据员工的特点，综合运用上述两种理论，不能依据其中一种理论去解决所有的问题。

除了 X-Y 理论，美国行为科学家沙因（Eolgar H. Schein）提出了 4 种人性假设：理性经济人假说（相当于 X 理论）、社会人假说、自我实现人假说（相当于 Y 理论）和复杂人假说。

（四）群体行为理论

1．概述　该理论的代表人物是德国心理学家卢因（Kurt Lewin）。该理论重点研究组织中的群体行为，即组织中的非正式组织以及人与人之间的关系问题。

2．群体行为理论主要内容

（1）群体是一种非正式组织，是由活动、相互影响以及情绪 3 个相互关联的要素组成。

（2）群体的存在和发展有自己的规范和目标。

（3）群体处于一个不断相互作用、相互适应的运动过程，其内聚力可能要高于正式组织的内聚力。

（4）群体的结构包括群体领袖、正式成员、非正式成员和孤立者。

（5）群体的领导是自然形成的，领导方式有 3 种：专制式、民主式和自由放任式。

（6）群体的规模一般较小，以利于内部沟通信息和情感。

（7）群体中的行为是各种相互影响力的结合，包括团结、消除紧张、同意、征求意见、提出建议、确定方向、制造紧张、不同意、对立等等。

（五）领导行为理论

该理论着重研究组织中领导方式等问题，其代表性理论有：领导特征理论、领导方式理论、领导行为四分图、管理方格论以及权变领导理论等。具体内容见相关章节。

（六）行为科学管理理论的评价及应用

行为科学管理理论弥补了古典管理理论的部分不足，改变了对人的看法，强调人是“社会人”；管理者要重视人的需要和激发人内在动力的作用，激发员工工作积极性；重视非正式组织的作用；开创和发展了多学科协同对管理理论研究的新方法，推动了管理理论的发展。但是行为科学管理理论也存在一定的局限性，过分强调组织中人的行为、个人需要和人际关系的影响，忽略了专业的需要，忽视了职业角色的要求。

行为科学管理理论在护理工作中的应用主要表现在：全面贯彻以人为本的护理管理，提倡激励和参与的管理模式；强调建立良好的人际关系，调动员工的积极性；重视人力资源的开发和利用；给护理人员提供满足自我实现需要的各种机会；工作绩效考核与晋级和奖金挂钩，以提高对工作的兴趣和责任感。

四、现代管理理论丛林

第二次世界大战以后，随着高新技术的发展和社会格局的重大变化，社会学家、心理学家、经济学家和数学家等对管理发生了浓厚的兴趣，从不同角度和不同领域，运用不同的方法对管理开展深入的研究，形成了各种各样的管理学派。美国管理学家孔茨（Harold Koontz）1980 年把这些理论描述为“丛林”。

（一）现代管理理论丛林的主要学派

1．管理过程学派　又称为管理职能学派，代表人物是美国管理学家孔茨和奥唐奈（Cyril J. O' Donnell）等。该学派学者在法约尔的一般管理理论基础上，把管理的职能作为研究的对象，把管理的工作划分为若干职能，然后对这些职能进行研究，阐明每项职能的性质、特点和重要性，论述实现这些职能的原则和方法。认为管理的职能包括计划、组织、人事、领导和控制 5 项，而把协调作为管理的本质，作为 5 项职能有效综合运用的结果。

2．社会系统学派　该学派的代表人物是美国著名的管理学家巴纳德（Chester I. Barnard）。1938 年，他发表了《经理人的职能》一书，在这本著作中，他对组织和管理理论的一系列基本问题都提出了与传统组织和管理理论完全不同的观点。他认为应从社会学的观点来分析和研究管理的问题，社会的各级组织都是一个复杂的社会协作系统，组织是由人组成的协作系统，由协作的意愿、共同的目标和信息的沟通 3 个因素构成。

3．系统管理学派　该学派的代表人物是卡斯特（Fremant E. Kast）和罗森茨韦克（James E. Rosenzweig），于 1970 年合著《组织与管理——系统方法与权变方法》。其主要观点有：组织是一个开放系统，任何一个组织都必须接受足够的投入，以维持其正常运转，同时提供足够的产出给外部环境，以便保持组织与社会环境的动态平衡关系；组织是一个整体系统，一般由 5 个分系统构成，即目标与价值分系统、技术分系统、社会心理分系统、结构分系统和管理分系统；组织的权变观念，即组织与外部环境之间的相互关系和各分系统之间的相互关系。

4．经验主义学派　又称案例学派，这一学派的代表人物主要是德鲁克（Peter F. Drucker）和戴尔（Ernest Dale）。该学派强调管理的艺术性，强调从管理的实践出发，试图通过分析各种成功和失败的管理案例，为人们提供解决具体管理问题的有效方法。他们认为，古典管理理论和行为科学理论都不能完全适应企业发展的实际需要，有关企业管理的科学应该从企业管理实际出发，以大企业的管理经验为主要研究对象，以便在一定的情况下可以把这些经验加以概括和理论化，在更多情况下，提出实际的建议。

5．管理科学学派　又称作管理中的数理学派，也称之为运筹学，代表人物之一是伯法（Elwood Spenter Buffa）。这个学派认为，解决复杂系统的管理决策问题，可以用电子计算机作为工具，寻求最佳计划方案，以达到企业的目标。管理科学其实就是管理中的一种数量分析方法。

它主要用于解决能以数量表现的管理问题。其作用在于通过管理科学的方法，减少决策中的风险，提高决策的质量，保证投入的资源发挥最大的经济效益。

6．决策理论学派　其主要代表人物为美国著名的心理学家西蒙（Herbent Simon），他认为：决策是管理的中心，决策贯穿于管理的全过程；在决策准则上，用满意性准则代替最优化准则；强调集体决策与组织对决策的影响；决策与决策者在系统中起到重要作用，并建立了有关决策的过程、决策的准则、程序化的决策和非程序化的决策、组织机构的建立与决策过程的联系等理论原则。1978 年，因为他“对经济组织内的决策程序所进行的开创性研究”，获得了诺贝尔经济学奖。

7．权变理论学派　该学派是 20 世纪 60 年代末 70 年代初在美国经验主义学派基础上进一步发展起来的管理理论，其代表人物是伍德沃德（Joan Woodword）和菲德勒（Fred E. Fiedler），强调权变关系是两个或更多可变因数之间的函数关系，权变管理是一种依据环境自变数和管理思想及管理技术因变数之间的函数关系，来确定的对当时当地最有效的管理方法。其基本思想是：没有一成不变的、普遍适用的、最好的管理理论和方法。管理者要针对组织情形、不同的人和事，采取不同的管理方式。

现代管理丛林还包括行为科学学派、经理角色学派、经营管理学派和社会技术系统学派等。

（二）现代管理理论在护理管理中的应用

现代管理理论的应用，反映在各种具体的护理管理实践中。

1．现代护理管理活动，如病房物品的管理、人力资源规划、患者分类、全面质量管理、质量改进、护理质量评价等活动，均为系统理论的具体应用。

2．护理管理业务利用计算机排班、统计出勤率、清理库存、考核评估、护理质量管理、护理科研管理、各种业务管理的新成就等，都是管理科学在管理活动中的运用。

3．对不同层次的管理者有不同的管理职责；对不同成熟度的下属有不一样的领导方式；采用激励措施、民主参与式管理和授权、人性化管理等，均反映了管理的权变策略。

（三）20 世纪 80 年代后管理理论的新发展

1．全面质量管理（total quality management，TQM）是指在全社会的推动下，企业中所有部门、所有组织、所有人员都以产品质量为核心，把专业技术、管理技术、数理统计技术集合在一起，建立起一套科学、严密、高效的质量保证体系，控制生产过程中影响质量的因素，以优质的工作、最经济的办法提供满足用户需要的产品的全部活动。详细内容见第八章。

2．非理性管理理论　20 世纪 70 年代末 80 年代初，针对以管理科学理论为代表的理性管理，西方管理理论研究中出现了一种非理性管理倾向。研究者认为在纯理性管理理论的影响下，许多人一味追求管理中的定量化、精确化、严密化、制度化、程序化以及明确的分工与严格的控制。而实际上，管理活动是复杂多变、极不稳定的，管理绝不是纯科学的，它既是科学又是艺术，不能只靠逻辑推理和精确计算，还要靠热情甚至是直觉，某些违背管理理论条文的“反常”之举，可能会出奇制胜。

3．学习型组织的管理　圣吉（Peter M.Senge）是学习型组织理论的奠基人，他用了近十年的时间对数千家企业进行研究和案例分析，于 1990 年完成其代表作《第五项修炼——学习型组织的艺术与实务》，书中提出，面临剧烈变化的外部环境，组织应力求精简、扁平化、终生学习、不断自我组织再造，以维持竞争力。

（1）学习型组织的内涵：①学习型组织基础：团结、协调及和谐。②学习型组织核心：在组织内部建立完善的“自我学习机制”。③学习型组织精神：学习、思考和创新。④学习型组织的关键特征：系统思考。⑤组织学习的基础：团队学习。团队是现代组织中学习的基本单位。

（2）建立学习型组织的技能——五项修炼：①建立共同愿景：愿景可以凝聚公司上下的意志力，透过组织共识，大家努力的方向一致，个人也乐于奉献，为组织目标奋斗。②团队学习：

团队智慧应大于个人智慧的平均值，以做出正确的组织决策，透过集体思考和分析，找出个人弱点，强化团队向心力。③改变心智模式：组织的障碍，多来自于个人的旧思维，例如固执己见、本位主义等，唯有透过团队学习，以及标杆学习，才能改变心智模式，有所创新。④自我超越：个人有意愿投入工作，专精工作技巧的专业，个人与愿景之间有种“创造性的张力”，正是自我超越的来源。⑤系统思考：应透过资讯搜集，掌握事件的全貌，以避免见树不见林，培养纵观全局的思考能力，看清楚问题的本质，有助于清楚了解因果关系。

4．团队管理理论　当代美国著名管理学家罗宾斯（Stephen P. Robbins）认为“团队是指一种为了实现某一目标而由相互协作的个体所组成的正式群体”。所有团队都是群体，但只有正式群体才是团队。团队的基本要素包括：规模、目的、目标、技巧、方法和责任心。所以作为一支高效团队必须具备以下 8 项基本特征：明确的目标、基本的技能、相关的技能、共同的语言、良好的沟通、谈判的技能、合适的领导、内部与外部的支持。从以上特征可以看出，团队管理是以情感、归属、社交等心理需要为前提，以目标、责任、真诚、合作、友好、绩效为宗旨的。

著名的《团队的智慧》的作者卡曾巴赫（Jon R. Katzenbach）和史密斯（Douglas K. Smith）甚至认为，如果一位主管人员的目的在于领导充满活力的组织，那么，他就必须放弃事必躬亲的方式，应该建立起允许进行自我管理、自我控制的经营结构和系统，即团队。他们还认为，团队有效运转必须具备 4 个相互关联的条件：一是团队内必须充满活力；二是团队内必须有一套为达到目标而设置的控制系统；三是团队必须拥有完成任务所需要的专业知识；四是团队必须要有一定的影响力。

5．合作竞争理论　合作竞争理论是 20 世纪 90 年代以来产生的一种新的企业管理理论，其主要代表人物是麦肯锡高级咨询专家布利克（Joel Bleeke）与厄恩斯特（David Ernst）。他们在《协作型竞争》一书的开篇就道出了这一理论的核心，即“对多数全球性企业来说，完全损人利己的竞争时代已经结束。驱动一公司与同行业其他公司竞争，驱动供应商之间、经销商之间在业务方面不断竞争的传统力量，再也不可能确保赢家在这场达尔文游戏中拥有最低成本、最佳产品或服务，以及最高利润”。自从 20 世纪末开始，西方企业战略已从“纯竞争战略”为主导，向“合作竞争战略”为主导转变。“商场如战场”是传统理念，在这种理念指导下，竞争的成功建立在对手失败的基础之上，商家使用激烈的竞争手段，击败竞争对手，扩大市场份额。而在如今的商战中，和平与战争同时存在或交替出现。

合作竞争是一种高层次的竞争，合作竞争并不是意味着消灭了竞争，它只是从企业自身发展的角度和社会资源优化配置的角度出发，促使企业间的关系发生新的调整，从单纯的对抗竞争走向了一定程度的合作。竞争不以伤害竞争对手为目的，重要的不是他人是否赢了，而在于自己是否赢了，这就是合作竞争所反映的竞争理念。

20 世纪 80 年代后管理理论的新发展还包括情境管理理论、企业能力理论、企业再造理论、知识管理理论、智力资本理论、企业文化理论、可持续发展理论和 6Sigma 理论等等。

（四）现代管理学发展的特点

根据西方管理思想的发展历程，大致可以划分为 4 个大的阶段：管理理论的萌芽时期（工业革命到 19 世纪末）、古典管理理论时期（19 世纪末到 1920 年代）、以行为科学管理理论为主的时期（1930 年代到 1950 年代）、现代管理理论时期（1950 年以后）。在西方管理思想的发展历程中，管理学发展有如下特点：①管理学中对人的看法，是从“经济人”“机械人”的假设到“社会人”“复杂人”的设定过程。这种对人性看法的改变，使管理学逐步趋向全面、完整和准确。②管理学中管理过程的研究，是从对管理的物资因素的研究到管理的文化因素的研究，从对人的行为的研究到对组织结构的研究，从对个人工作效率的研究到对团队绩效的研究，表明管理学从单个过程、单个因素的研究扩展到综合性、系统性的研究。③管理学的发展是从定性分析为主发展到定性和定量分析相结合的过程，是从经验管理发展到科学管理、借助计算机和运筹学管理的过程。④管理学的发展是从学派分化到管理理论相互渗透、相互借鉴、相互融合的过程，使管理学的发展呈现繁荣、生机蓬勃的景象。

（五）现代管理理论在护理工作中的应用

现代管理理论为护理管理实践提供了先进的理念和思想，具体表现在以下几个方面：

1．现代护理管理，运用系统论思想、权变管理理论来指导护理实践。

2．为“整体护理”观念、“以人的健康为中心”观念的树立提供了理论依据。

3．护理工作中强调团队合作精神，注重护理组织整体形象，做好协调工作。

4．护理工作中强调护理人员人人参与管理，做到自我管理、自我控制。

5．护理工作中加强护理人员学习型组织的建设，顺利实现组织目标。

6．护理工作中强调护理决策的民主化和科学化。

7．护理工作中强调及时准确的信息反馈和计算机在工作中的应用。

第二节　现代管理的基本原理与原则

管理学的基本原理是对管理工作的本质及其规律的科学分析和概括。管理原则是在管理原理的指导下引申出的管理活动中所必须遵守的行为准则和规范。管理原理和原则对管理实践活动具有普遍的指导意义。现代管理的基本原理包括：系统原理、人本原理、动态原理、效益原理。每项原理又包含若干相对应的原则。

一、系统管理原理与原则

（一）系统原理

管理的系统原理是现代管理学中最基本、最重要的原理，是指运用系统的思想和方法去解决和处理管理实践中的实际问题。

1．系统的概念　系统是由若干个相互联系、相互作用的要素所组成的，具有特定功能的有机整体。

在自然界和人类社会中，均存在着各种各样的系统，如航空、教育、医疗等等。许多系统可以组成一个大系统，许多大系统又可以组成一个更大的系统；而系统又是由许多子系统所组成，每个子系统可以看成是系统中的要素，每一个要素都是系统不可分割的部分。例如，医院是一个具有特定功能的系统，它由医疗系统、护理系统、后勤系统等子系统构成，同时医院又是医疗卫生系统的子系统。如果将护理系统看成是一个完整的系统，它又包括了各个病区、手术室、供应室、门诊、急诊等子系统，各个子系统之间相互影响、相互关联。

从管理学的角度讲，系统有两个含义：一是指系统是一个实体；二是指系统是一种整体思想，是方法或者手段。理解系统原理，应注意以下几点：第一，系统原理根植于事物所具有的系统属性。任何事物都具有这种属性，并在此基础上形成有机整体。第二，系统是在与周围环境不断发生联系和相互作用过程中生存和发展的。第三，管理活动是一个对系统进行科学分析，协调各个组成部分关系及环境关系的综合过程。第四，管理活动的目的是为了实现系统的整体优化，创造管理的整体效益，这是系统原理的根基。

2．系统的特征

(1) 整体性：是系统的最基本特征，表现为系统是由两个或两个以上相互关联的要素组成，但系统的功能并不是各个要素功能的简单相加，而是大于各个个体功能之和。

(2) 目的性：每一个系统都有其明确的目的，系统的一切活动都是为了实现这一目的而开展的。管理系统的目的就是提高绩效，创造价值，实现经济效益和社会效益。

（3）相关性：系统的相关性是指系统内各要素之间相互关联、相互作用、相互依存，一个要素的变化，会引起另一个要素的变化，从而引起系统的变化。反之，系统的作用和变化，也会对各要素产生影响，引起相应的变化。在管理系统中，管理要素之间、系统与系统之间都是相互关联的。

（4）层次性：各个系统属于更大系统的子系统，这是系统层次性的一方面表现；另一方面，每个系统内部各组成要素，按一定的层次排列，如此便构成了一个层次结构。管理系统要建立一定的层次结构，各层次的人员或部门具有特定的职责和分工，保证管理活动顺利进行。

（5）动态平衡性：系统的平衡性是指系统要处于一个相对稳定的状态，其功能才能正常发挥；系统的动态性是指系统要运动、变化和发展，要根据系统内外环境的变化不断调整和不断适应。系统的变化和发展是在系统相对稳定的状态下实现的。

（6）环境适应性：任何系统的状态都不是一成不变的。系统要存在，就必须适应外界环境中的不断变化，必须不断进行能量、物质、信息的交换。系统对环境的适应能力直接影响系统的生存和发展。

（二）对应的原则

1．整分合原则　管理就是在整体规则下明确分工，在分工基础上有效地综合。实行整分合原则，要注意 3 个环节：①整体把握。整体可以是一项工作、一个部门、一个行业、一个产品等等。要详细了解整体的功能目的、历史现状、作用地位及运动规律等。②科学分解，即明确各个局部，也就是明确分工。没有分工的整体只是混浊的原始物，构成不了现代有序的系统。③组织综合。进行强有力的组织管理，使各个方面的环节同步协调、综合平衡地发展，在纵向的分工之间建立起必要的横向联系等。例如，医院的总目标是由医疗部门、护理部门及其他职能部门的分工协作完成的。但每一个独立的部门，都有它相对应的职责和权利范围，以保证各自的目标实现。

2．反馈原则　任何管理系统都与外界环境有输入和输出的关系。反馈是指系统的输出反过来作用于输入，从而影响再输出，其本质就是根据过去的情况，去调整未来的行为。管理活动的顺利进行，需要灵敏、及时、有效的信息反馈。现代管理要有效地控制不断变化的管理活动向预期目标发展，就必须建立健全、灵敏、准确、高效的信息反馈机制，对管理活动过程中出现的新情况、新问题及时做出信息反馈，采取相应的变革措施，把矛盾和问题解决于萌芽状态。许多临床护理管理活动都要遵守反馈原则，如临床护理质量评价、护理人员绩效评价等。

3．相对封闭原则　一般情况下，管理系统与外界环境之间不断联系而具有开放性，但就其内部管理来说，它必须构成一个各个环节首尾衔接、相互制约、相互联系的连续封闭的回路，从而形成有效可控的管理，这就是相对封闭原则。在管理活动中，无论是管理活动过程和管理机构，还是管理者和被管理者，都要实行相对封闭原则。只有这样，才能有效地保证管理系统沿着既定的目标有秩序地运行。

（三）系统原理在护理工作中的应用

系统原理要求护理管理者用系统的观点和方法，去分析和解决护理管理中的实际问题。

1．系统分析方法　是指把要解决的问题作为一个系统，要熟悉系统的要素和目的，把握系统的功能，研究系统的联系和历史，并对系统要素进行综合分析，找出解决问题的可行方案的方法。系统分析应遵守 3 大原则：外部条件和内部条件相结合、当前利益和长远利益相结合、局部利益和整体利益相结合。在护理管理活动中，管理者要善于环境分析、目标分析、决策分析等等，使组织获得更多的利益。

2．处理好管理宽度和管理层次之间的关系　系统的层次性特征表明，管理系统必须划分管理层次，逐级进行管理。护理管理需要合适的管理层次和管理宽度，以保证组织的正常运转。例如，我国卫计委规定，县和县以上医院及 300 张床以上医院都要设护理部，实行在护理副院长领导下的护理部主任—科护士长—护士长三级负责制管理；300张床以下医院实行总护士长—护士长二级负责制。

3．护理系统结构的优化　系统的结构在系统的整体性能发挥中起到非常重要的作用。护理系统结构要随内部条件、外部环境、系统目标和任务的变化不断调整，确保系统结构优化，从而确保高质量的护理活动。

二、人本原理与原则

（一）人本原理的含义

管理的人本原理，顾名思义就是以人为本的原理。管理作为一种社会活动，其主体和客体都是人，人是管理活动中的根本。人本原理要从以下3个方面来理解：第一，人是管理活动的主体，只有人才能担当管理活动中领导者的角色。第二，在各种管理要素中，人的因素、人的主观能动性的发挥最重要。第三，现代管理活动必须以最大限度地调动人的工作积极性和创造性为根本。人本原理要求人们在管理活动中坚持一切以人为核心，以人的权利为根本，强调人的主观能动性、积极性和创造性的发挥，在实现组织目标的同时，力求实现自我的全面、自由发展。其实质就是充分肯定人在管理活动中的主体地位和作用。

（二）人本管理思想

1．管理活动坚持以人为本，管理者注重满足人的需要，充分调动人的积极性、自觉性、创造性，依靠员工实现组织目标。

2．管理者为员工创造更好的培训、教育条件，做好职业生涯规划，做好人与岗位的最佳匹配，优化和完善员工的心智模式，让组织成员在实现组织目标的同时，自身得到全面发展。

3．管理过程中，领导者运用“人本原理”，重视人的因素，承认人的价值和主体地位，关心、爱护、重视下属，使本部门的所有员工都能感受到工作的快乐与自豪。

（三）对应的原则

1．激励原则　激励原则的理论依据是美国著名心理学家赫茨伯格（Frederick Herzberg）提出的“激励 - 保健因素理论”。他告诉我们，物质需求的满足是必要的，没有它会导致不满。但仅仅满足于物质需求又远远不够，它的作用是有限的，而且不能持久。要调动员工的积极性，不仅要注意物质利益和工作条件等外部因素，更重要的是从精神上给予鼓励，使员工内心情感得到满足。

2．行为原则　行为是人类活动的特征，需要和动机是决定人的行为之基础。人的需要决定动机，动机产生行为，行为指向目标。这一规律告诉我们，管理者应该对自己下属的行为进行行之有效的科学管理，最大限度挖掘员工的潜能和创造力。

3．能级原则　能级原则就是根据人的能力大小、人的优势和长处，赋予相应的权力和责任，使组织中的每一个人在相应的岗位上各司其职，以此来保持和发挥组织的整体效用。一个组织应该有不同层次的能级，每一能级上有与其能力要求相匹配的人才，只有这样才能使组织高效运转。能级原则也是实现资源优化配置的重要原则。

4．动力原则　没有动力，事物不会运动，组织不会向前发展。管理中人的动力包括物质动力、精神动力、信息动力。物质动力是指员工获得的利益以及组织内部的分配机制和激励机制，是组织行为的首要动力。精神动力是人自我实现需要的源泉，包括理想、追求、高尚的情操、目标成果的实现等，在特定条件下，精神动力可以成为决定性动力。信息动力是指组织应为员工提供大量的信息，让员工通过信息资料的收集与整理，得到科研成果，信息动力为人在组织中的发展和职业生涯规划提供了前提条件，是当今人们提高竞争力的关键。

（四）人本原理在护理工作中的应用

1．能级原则的运用　护理管理工作中，管理者运用能级原则，全面掌握下属的能力结构、大小、优势，进行岗位能力分析，将下属能力与岗位做出动态调整，使下属的能力与岗位相匹配，并赋予相应的职责、权力和利益。如对年资高、经验丰富、决策能力强、善于驾驭全局的护理人员，适宜配置在高级护理管理岗位上，从而发挥出更大的管理水平。

2．动力原则的运用　护理管理工作中，管理者运用动力原则，建立有效的激励机制，根据下属的需要，综合运用3种动力的作用，有效调动下属的积极性。如对新参加工作的护理人员，管理者在侧重物质动力激励的同时，不能忽略精神激励和信息激励。护理管理者还要把培养和提高护理人员整体素质放在工作首位，重视护理人员的需求，激励其积极性和创造性，给予更好的教育和培训，使护理人员与护理组织共同发展。

3．加强护理文化的建设　让护理人员在良好的护理文化氛围中感受更多的人文关怀，提高护理人员对组织的认同感和归属感，提高工作效率。

案例 2-1

韩女士曾经在北京某诊所看了一次病，便成了它忠实的顾客。看病的原因很简单，她去医院体检，发现几个指标不太正常，医院让韩女士去复查，但复查的流程复杂，韩女士没有时间。于是有一个朋友介绍她到该诊所，说不需要花太多时间。韩女士去复查的项目主要有肝功能、妇科B超等。

韩女士去该诊所的时间是上午9：00，到了前台听到的第一句话是“您请坐”，然后有服务人员帮助填表，制作病历卡，并领着她去找医生和护士，整个过程为5分钟。医生在诊室里，护士在外面。到了那儿以后，护士的第一句话仍然是“您请坐”，并帮韩女士倒了杯水。随后边跟她聊天边量血压、测体重、体温、填写病历。5分钟后韩女士准时进入妇科诊室，妇科大夫问诊以后，当场做B超。让她惊讶的是，根本不用下床，就做另外一种检查，这个过程用了20分钟。9：50进入内科诊室，医生检查后，开化验单，这时护士进来帮她抽血，然后递给她一本杂志让她稍候。20分钟后，护士跟大夫一起进来，告诉她检查结果，并通知还有两项检查要送外地检查后才能通知她。最后护士领她去结账，普通的“招行”一卡通一刷就好了。

10：30韩女士回到办公室，5分钟以后医生亲自打电话过来，告知韩女士肝功能化验是正常的。4天以后，医生又亲自打电话过来了，说送外地的两项检查结果也都正常。

而同样的经历发生在北京某医院，结果却大相径庭。有一次韩女士眼睛上长了一个囊肿，需要做一个小手术取出来。她到医院挂号排队10分钟，然后挂号的说上二楼买病历本。挂号后到门诊，7个医生只有一个可以查视力，韩女士排队等了近40分钟才进去，检查的时间是3分钟。“明早8点来手术吧。”听到这句话后整个过程就结束了。第二天，韩女士7：50到了手术室门前，让她特别吃惊的是一共有12个人等待手术，医生约的时间全都是8点。韩女士问医生：“你为什么不按时间错开而都约8点？”医生说：“有的病人讨厌，有时候约好了不来，我还得等”。你看，他想的永远是自己。结果整个手术过程20分钟，韩女士等候的时间却是120分钟。

问题与思考：

1．通过该患者亲身经历的两个故事的对比，阐述医院应该怎样强化管理？

2．你认为韩女士在就医过程中遇到的问题是什么？

3．结合该案例，阐述管理中的人本主义观。

三、动态原理与原则

（一）动态原理的含义

管理的动态原理是指组织和管理处于动态变化的社会大系统之中，体现在管理的主体、管理的对象、管理手段和方法的动态变化上。同时，组织的目标以及管理的目标也是处于动态变化之中，因此，有效的管理是一种随机制宜、留有余地、因情况而调整的管理。动态管理原理要求管理者应不断更新观念，避免僵化的、教条的、一成不变的思想和方法，不能凭主观臆断行事。

（二）对应的原则

1．弹性原则　指管理应具有伸缩性，能够随时适应内外环境的变化。要求管理者在进行决策和处理管理问题时，尽可能考虑多种因素，要留有余地，以及时适应客观事物各种可能的变化；同时，无论在组织机构的设计上，还是在管理层次和管理部门的划分上，都应富有弹性，避免出现被动管理的局面。

2．随机制宜原则　与权变管理学派的管理思想相一致，反映了管理活动应从具体实际出发，无论何种管理思想、管理理论和方法，都只能适应特定的管理活动，不可能解决一切管理问题。没有非常正确的管理，只有最合适的管理，这就是随机制宜原则。

（三）动态原理在护理工作中的应用

随着现代护理的不断发展，新的管理制度、管理方法不断涌现，护理人员的思想、观念、行为方式、知识结构不断更新变化，护理服务对象和范围也不断扩大，护理管理者必须及时把握上述变化，在制订工作计划、组织设计、人力资源管理、决策、控制、改革创新等方面，准确收集信息，及时反馈，因地、因人、因时、因事不同而采取不同的管理手段和方法，对管理目标及管理方式进行及时调整，以适应社会环境的变化。

四、效益原理与原则

1．效益原理的含义　管理的效益原理是指组织的各项管理活动都要以实现有效性、追求高效益作为目标，即以最少的投入获得最大的产出。最少的投入是指最小的消耗和代价，而最大的产出体现在经济效益和社会效益两方面。经济效益是指人们经济活动所取得的收益性成果。社会效益是指人们的社会活动对社会发展所起的积极作用和所产生的有益效果。效益原理要求管理者创造更多的、更好的、有形可见的社会效益和经济效益，能为社会提供有价值的贡献。

2．对应的原则——价值原则　要坚持效益原理，必须遵循价值原则。管理学中的价值是指衡量事物有益程度的尺度，是功能与费用的综合反映。管理活动中各个环节、各项工作都要围绕提高效益这一中心，科学地、有效地利用人力资源、物力资源、财力资源、时间资源和信息资源，以最小的消耗创造最大的经济价值和社会价值。

3．效益原理在护理工作中的应用　效益原理要求护理管理者不能做一个只讲动机不讲效果的“原则领导者”，或忙忙碌碌的“事务工作者”。护理管理者既要以追求良好的效益为根本目标，又要树立成本 - 效益观念，避免各种资源的浪费，避免盲目投项目、购设备，要从科学决策、合理使用和开发人才、合理配置管理资源、有效控制管理成本等多方面入手，提供高质量的护理服务，以获取社会效益为最高准则，同时也要讲求经济效益。

案例 2-2

星巴克的首席全球战略家霍华德·舒尔茨说，他最大的挑战就是吸引并管理一支全球范围的劳动力队伍。他认为星巴克必须具有一套在降低成本的同时又保持高质量的激励系统。自从 1992 年上市以来，星巴克的股票已经上涨了远远不止 800%，2000 年零售额超过了 20 亿美元，你可以在餐馆、饭店、办公大楼、航空公司以及全世界 2600 多家店中看到星巴克的产品。

星巴克支持中心位于西雅图的星巴克咖啡公司总部，公司的使命之中包含着目标："提供一个良好的工作环境，并且相互尊重。"星巴克支持中心是公司的能源所在地，这些能源不是来自咖啡因，而是来自一种由协作精神、使命感和挑战性形成的稳定的纽带。作为《财富》杂志评选的"适合在美国工作的 100 家最佳公司"，星巴克是世界上发展最快的餐饮企业，而且从 1971 年开始就每天接送员工上下班。

这个年轻的处于急速发展中的公司如何激发 27 000 多名员工和谐的团队精神呢？首先，星巴克公司同意建立一条公平交易的咖啡豆生产线，在政策上扶植，使咖啡种植在小农场而不是大种植园，每磅咖啡豆售价 1.26 美元，这些钱直接到了农民手中而不是落到了中间商手中。其次，是被星巴克称为"员工利益特殊纽带"的一个工作项目，这个项目关注每一个员工的生理、精神、情绪以及创造力。星巴克发展这个具有创新性的工作项目，用以鼓励员工忠诚的组织文化，以及一种长期的伙伴关系。作为工作项目的一部分，星巴克公司的策略是提供灵活方便的工作日程安排。"我们的环境倾向于满足多样的生活需求。基于我们巨大的销售额以及日益加快的发展速度，灵活的日程安排最终无损于生产率。"莫法特这么说，"灵活性是我们咖啡店的内在特点，因为我们的营业时间长而且工作人员多样化，这些工作人员既有在校生也有孩子的父母，员工需要在不同的时间工作。"

星巴克还致力于营造这样一种气氛，也就是鼓励相互尊重，并且对别人的日常工作都给予相应评价，不管这个人是谁、在公司中处于什么地位。星巴克无偿配股的方案，使那些一周工作达到 20 小时的合伙人都能享受完全的医疗保险、假期以及认股权。符合条件的员工可以选择两种医疗保险或者一种重大事故险。公司还根据员工的相应贡献为员工提供残疾保险和寿险、折扣价股票购买方案以及退休金方案。这些措施给合伙人尤其是那些兼职员工提供了强有力的激励，使员工留在公司里，这样就降低了公司招聘和培训的成本。莫法特这样说："我们的跳槽率历来都是最低的，这主要归功于公司文化和一种共同体的感觉。"为了帮助员工适应星巴克快节奏高要求的环境，公司还为员工提供相应的指导服务以及适合的医疗保险。公司提供了丰富的信息以帮助员工更好地应对生活中的意外情况。莫法特也在自己的祖母需要老年看护的时候用到了这些项目。还有一个例子是，有个合伙人在他儿子生病的时候用到了紧急的儿童看护。星巴克的工作解决方案能够及时地安排一个合格的家庭看护，这样员工的工作一点也没有耽误，而且公司承担了一半的费用。

问题与思考：

1．星巴克公司体现了何种管理学观点？请加以解释。

2．为什么星巴克会成为全球最大的咖啡店？

自测题

1. 简述古典管理理论的代表人物及其主要思想。
2. 论述人本原理的内涵及对有效护理管理的重要性。
3. 举例说明动力原则、整分合原则在护理管理中的应用。
4. 在临床护理管理中如何体现效益原理。
5. 何为能级原则？如何在医院护理管理中加以运用。

（王远湘）

第三章　管理的计划职能

学习目标

通过本章内容的学习，学生应能：

识记：

1．正确陈述计划的概念、种类及形式。

2．正确叙述目标管理的概念、过程及特点。

3．正确叙述时间管理的概念、基本步骤及方法。

理解：

1．理解计划在护理管理中的意义。

2．解释时间管理在护理管理中的应用。

3．比较目标管理、时间管理在护理管理中应用的异同。

应用：

1．结合临床护理实际，根据计划制订的基本步骤，制订合理的工作计划。

2．联系实际举例说明目标管理在护理管理中的应用。

计划工作是管理职能中最基本也是最重要的一个职能，是其他职能的基础。计划可以为组织的未来预测变化，减少失误，为组织成员指明方向。计划是管理过程中必不可少的环节，是对未来工作的一种策划过程，是实行科学管理的重要手段。因此，提高护理管理效率必须从管理的计划职能开始。有成效的计划，可以使组织工作有规则、有秩序、有效率。

第一节　概　述

一、计划的基本概念与意义

（一）计划的基本概念

计划（plan）是工作或行动之前预先拟订的方案，包括工作的具体目标、内容、方法和步骤等，是对未来生产、技术、经济、服务等方面工作的统筹设计，是优选了的未来行动方案。计划的内容可以用“5W1H”来表示，其基本含义就是确定未来活动的目标和实现目标的途径。①确定目标，即做什么（What），明确一定时期的具体任务和要求。②实现目标的途径，即为什么做（Why），明确一定时期组织的宗旨、目标和战略，并论证可行性；③何时做（When），规定各项工作的开始和完成的进度，以便进行有效的控制和对能力及资源进行平衡；④何地做

（Where），规定计划实施的地点和场所，了解计划实施的环境条件和限制，以便合理安排计划实施的空间组织和布局；⑤谁去做（Who），计划不仅要明确目标、任务、地点和进度，还应规定由哪个部门及何人负责；⑥怎么做（How），制订实现计划的措施以及相应的政策和规则，对人、财、物等资源进行合理分配和使用，对各种活动进行综合平衡等。另外，一个完整的计划还应包括控制标准和考核指标的制订，也就是要明确做成什么样，达到什么标准才算是完成了计划。

（二）计划的意义

1．有利于实现组织目标　计划工作使人们就组织的目标、当前的现状以及实现目标的途径做出事先的安排，由此明确组织的发展方向，使各方面的行动获得明确的指示和指导。护理工作繁杂琐碎，但解决的每一个具体问题都与组织目标相联系。计划可以使行动对准既定目标，经过周详的计划过程，将工作统筹安排，使工作运转井然有序，有利于实现组织目标。

2．有利于减少变化带来的问题　计划工作针对未来的组织活动，而未来有很多不确定因素。计划虽然无法完全消除未来的不确定性和事物的变化性，但通过计划设计过程，可以预测变化趋势及变化对组织的影响，并制订适应变动的最佳方案，可有效回避风险，保证既定目标的实现。

3．有利于合理使用资源，提高管理效益　计划职能可使组织中的成员对人力、物力、财力、时间和信息等资源合理分配使用，减少重复行动和多余的投入，有利于管理效益和经济效益的提高。例如科学、合理的排班计划可使各级护理人员充分发挥各自的作用，使人力资源达到合理而有效的利用，并可为患者提供优质服务；病房物资领取、使用、保管、维护计划可使被服、药品、仪器、设备妥善保管，物尽其用，减少不必要的物资损耗。

4．有利于控制工作　控制是管理人员为保证下属执行结果与计划相一致，对执行中出现的偏差采取纠正措施，实现预期目标和计划的管理活动。计划是控制的基础。控制与计划密切联系，是管理职能中两个重要环节。由于临床护理工作复杂、多变，所以在制订和执行计划中可能会出现偏差现象。但是管理者可以通过控制工作及时发现工作偏差，并通过组织反馈来修订原计划。没有计划规定的目标作为测定的标准，就无法检查工作，也无法纠正偏差。例如检查整体护理模式病房的运转情况，就必须按照整体护理模式病房的计划制订质量检查标准，衡量实施效果。

二、计划的种类与形式

（一）计划的种类

1．按计划作用的时间分类

（1）长期计划（long-term plan）：一般指5年以上的计划。长期计划由高层管理者制订。对组织具有战略性、纲领性的指导意义。多为重大的方针、策略。长期计划要建立在对未来发展趋势充分预测、论证和研究的基础上，以科学的态度、正确的步骤进行。如A医院创建三级甲等医院达标计划。

（2）中期计划（medium-term plan）：一般指2～4年的计划。中期计划一般由中层管理者制订。具有战役性特点，要求根据组织的总体目标，抓住主要矛盾和关键问题以保证总体目标的实现。中期计划的制订要注意与长期计划、短期计划的衔接。如创建三级甲等医院达标计划中的人员配备、培养计划。

（3）短期计划（short-term plan）：一般指1年或1年以下的计划。由基层管理者制订。指对未来较短时间内的工作安排及一些短期内需完成的具体工作部署。具有战术性特点。如病房护理的年度计划、月计划、病房护理人员新知识新技术学习计划等。

2．按计划的规模分类

（1）战略性计划（strategic plan）：指决定整个组织的目标和发展方向的计划。战略性计划一旦确定，则不易更改。战略性计划一般是长期计划，包括目标及达到目标的基本方法、资源的分配等，例如国家“十一五”发展规划、国家卫生健康保健机构调整计划、中国护理事业发展规划、企业 21 世纪发展计划、医院护理人才队伍建设规划等。

（2）战术性计划（tactical plan）：指针对具体工作问题，在较小范围内和较短时间内实施的计划。战术性计划具有灵活性的特征，是某些战略性计划的一部分，是战略计划执行的具体保证。护士排班计划、病房护理人员专业发展计划、患者入院计划、设备维护计划等都属于战术性计划。

3．按计划的约束程度分类

（1）指令性计划（mandatory plan）：由主管部门制订，以指令的形式下达给执行单位，规定出计划的方法和步骤，要求严格遵照执行的具有强制性的计划，如政策、法规。

（2）指导性计划（guidance plan）：由上层管理阶层下达各执行单位，需要以宣传教育以及经济调节等手段来引导其执行的计划。指导性计划一般只规定完成任务的方向、目标及指标，对完成任务的方法不做强制性规定。例如医院各科室业务学习计划。

4．按计划的覆盖面分类

（1）整体计划：又称综合计划，指一个组织和系统所有工作的总体设计，如医院的年度发展计划。

（2）局部计划：又称专项计划，指为完成某个局部领域或某项具体工作而制订的计划。如护理部的年度发展计划，某病房的年度护理计划。

（二）计划的形式

美国著名管理学家孔茨指出：“只要记住，计划包含有将来任何的行为过程，我们就能认识到计划的多样性。”他按照这一观点，把计划分类为：宗旨、目的或任务、目标、策略、政策、程序、规则、规划以及预算等。

1．宗旨（philosophy） 是组织或系统对其信仰和价值观的表述，回答组织是干什么的，应该干什么。明确组织宗旨，是发展具体计划的前提。护理工作的宗旨应该包括护理活动、患者、护士三个方面，其中“护理活动”包括对护理理论、护理教育、护理实践、护理科研、护理行政和护理管理，以及护理在整个组织中的地位等问题的认识和观点。

2．目的或任务（purpose or task） 是社会赋予一个组织的基本职能。例如：世界卫生组织（WHO）规定了护士的任务是：“保持健康、预防疾病、减轻痛苦、促进康复”。各国护理组织都以这一任务为依据来确定具体目标。

3．目标（objective） 是在宗旨、任务的指导下，整个组织活动所要达到的、具体的、可测量的最终结果。目标不仅仅是计划工作的终点，而且也是组织工作、人员配备、指导与领导以及控制等活动所要达到的结果。例如：护理质量管理年度目标中“急救物品完好率为 100%”，“护理文件书写合格率达到 95%”等。

4．策略（strategy） 是为实现目标而采用的对策，即确定总体的行为过程、工作部署和人、财、物等资源取得、运用和处理的方法。策略为计划提供了基本原则，为解决问题采取的行动指明了方向。例如：医院在市场竞争中求生存、求发展的策略是重点发展优势科室，将工作部署和资源配置的重点放在本院的优势科室建设上，以获取良好的经济效益和社会效益。

5．政策（policy） 是组织为达到目标而制订的一种限定活动范围的计划，是组织执行决策时应遵循的原则和方针，是指导决策的指南。政策由组织最高管理层确定，一般比较稳定。政策既有广泛的应用范围以保证组织统一意志的贯彻，又可使下级在一定的范围内灵活处理。组织制定的政策有 3 个基本的作用：①为组织成员指出行动方向；②保证组织成员的各项活动协调一致；③树立和维护组织的尊严。例如：卫计委制定的《医疗机构病历管理规定（2013 年版）》。

6．程序（procedure） 是根据时间顺序而确定的一系列相互关联的活动。其实质是对所要进行的活动规定时间和先后顺序，它是指导行动、执行任务的具体实施方法，具有严格的指定性。管理者一般把反复出现的例行业务的合理操作方法编制成程序，一旦该业务再次出现，就成为员工采取行动的有效指导。例如：护理程序、心肺复苏程序。

7．规则（rule） 是对具体场合和具体情况下，允许或不允许采取某种特定行动的规定，可以理解为规章制度、操作规则。规则详细地阐明了必须行动，或者非必需的行动，没有酌情处理的余地，对执行者有较强的约束力，可作为要求员工为实现计划而努力的行为规范。例如：无菌技术操作原则。规则与政策和程序不同。规则与政策的区别在于规则在应用中不具有自由处置权，规则与程序的区别在于规则不规定时间顺序。规则是一种管理手段，制定相应的规则是必要的。但过多的规则容易抑制思维、不利于发挥成员主观能动性，因此应减少到最低限度。

8．规划（plan） 是为实施既定方针所采取的目标、政策、策略、程序、规则及资源分配等要素的复合体。它是计划过程的综合产物。规划有大有小，一个大的规划往往可以派生出许多小的规划。例如：护理人员在职培训计划，包括培训目标、培训要求、培训方法、时间安排、经费等。

9．预算（budget） 是用数字表示预期结果的一种数字化的计划，包括人员、时间、设备、经费等方面的内容。预算既是使组织的各级计划协调统一的重要手段，也是控制组织活动不可缺少的内容。管理人员通过预算可控制业务指导工作，明确本部门与整个组织目标之间的关系。例如：护理部关于护士继续教育的经费预算。

三、计划的原则

1．计划目标可考核性原则 目标是行动的起点和终点，计划工作必须自始至终坚持以目标为导向。制订计划时，要求提出的目标是具体的、可测量的、可考核的。具体和可考核性，是衡量目标是否有意义的尺度。

2．计划工作领先的原则 管理者需克服各种思想障碍，使计划职能优先于其他职能，避免无计划的工作。

3．计划先进合理、积极可靠的原则 计划要根据实际需要，与组织自身状况、执行计划的资源条件相平衡。提出计划要量力而行，使目标既先进又合理。先进合理的计划要建立在科学预测和掌握可靠信息的基础上。

4．计划的灵活性原则 由于未来有一定的不确定性，计划执行中常常会出现变化和不协调的情况，因此，在制订计划时要留有余地。计划的弹性越大，则因突发事件引起损失的风险就越小。但是，弹性也要有一定的限度。弹性大小应视具体的计划和相关因素而定。

5．改变航道的原则 计划是针对未来制订的，而未来又含有很多不确定性，这就意味着计划在执行过程中需要不断修正。计划意味着承诺，它是对组织行为和管理者行为的一种约束。而未来的环境会有不可完全预测或有突发事件发生，这时要及时改变航道，修订计划。因此，制订计划应当是一种持续进行的活动。在执行中需定期检查，对已经发生和可能发生的问题要进行分析，必要时改变计划。合理的计划工作应该是一种滚动的过程。

四、计划的步骤与方法

（一）计划的步骤

计划是管理的一项最基本的职能，是一种连续不断的程序，经过此程序，组织可预测其发展方向，建立其整体目标，发展行动方案以达到组织目标。任何完整的计划都须要遵循相应的步骤。计划的步骤大致包括以下 8 个阶段内容：分析形势；制订目标；评估组织条件和影响因素；拟定备选方案；比较各项方案；选定最佳方案；制订辅助计划；编制预算。但在实际工作中这些步骤并非绝对化。

1．分析形势 是计划工作的真正起点，对系统或组织现存形势的分析和估量是计划工作的第一步，通过对组织或系统所处的内外环境进行综合分析做出科学评估，预测可能出现的问题，明确自己的优势和不足，使计划建立在充分了解情况的基础上。调查分析的内容包括：①社会发展的需求；②行业竞争的态势；③服务对象的需求；④组织自身的管理服务、技术水平及资源情况等。

2．制订目标　计划工作的第二步是在分析形势的基础上，根据调查和预测的有关数据、资料，为组织或个人制订目标。通常在确定组织的总目标后，组织中各部门按照总目标拟定各部门的分目标，而各部门的分目标又控制其基层下属单位的目标。如此层层控制，可有效地把握全体员工努力的方向，充分发挥员工的积极性和创造力。制订目标要有时间安排，内容要清晰准确，可操作性强。

3．评估组织条件和影响因素　评估组织现有的条件和影响因素就是评估有利于计划实施的前提条件和期望环境，前提条件包括外部条件和内部条件。外部条件指社会大系统的经济、技术、人口、政策、法令、设备等；内部条件指内部的人力、政策、技术力量、物资、经费等，即“SWOT”分析（态势分析）评估过程。S（Strength）指组织内部的优势；W（Weakness）指组织内部的劣势；O（Opportunities）指组织外部可能存在的机遇；T（Threats）指组织外部可能存在的不利因素或威胁。前提条件了解得越细致，计划的可行性就可能越强。

4．拟定备选方案　根据资源评估和调查，可依据目标提出可供选择的方案。一个计划往往同时有几个可供选择的方案，应在分析的基础上，从这些备选方案中挑选出最有成功希望的一个或数个方案，这样可使计划同时具有合理性和灵活性。拟定可选方案应考虑：①方案与组织目标的相关程度；②可预测的投入与效益之比；③公众的接受程度；④下属的接受程度；⑤时间因素。

5．比较各项方案　计划工作的特点是可变性和不确定性。在该步骤中，将几个备选方案的可变因素和不确定因素进行比较、分析、论证、评价，包括其可靠性、科学性、可行性及经费预算的合理性、效益的显著性等，并根据其前提和目标来权衡，按优先次序排列。同时还要考虑所期望达到的社会效益、是否符合有关政策规定、公众的心理准备和承受程度、社会关系的有关因素、时间安排的可行性等因素。

6．选定最佳方案　这是计划工作的关键一步，对备选方案按上述步骤进行分析、比较、排列次序后，结合组织、部门的实际情况和可承受的具体条件，对被选方案的合理性、可操作性和经济性等进行取舍，选择可行性强、满意度高、低投入高收益的最佳方案。

7．制订辅助计划　选定计划方案后，还要制订一些辅助计划来支持总体计划的贯彻和落实。辅助计划是总计划下的分计划。总计划要靠辅助计划来保证，辅助计划是总计划的基础，是保证总计划能按时有效执行并达到预期计划目标的必要措施。

8．编制预算　预算是用数字形式表示的组织在未来某一确定期间内的计划，是计划的数量说明，是用数字形式对预期结果的表示，即数字化的计划。编制预算实质上是资源的分配计划，包括人员、设备、经费、时间等方面的内容。通过编制预算，组织对各类计划进行汇总和综合平衡，控制计划的完成进度，才能保证计划目标的实现，因此，预算又被看作一种重要的控制手段。

（二）计划的方法

计划方法很大程度上影响计划制订的效率高低和质量好坏。常用的计划方法有以下几种：

1．滚动计划法　这种计划方法的具体做法是：在制订计划时，同时制订未来若干期的计划，但计划内容采用近细远粗的方法，即把近期的详尽计划和远期的粗略计划结合在一起。在近期计划完成后，根据计划执行情况和环境变化情况，对原计划进行修订和细化。以后根据同样的原则逐期向前滚动。优点在于推迟了对远期计划的决策，增大了对未来估计的准确性，提高了计划的质量；同时，它使长、中、短期计划相互衔接，保证了组织能根据环境的变化及突发事件及时进行调节，使各期计划能基本保持一致，大大增强了计划的弹性，从而提高了组织的应变能力；缺点则主要是计划的工作量较大。

2．运筹学方法　这种方法的核心是运用数学模型，力求把相关因素用变量形式反映在模型中，然后用数学和统计学的方法在一定范围内解决问题。该方法的优点在于用定量的思路替代定性的传统思路，使计划更加客观。而其缺点在于它容易导致问题简单化和绝对化，与计划工作较富弹性和复杂性的实际状况不尽相符。

3．网络计划技术　为了适应对复杂系统进行管理的需要，网络计划技术于20世纪50年代末在美国研究并发展起来了。这种管理方法包括各种以网络为基础制订计划的方法，如计划评审技术（PERT）和关键路线法（GPM）。这两种方法基本原理是相同的，即用网络图来表达项目中各项活动的进度和它们之间的相互关系，并在此基础上进行网络分析，计算网络中各项时间参数，确定关键活动与关键路线，利用时差不断地调整和优化网络，以求得最短周期。然后，还可将成本与资源问题考虑进去，以求得综合优化的项目计划方案。因这两种方法都是通过网络图和相应的计算来反映整个项目的全貌，所以又叫做网络计划技术。网络计划技术的实施一般有4个步骤：编制网络图；确定项目的时间；决定关键路径；制订进度。

4．目标管理法　指由下级与上司共同决定具体的工作目标，并且定期检查完成目标进展情况的一种管理方式。目标管理法体现出来的是现代管理过程中双向互动、全员参与的管理思想。首先，目标制订是一个领导和下属共同参与、双向互动的过程，员工和领导共同确定工作目标，这个目标制订依赖于组织的目标或战略，并同组织战略和目标相统一；其次，目标管理法强调目标考核，以结果作为考核的依据；最后，目标管理避免了目标之间的冲突，减少了管理过程中的内耗，一定程度上提高了管理工作效率。

案例 3-1

我国某医学领域知名专家计划在某海边城市建设一所名为长安的肿瘤医院。地方院校为支持专家在本地落户建院，特批了一块地皮和地上建筑给予支持。在多次商谈与论证后，制订了一项周密的计划并做出预算，在筹措好资金的同时开始了房屋的装修与改造，同时，委托专业的管理公司进行管理。在建设进行过程中，意外地发现地下的地质结构有流沙层，如果不进行加固处理，就会造成基础局部下沉，建筑物开裂，甚至倒塌。在出现了此种情况后，工程陷于停顿。要解决地下流沙层问题，须加固地质结构，使地下受力均匀，只有重新修订计划，加大投资预算才能使工程继续进行。在这种情况下，医院方重新进行工程预算，修改了实施方案，进一步加大投资并延长了施工周期，使工程重新开工并按新的计划顺利竣工。

问题与思考：

1．通过此案例，你认为在制订计划与实施计划时须遵循哪些原则？

2．如果你是院长，你如何制订计划？

第二节　目标管理

一、目标管理的概念与意义

（一）目标管理的概念

目标管理是一种管理思想，也是一种管理方法。目标管理（management by objectives，MBO）是由组织中的管理者和被管理者共同参与目标制订，在工作中由员工实行自我控制并努力完成工作目标的管理方法。目标管理就是组织内管理人员与下属在具体和特定的目标上达成协议，并写成书面文件，定期以共同制订的目标为依据来检查和评价目标完成情况的过程。

（二）目标管理的意义

1．有利于调动各级人员的积极性　目标管理促使管理者权力下放，使下属获得锻炼管理能力的机会和分担组织成败的责任心。同时可以造成一种全体员工都关心组织整体目标的局面，从而得到一种组织的活力和生机，大大改善组织的素质。

2．有利于提高管理效率　目标管理要求各级管理人员都要注重考虑实施目标的人力、物力、财力等资源的合理分配，整体实施过程中注意的问题，以便提高管理的科学性和协调一致性，根据目标管理实施过程中各级人员所承担的责任和任务，可以清楚地划分上、中、下各层领导者的职责范围和工作呈报关系，提高了管理效率。

3．有利于提高劳动生产率　目标管理是一整套科学而周密的管理方法，由于目标是员工参与制订的，这比强迫遵循的目标更具有工作动力。目标体系实现了对整体目标的分解，而分解的各个子目标要求相互支持，环环紧扣，把各方的积极性、创造性以及可能采取的措施都汇集起来，从而提高了劳动生产率。

4．有利于激发员工的自觉性　目标管理调动了员工的积极性、主动性、创造性和责任心，从而提高了士气。因目标体系是由员工参与制订的，每个员工都知道自己在整体工作中的地位和作用；对员工的适当授权，并给予适当的支持，激发了员工工作的自觉性；通过评价对目标实现者进行奖励，将个人利益与组织利益有机地结合起来，这种评价比较公正、客观、合理。

5．有利于进行有效控制　管理控制的主要问题之一是如何进行监督，而目标管理使考核目标明确，并为管理者提供了监督控制的标准。管理者通过定期的检查、督促、反馈、小结，可以及时发现工作中的偏差，并予以纠正和调整，做到有效的控制。

二、目标管理的特点

1．强调管理者和被管理者共同参与　目标管理是由上、下级共同参与制订目标及目标的衡量方法。每个部门各成员明确自己的任务、方向、考评方式，相互配合共同完成组织目标。根据组织的总目标制订部门目标，每名职工根据本部门的目标和个人职责制订个人目标，形成目标链条。

2．强调自我管理　在目标管理中，下级不是按上级硬性规定的程序和方法行动，而是通过成员自主管理和自我控制，实现规定目标。工作过程的自我管理可提高员工的工作积极性和创造性，增强员工的组织责任感。

3．强调自我评价　在执行目标管理的过程中，各层管理人员定期评价，通过检查、考核反馈信息，并在反馈中强调由员工自我检查，制订一系列的奖惩措施，以促使员工更好地发挥自身作用。

4．强调整体性管理　目标管理将组织的总目标逐层分解落实。每一部门和每一成员各自的分目标以总目标为导向，使员工明确各自工作目标与总目标的关系，共同完成总目标。

5．强调目标特定性　目标特定性是指下级目标与上级目标的一致性。由于下级与上级共同参与将组织目标转换为具体可行可测评的部门或个人目标的过程，使目标具有特定性，有利于员工自检和自查，有利于上级的评价，也促进了上下级的合作和关系的协调，以共同达到组织总目标。

三、目标管理的基本过程

目标管理分为制订目标体系、组织实施、检查评价 3 个阶段。

（一）制订目标体系

制订一套完整的目标体系是实施目标管理的第一步，同时也是最重要的一步。目标制订越合理明确，则后续阶段的具体过程的管理和评价越容易。这一阶段可分为4个步骤：

1．高阶层领导制订总体目标　根据组织的长远计划和客观环境条件，管理者与下级充分讨论研究后制订出总体目标。

2．审议组织结构和职责分工　目标管理要求每一个目标和分目标都要成为落实到个人的确切责任，因此，在制订总体目标之后，需要重新审查现有组织结构，根据目标要求明确职责分工。

3．制订下级目标和个人目标　在总体目标的指导下制订下级目标和个人目标，分目标一定支持总目标。个人目标要与组织目标协调。在制订具体目标时应注意：目标必须要有重点，不宜过多；尽量具体化、定量化，以便测量；目标还应有挑战性以激励士气。

4．形成目标责任　上级和下级就实现各目标所需要的条件及实现目标后的奖惩事宜达成协议，并授予下级以相应的支配人、财、物及对外联络等权力。双方意见一致后，由下级写成书面协议。形成目标责任步骤包含多次协商，以及正式或非正式的沟通。

（二）组织实施

目标管理强调执行者自主、自治、自觉和自行实现目标，但不等于达成协议后领导可以放手不管。相反，由于形成了目标体系，管理者应对目标实施过程进行定期指导、检查。检查方法是自下而上，由下级主动提出问题和报告，管理者主要是协助、支持、提供良好的工作环境和信息情报。上下级要定期检查双方协议的执行情况。

（三）检查评价

1．考评成果　在达到预定的期限之后，要及时进行检查和评价，以各自目标及目标值为依据，对目标实施的结果进行考核，评价管理绩效。

2．实施奖惩　目标实施者自检后，管理者与自检者进行沟通，讨论预先制定的评价和奖惩协议并实施奖惩，如工资、奖金、职务的提升和降免、物质奖励等。

3．考核评价　将目标管理中的经验及教训进行总结，找出不足，同时讨论下一轮的目标，开始新的循环。在此阶段，新资料、信息、资源的输入，应随时提供给下属。如果目标没有完成，管理者在评价中应主动承担必要的责任，并启发下级自检，以维持相互信任的气氛，为下一循环奠定基础。

四、目标管理在护理管理中的应用

护理目标管理是将护理整体目标转化为各部门、各层次及个人目标，建立管理的目标体系，实施具体化的管理行为，最终实现总目标的过程。

（一）具体内容

护理部根据医院的整体规划制订护理工作总目标，再通过建立护理目标体系，制订各部门、各病房及护理人员个人的目标，确定目标和工作标准、职责分工、工作期限、评定方法以及奖惩措施，通过指导实施、定期检查、终末考核等措施实现全院护理工作总目标。

（二）应用中的注意事项

1．印发一份简明的宗旨、任务、目标和工作标准的说明书，向护理人员详细解释宗旨、任务、目标和方法，可使所有的护理人员都能了解护理部的宗旨任务、资源以及限制因素，使上下的目标明确统一。目标的设立是目标管理的重要部分，充分宣传目标管理的方法，有利于员工建立自己的目标。

2．在目标管理的过程中，护理部及有关责任人，应层层把关，严格控制，了解工作的进展，给予及时的支持和指导。

3．在检查评价阶段，可不断输入新的信息，如外院、学校的护理技术操作新进展和考核方法，以做参考。

第三节 时间管理

一、时间管理的概念与意义

（一）时间管理的概念

时间管理（time management）是指在同样的时间消耗情况下，为提高时间的利用率和有效率而进行的一系列活动，它包括对时间进行的计划和分配，以保证重要工作的顺利完成，并留出足够的余地处理那些突发事件或紧急变化。

（二）时间管理的意义

1．提高工作效率　通过研究时间消耗的规律，认识时间的特征，探索科学安排和合理使用时间的方法，可提高工作效率。时间管理可使管理者自行控制时间而不被时间控制，控制自己的工作而不被工作左右，从而对时间资源进行合理分配。

2．有效利用时间　管理者如果能有效管理时间，就可以最小的资源投入获得最大的效益，做到事半功倍。护理管理人员常因为琐碎的管理事务而不能有效控制时间，以至于常有劳而无功的感觉。学会科学时间管理方法可帮助管理者在有限的工作时间内通过合理安排提高时间的使用效率。

3．激励员工的事业心　时间管理是发展生产力的客观需要，也是实现个人价值对社会做贡献和成就的需要。有效利用时间可以使员工获得更多的成功和业绩，从而激发成就感和事业心，满足自我实现的需要。

二、时间管理的目的与基本步骤

（一）时间管理的目的

时间管理的目的就是要提高单位时间的工作效率，或者说是将时间投入到与组织目标相关的工作而达到预期的或更高的效果、效率、效能。因此，衡量一件工作做得好与不好，一是看到底有没有达到预期的效果，二是看做这件事情所花费的时间，三是看单位时间内的效果，即效率、效能如何。

（二）时间管理的基本步骤

时间管理要求管理者明确自己要实现的目标和为实现目标要进行的活动，以及每种活动的重要性与紧迫性。有效的时间管理过程包括以下基本步骤：

1．列出目标　为自己和所管理的部门设定目标。

2．按照重要性排出目标的次序　并不是所有的目标都是同等重要的，在有限的时间内，要确保对最重要的目标给以最高的优先权。

3．列出为实现目标所必须进行的具体活动。

4．为实现每个目标所需进行的各种活动排出先后顺序　根据以上步骤，确定哪些活动是必须做和优先做的；哪些是有空时将要做的；哪些是可以授权别人去做的。

5．按照事件的优先顺序排出活动日程，制订每日工作计划　可在每天工作开始前或前一天下班前列出最重要的、必须做的工作，按重要性与紧急性程度列出各项活动的次序。

6．总结　每日进行自我训练，并不断总结评价，提高时间管理效率。

三、时间管理的方法

（一）ABC 时间管理法

美国管理学家莱金（Alan Lakein）建议，为了有效管理及利用时间，每个人都需要将自己的目标分为 3 个阶段，即今后 5 年内欲达到的目标（长期目标），今后半年实现的目标（中期目标），以及现阶段要达到的目标（短期目标）。将各阶段的目标分为 ABC 3 个等级，A 级为最优先（必须完成的）目标，B 级为较重要（很想完成的）目标，C 级为不重要（可暂时搁置的）目标。建立长、中、短期目标的优先次序很重要，因为管理者往往没有足够的时间去了解任何一阶段中所有的目标。使用 ABC 目标管理法，可以帮助管理者对紧急、重要的事件立即做出判断，提出处置措施，提高工作效率。

（二）时间管理统计法

管理人员在时间控制上所遇到的问题是一些活动或任务的范围、深度、广度难以精确掌握。时间管理统计法是事先拟订活动时间进度表。时间进度表应力求详细，尽可能地把将来发生的情况安排到计划之中并留有余地，以防出现意外事件时束手无策。时间管理统计法的目的是对时间进行记录和总结，并可分析浪费的原因。评价时间的应用情况以采取适当的措施节约时间。记录时注意真实性和准确性，并做到及时，以达到时间管理的目的。

（三）确定优先工作的方法

根据时间管理的原理，管理者达到良好的工作努力 / 工作效益比率，必须优先处理最有价值、最紧急的任务。将每日的工作列出先后次序，然后根据先后次序安排时间，工作时要精神集中，避免各种干扰，从最重要的工作做起，依次类推。一件事情完成以前，不要开始做另一件事情，以免再回到前一件事情时，必须花费时间及精力重新进入工作状态。同时建立时间管理系统，使用先进的管理方法及各种通信设备、现代化办公设备，如计算机、复印机、电话、传真、电子信箱等。

（四）授权

护理管理者可通过适当授权使自己的工作时间更加有价值，同时也为下属的锻炼成长提供了机会。管理者计划授权的工作内容包括该项工作要分配给何人，如何使这些下属有权利和动力做好所授予的工作。授权应该是一种法定合约行为，管理者和下属都应该了解和同意授权行为以及附加的条件。为了执行工作的方便，管理者应赋予下属一些特定的权利，并以书面通知的形式向其他相关人员说明该员工已获授权。可以运用必要的资源、接受必要的指示、实施必要的管理、提出必要的报告等。

（五）拒绝艺术

护理管理者掌握拒绝艺术也是合理使用时间的有效手段之一。每个人的时间都是均等固定的，管理者也不例外。因此，面临各项工作，管理者要有所取舍，做到有所为，有所不为。许多情况下，管理者很难拒绝同事的一个合理的请求，类似事件在不经意间会占用管理者大量时间。在下列情况下管理者应该合理拒绝承担不属于自己工作范围的责任：当请求的事项不符合个人的专业或职务目标；当请求的事项非力所能及，且需花费很多时间；当请求的事项是自身感到很无聊或不感兴趣；承担该请求后会阻碍个人做另一件更吸引人且有益于自己的工作时。为了避免内疚以及预防因拒绝同事的请求而人缘尽失的后果，管理者一定要学会如何巧妙而果断地说“不”，最好不要解释为什么“不要”，因为对方会将这些解释作为条件性的拒绝，而会想出理由来反驳。拒绝时要注意时间、地点及场合，避免伤害他人。

（六）养成良好的工作习惯

护理管理者处理的问题往往千头万绪，因此，在日常工作中应该讲求节约时间和工作效率。养成良好的工作习惯：①减少电话的干扰，打电话要尽量抓住要点，电话边上放置纸、笔，便于记录重要事项，避免打社交性的电话，以减少不必要的干扰；②在办公室以外的走廊或过道谈话，以节约时间，如谈话内容重要，再请到办公室细谈；③控制谈话时间，如交谈中觉察内容不重要，可站起来，或看看表，或向门口走去，或礼貌地直接解释手中正在处理一件紧急文件，表示谈话可以结束；④鼓励预约谈话，对护理人员可安排在每日工作不忙的下午时间段进行会谈；⑤对护理有关档案资料要进行分档管理，按重要程度或使用频繁程度而分类放置，并及时处理、阅读，抓住要领；⑥减少会议，缩短会议时间，并提高会议效果，准时开始，做到不开无准备的会议，不开无主题的会议。

（七）保持心理健康

保持心理健康可使管理者有高涨的工作热情，提高办事效率。心理健康既有心理因素，又有复杂的社会因素，管理者要学会控制自己的情绪，避免因情绪因素影响自己的工作效率，造成时间浪费。一个心理健康的人，能够做到在几分钟内从不良情绪中解脱出来，使人高效地利用时间，提高工作效率。

四、时间管理在护理管理中的应用

应用时间管理时，为充分发挥时间管理的优势，提高时间的利用效率，护理管理者要把握关键点：①护理管理者应具备时间成本效益观念与时效观念及定量控制自己有限时间的能力；②护理管理者要熟练掌握节约与灵活运用时间的技巧；③护理管理者必须为自己和所管理的部门设定工作目标以及完成目标的具体时间；④护理管理者制订每日工作计划时应将工作目标以及为实现目标的具体活动进行排序，确保对最重要的目标和最重要的事件给予优先权。

自测题

1．何谓计划？制订计划有哪些步骤？

2．什么是时间管理？时间管理的方法有哪些？

3．护理部根据全院提高服务质量的整体要求，提出“在一年内使全体护理人员护理技术操作合格率达 90% 以上”的目标，请设计出目标管理的过程。

（武玉清）

第四章　管理的组织职能

学习目标

通过本章内容的学习，学生应能：

识记：

1．正确描述组织的含义。

2．正确叙述组织的类型、基本要素及组织的基本原则。

3．正确阐述组织的职能、作用及组织文化的特点。

理解：

1．正确描述并解释下列概念：组织、组织结构、组织文化。

2．正确理解组织文化的功能。

3．正确理解我国卫生组织系统及医院护理组织系统概况。

应用：

1．根据所学知识，在护理管理中运用管理的组织职能。

2．正确进行护理组织设计的步骤。

3．举例说明护理组织文化的建设途径。

4．联系实际举例说明组织在护理工作中的应用。

组织职能是管理的基本职能之一，是进行人员配备、领导、控制的重要前提。任何一项决策和计划，只有建立高效的组织并有效组织实施，才能取得预期效果。护理组织是医院的重要组成部分，为了实现其目标任务必须具备完善的护理组织机构，并使之有效运转，最大限度发挥其在医院中的作用。

第一节　概　述

组织的动词性概念，是通过建立各层组织机构和调配各种资源，将组织内部各要素连接成一个系统，使人、财、物等得到合理使用，从而更有效地实现目标。组织的名词性概念，是指按一定规定和要求建立起来的组织机构和权力系统，这种机构和系统既是行使组织职能的实体也是发挥组织职能作用的基础。在管理学中，使用组织职能概念时，就包括了上述两种概念。

一、组织的基本概念

（一）组织的概念

从广义上说，组织是指由诸多要素按照一定方式相互联系起来的系统。从狭义上说，组织就是指人们为实现一定的目标，互相协作结合而成的集体或团体。一般意义的组织泛指各种各样的社团、企事业单位，是人们进行合作活动的必要条件。管理学意义的组织是指按照一定目标、程序和规则组成的多层次、多岗位及具有相应人员隶属关系的权责角色结构，例如医院、学校、企业等。它是职、责、权、利四位一体相统一的机构。

组织包含4层含义：第一，组织必须是由两个及两个以上的人组成的集合，是一个人为的结构。第二，组织必须有共同的目标。作为一个整体，只有具备了被各个成员所接受的共同目标，才能有统一的指挥、统一的行动。例如医院的目标是以患者为中心，满足人民群众健康的需求。第三，组织必须有不同层次的分工协作。要实现组织目标，必须对工作任务进行合理的分工，并对组织成员的意志进行统一，使成员之间有效合作。例如医院工作主要包括医疗护理服务和后勤保障两大系统，前者有诊疗和护理两大业务主体，主要是完成以患者为中心，提供优质服务的任务；后者有支持、扩展两个业务范畴，主要是保证诊疗和护理工作的正常有效运转。第四，组织必须有相应的权力和责任。为了实现共同的目标，必须建立相应组织机构，对机构内成员确定职位，明确职责，赋予各部门及人员相应的权力。例如医院各部门的医护人员有行使医疗护理的权力并承担救死扶伤的责任。

组织是为了完成目标和任务而存在的，当组织目标、任务发生变动时，组织也应随之进行调整，才能发挥其最大的功能。所以，组织也是不断变革和发展的，可以从动态与静态两个方面去理解。动态组织指管理的一种基本职能，是组织为了有效实现共同的目标和任务，合理确定组织成员、任务及各项活动之间的关系，并对组织资源合理配置的过程。静态组织指组织的结构，是主要反映组织内人员、职位、任务及其特定关系的网络，包含组织结构中横向管理部门的设置以及纵向管理层次的划分。

（二）组织的类型

1．正式组织（formal organization）　为完成某一共同的目标，正式组织起来的人群集合体，是具有一定结构、同一目标和特定功能的行为系统。任何正式组织都是由许多要素、部分、成员，按照一定的联结形式排列组合而成的。它有明确的目标、任务、结构和相应的机构、职能和成员的权责关系以及成员活动的规范。正式组织是通过组织设计而形成的职务或职位结构，正式组织的组织结构和成员的权力、义务均由上级管理部门规定。正式组织成员的活动必须要服从所属机构的规章制度与组织纪律。正式组织一般有以下特点：①组织目标是具体的；②正式组织的权力具有强制性服从的特点，并且还有正统性、合法性和稳定性等特点；③正式组织的结构一般具有层级式的等级特点；④正式组织的信息沟通渠道是由组织规章提供的。

2．非正式组织（informal organization）　最早由美国管理学家梅奥通过“霍桑实验”提出，是人们在共同的工作过程中自然形成的以感情、喜好等情绪为基础的松散的、没有正式规定的群体。因其重要功能是为了满足个人的需要，进行相互帮助，因此又称心理社会体系。非正式组织一般有以下特点：①有共同的思想和兴趣；②有不成文的行为规范控制成员的行为；③有较强的内聚力及行为的一致性；④具有一定的群体目标，但没有明确的组织宗旨和目标；⑤没有法定的组织机构和职位，存在不稳定性；⑥组织领袖没有法定领导的权力，但具有较大的个人影响力。

任何组织结构中都存在正式组织和非正式组织，其中非正式组织对组织目标的实现有积极作用也有消极作用。在组织工作中，只有发挥非正式组织的积极作用，才能有利于正式组织目标的实现。作为管理者要认识到非正式组织存在的客观性和必要性，允许并鼓励其存在，通过建设正确的组织文化去影响非正式组织成员的行为，尽可能使非正式组织同正式组织协调起来，相互补充，尽最大可能提高正式组织的运作绩效，确保正式组织目标的实现。

二、组织的基本要素

组织的基本要素是每个组织结构、组织活动及组织维护生存和实现发展的最基本的条件，主要包括5个要素：目标与任务、职权与职责、技术与质量、物质与精神、适应与发展。

1．目标与任务要素　组织是为了实现一定目标而存在的。目标是组织自我设计与自我维持的根据。组织目标是组织成员进行活动的行为指南和奋斗方向。一个组织如果没有目标就失去了存在的意义。有什么样的目标，就决定了组织应建立的组织文化内涵和形式。组织目标必须要与社会需求相适应，组织才具有生命的活力。如医院的目标就是以患者为中心，为患者提供优质、高效、低耗的医疗卫生服务。护理部围绕医院的总目标，以提供优质、温馨、便捷的护理保健服务为分目标，使患者满意。组织目标确立后，围绕组织目标的实现必须进行工作任务的分配，使各部门成员明确自身的职责与工作内容。任务是组织实现使命、履行社会责任的基础。组织工作是将自身的使命和社会责任加以归类、分工，并给予分配任务的过程。如医院组织中的护理任务分为两类：一类是医院内的护理服务，主要对象是患者群及其家属，通过实施护理服务使患者早日康复，从而回归社会，并提高生活质量；另一类是医院外护理服务，主要对象是亚健康及健康人群。

2．职权与职责要素　职权是指一定的正式程序赋予某项职位的权力，是一种职位的权力而不是某特定个人的权力；职责是指某项职位应该完成某项任务的责任；职权与职责是一个统一体，是组织的精神要素，有权就必须有责。职权是一种职位权力，是履行岗位责任必需的手段而不是特定的个人势力。组织在赋予个人职权的同时，也赋予相应的责任，使各级管理者通过履行权责完成本部门的工作任务，保证组织目标的实现。例如，护理部主任、病区护士长因管理岗位不同，行使的职权、承担的责任也不同。

3．技术与质量要素　技术与质量是组织实现发展目标、满足社会需求的重要保障。一个组织必须具有基本的技术队伍并与时俱进不断提升质量，才能保证其生存和发展。例如护理质量就是以全体护理人员的技术和素质为基础，通过护理管理来保障的。一支具有先进医学技术的医疗护理人员队伍，是医院满足社会需要，参与市场竞争，增强生存能力，保证持续发展，实现总体目标的关键。

4．物质与精神要素　物质要素是指为了保证组织目标的实现，组织内所需人、财、物等方面的必要资源。例如在医院护理部组织内，有护理部主任、科护士长、护士长及护士等专业工作人员；有开展各项工作所需的经费支出；有护士站、办公室及各个病室的基本设备，保证护理工作的正常运行等。精神要素是组织内成员的职责、权力、工作规范、服务精神、生活准则、认同感及归属感等。例如医院的院训、护理团队的服务理念等。

5．适应与发展要素　组织的内环境之间、组织的内外环境之间处于持续变化、相互制约和相互影响的互动过程中。组织为实现生存与发展，必须不断与周围环境进行物质、能量和信息的交换，根据环境的变化调整自身运营机制，通过适应环境和变化自我，实现在动态中求平衡，在平衡中求发展。如：随着医疗市场竞争的加剧、我国医疗模式的转变，护理模式也随之进行调整、创新，以适应社会不断发展的需要。

三、组织的基本原则

组织要发挥协同作用、实现资源共享、提高管理效率，必须遵循以下原则：

1．组织目标一致的原则　是指在建立组织结构时要明确目标，并使组织内各部门、各员工的目标与组织的总目标相统一。

首先，一个组织要对总目标进行分解，在此基础上建立明确的目标体系。其次，在这一目标体系的基础之上建立组织结构的总体框架，其中包括划分管理层次、确立部门结构、确立工作任务以及员工职责权力等，都要服从于组织的总体目标。

2．分工协作并存的原则　是指组织结构为提高管理效能、实现组织目标，各项任务和工作的分工，以及这些任务和工作之间的协调。

分工是依据组织的目标、任务，按专业化进行合理分配。协作是各项工作顺利实施的保障。

组织工作应坚持专业分工和协调配合的原则：一方面合理划分组织内部各职能部门的工作范围，并使分工适应组织内外部环境的变化，反映组织活动的现有条件和客观需求；另一方面要明确各专业分工之间的相互关系，明确纵向管理层及横向管理部门之间的协调方式和控制手段，从组织上保证目标的实现。

3．管理幅度适当的原则　管理幅度是指一个管理者直接有效管理下属的人员数量，又称管理宽度。管理幅度适当的原则指组织中管理人员直接管理下属的人数应合理适当，才能保证组织的有效运转。

有效的监督和管理，只有在合理有限的管理幅度下才能实现。人的精力有限决定了管理者管理的人数有限。若超过一定限度，管理效率就会大大降低。管理幅度与管理者的职位高低成反比，即管理者的职位越高则管理幅度越小。高层管理者负责组织的战略决策和管理，管理幅度应小一些，管理者与被管理者之比约为 1 ∶ 4 ～ 1 ∶ 8；中层管理者和基层管理者主要负责执行性管理，管理幅度可大一些，管理者与被管理者之比约为 1 ∶ 8 ～ 1 ∶ 15。管理幅度如果过小，会造成机构臃肿，人浮于事，浪费人力资源；管理幅度如果过大，会导致管理者工作负荷过重，影响工作效果。

4．管理层级最少的原则　管理层级是组织结构中的纵向管理系统划分的等级数量。管理层级最少的原则指在保证组织有效合理运转的前提下，尽量减少管理层级。

组织结构中管理层级的数量，应该根据组织的规模和任务量而定。通常情况下，组织越大层级越多，从高层领导到基层领导以 2 ～ 4 个层级为宜。在组织结构中，管理层级与管理幅度成反比。根据管理幅度的大小与管理层级的多少，分为扁平结构和高耸结构两种基本组织结构。扁平结构指管理层级少而管理幅度大的结构。高耸结构指管理层级多而管理幅度相对较小的结构。组织层级中的指令和信息必须逐层下达和上报，如果层级过多，不利于上报和下达情况，影响沟通效果；再者，层级如果过多，管理成本也会相应增加。因此，通常情况下，组织中的层级越少，命令路线就会越短，管理效率就会越高。

5．职责职权对应的原则　职责是担任某个职位时需履行的责任。职权是在管理职位范围内被赋予的权力。职责是岗位任务的具体体现，职权是行使职责的有力工具。职责职权对应的原则指为了保证组织结构的完善和组织工作的有效进行，在设计组织结构时，每个职位的职权与职责要对应一致。按照这个原则，首先要因事设职、因职设人，明确每个职位、成员的相应责任和工作任务，增强大家的责任感；其次要责任到人、权力到人，对承担责任的组织成员赋予明确的权力；最后要责权一致，对等相应，如果有权无责或权大责小会导致滥用权力、官僚主义，如果权力过小会导致组织成员无法尽职尽责。

6．集权分权结合的原则　集权指把组织中的权力较多地集中到组织较高管理层；分权指把组织中的权力适当分散在较低管理层。集权与分权结合的原则指在组织工作中必须正确处理好集权与分权的关系，才能保证组织的有效运行。

首先，要认识到集权与分权是管理活动中必不可少的方式，集权有利于组织的统一指挥，提高工作绩效；分权有利于调动各级组织成员的工作积极性。其次，要认识到集权与分权是相对的。如果集权过度，会影响组织成员对工作的正常开展，制约成员积极性的发挥；如果分权过度，则会导致组织管理上的失控，造成组织管理上的混乱。所以，应该对集权与分权把握适度，集权要以不妨碍下属履职、利于调动积极性为准；分权要充分考虑下属的工作能力，以下级能够正常履职、上级能够较好管理掌控为准。

7．稳定适应平衡的原则　是指要保证组织的正常运行，必须要在组织结构的稳定性和适应性之间获取平衡。组织结构的稳定，能够促进组织的正常运行和协作关系的稳固；而组织随着内外环境的变化做出内部构成和分工协作关系的适应性调整，能够强化组织的功能，增强组织对环境的适应能力。如果组织结构一成不变，那么就不能适应环境的变化；如果组织结构经常调整，又会影响正常的组织秩序。所以，管理者必须要在组织的稳定与动态变化之间寻求平衡，既能保证组织结构的稳定性，又能使组织具有一定的适应性和发展弹性。

四、组织的职能和作用

（一）组织的职能

管理学认为，组织职能一方面是指为了实施计划而建立起来的一种结构，该种结构在很大程度上决定着计划能否得以实现；另一方面，是指为了实现计划目标所进行的组织过程。总之，组织的职能是为了实现组织的管理目标，对人力、物力、财力、信息、时间等进行有效组合，并进行一定的组织活动。主要目的是通过建立一个适宜组织成员相互合作、各尽其才的良好环境，消除由工作或职责方面引起的各种冲突，营造和谐的组织氛围，使组织成员凝心聚力，在各自岗位上为组织的发展和目标的实现做出应有的贡献。组织的职能包括：

1．组织设计　根据组织的目标，设计并建立一套特定组织机构和职位系统。主要包括：个体工作设计、群体工作设计和组织结构设计。

2．组织联系　通过横向、纵向联系组织内各部门单位，明确各层级之间的分工协作关系，使组织成员了解个人在组织中的工作关系与隶属关系。

3．组织运转　通过与其他管理职能相结合，保证所设计和建立的组织机构有效运转。

4．组织变革　根据组织内外部环境和要素的变化，适时调整组织的目标、结构、职权、制度和人员等，使组织不断与外界交换能量，确保组织持续生存与发展。

（二）组织的作用

组织工作存在于社会生产和生活的各个方面。在社会系统内部，为了达到某一特定目标，将人员按照不同的方式组织起来，因组织方式的不同可能产生不同的效果，主要有以下作用：

1．实现组织的汇聚和放大效应　正确的组织协同工作会形成组织力量的汇聚（$1+1=2$）和放大（$1+1>2$）效应，实现组织的协同发展。即集体努力的结果大于单独个体努力的结果总和，一定数量的人员相互协作发挥的整体功效大于一些个体简单相加时的功效。把多个分散的个体组成集体，成为一个有共同目标的组织，可以让单独个体无法达到的目标得以实现，这就是组织力量汇聚作用。在此基础上，通过组织力量的放大作用，进一步提高工作绩效，获得“产出”大于“投入”的效果，从而实现组织发展壮大的目标。

2．达到组织的资源共享　组织作为各种力量的集合体，能够有效地把组织内部的人、财、物、信息等资源统筹规划、合理利用、弹性安排，用以发挥最大的效益，实现资源的共享，达到人尽其才、物尽其用。

3．提高组织的管理效率　通过组织有效的活动，使组织内各部门及成员之间互相学习、借鉴、取长补短、分工合作、避免重复工作，帮助管理者及员工提高工作质量和生产效率，从而进一步提高组织的管理绩效。

第二节　组织设计

一、组织设计的概念

组织设计（organizational design）是指一个单位的有关组织要素如任务、责权、工作程序等合理组合并加以制度化的动态设计过程。组织设计是组织有效管理的必备方法之一，是一个复杂的工作过程。通过组织设计，能够协调组织内各成员、各部门之间的关系，明确组织中的沟通渠道，有利于减少组织中各部门及成员之间的矛盾和摩擦，使组织内的各级目标、任务、责任、权力等要素能够发挥最大的效应，从而达到提高组织整体功效的目的。

二、组织设计的要求

1．统一　要求每位下属应该并且只有一个直接上级，以确保上下级之间形成一条清晰的指挥链，并明确上下级的职权、职责以及沟通联系的具体方式。各级组织和管理人员原则上只服从一个上级的指挥或命令，只对一个上级负责，使所设计组织内部的权力相对统一集中。

2．精简　组织设计的基本要求是精简。设计组织结构时既要保证机构的健全，又要避免机构的重叠，防止头重脚轻、人浮于事，以充分发挥组织的各项功能。

3．高效　组织生存的关键是效能。设计组织时要以目标为中心，结合自身的实际，使组织内各部门、各环节及组织成员之间有效融合，形成高效的结构形式。

总之，合理的组织设计应该具备如下特点：清晰的管理层次、相对稳定的组织结构、有效协作的部门体系、顺畅的沟通渠道、准确及时的信息反馈系统、良好的环境适应性。

三、组织设计的基本类型

组织设计的合理与否直接影响着组织运行的效率。良好的组织结构能够不断适应内外环境的改变，达到组织目标，实现持续发展。因每个组织的内外部环境不同，组织设计的类型也不尽相同。

（一）直线型组织结构

又称单线型组织结构（图 4-1，以护理组织结构为例，下同），是一种最简单、最古老的组织结构类型。该类型中组织系统职权按垂直方式直线排列，从组织上层“流向”组织基层，上下级关系是命令与服从的关系。组织内部不设专门的职能机构和参谋部门。

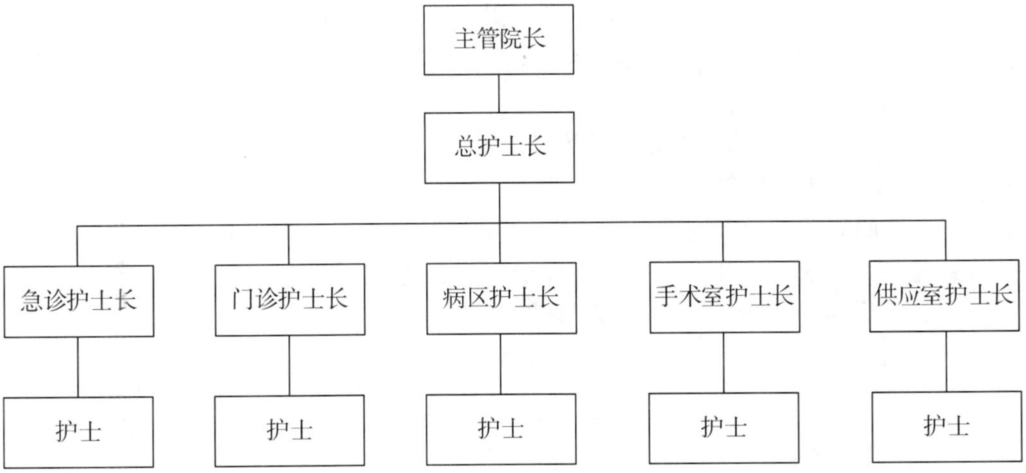

图 4-1　直线型组织结构示意图

1．优点　结构设置简单，发布命令统一；权力集中，责任明确；联系便捷，沟通容易；适应环境变化，管理成本较低。

2．缺点　如果组织规模大、业务复杂，就会造成管理者负担太重，同时也有悖专业化分工的原则；由于权力过于集中，容易导致滥用职权的现象发生。

3．适用范围　适用于规模较小，管理和运行比较简单的组织。

（二）职能型组织结构

又称作多线型组织结构（图 4-2），是指组织内采用按职能分工、实施专业化管理的方式，相应设立一些组织机构来分担某些管理职能，替代直线型组织结构的全能管理者。职能部门或岗

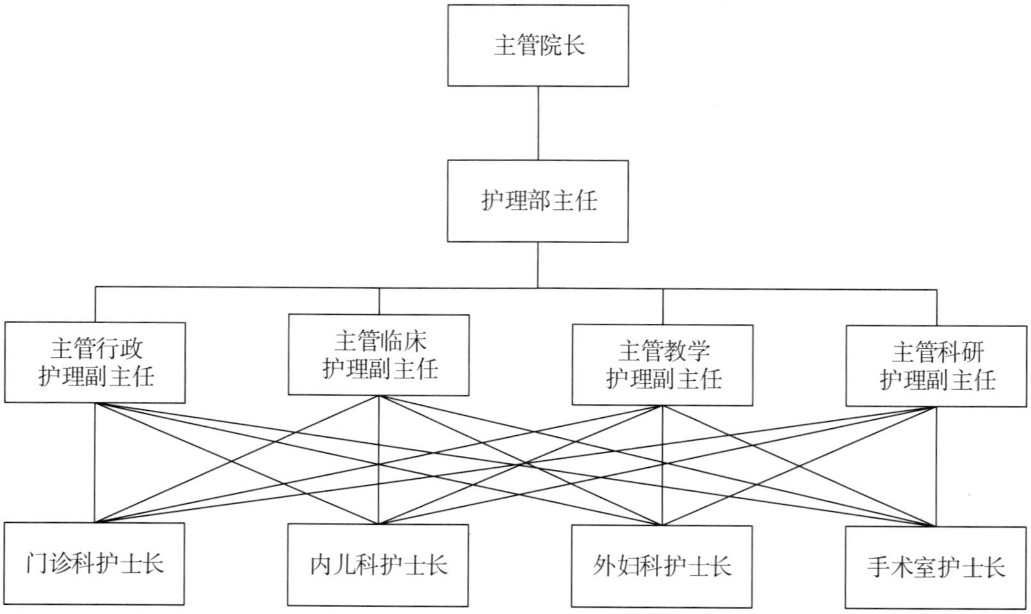

图 4-2 职能型组织结构示意图

位是因分管某项业务而设立的单位，所以具有一定的职权，各职能部门有权在自己分管的业务范围内直接指挥下属。

1．优点 能够充分发挥职能机构的专业管理作用，管理工作分工较细，有利于提高人力和物质资源的使用效率；便于专业人才施展职能专长，减轻上层管理者的负担；职能机构的作用如果发挥得当，可以弥补各级行政管理者能力的不足。

2．缺点 形成多头领导，削弱组织的统一指挥和集中领导；横向联系差，影响各职能机构之间的工作配合；对专业化知识过分强调，不利于管理人才的全面发展；职责权限划分不明确，使职能部门之间的协调性较差。

3．适用范围 适用于具有相对稳定外界环境的组织。

（三）直线 - 参谋型组织结构

又称作直线 - 职能型组织机构（图 4-3，图 4-4）。这种组织结构集中了以上两种结构的优点，设置一套直线指挥系统和一套参谋系统。直线指挥系统具有对下属指挥和发布命令的权力，对组织工作负全责；参谋系统对指挥系统起参谋辅助的作用，对下级提供业务指导和建设，通常不具备指挥权和决定权。但有时直线主管领导为了充分发挥各职能管理部门的作用，也可授予这些职

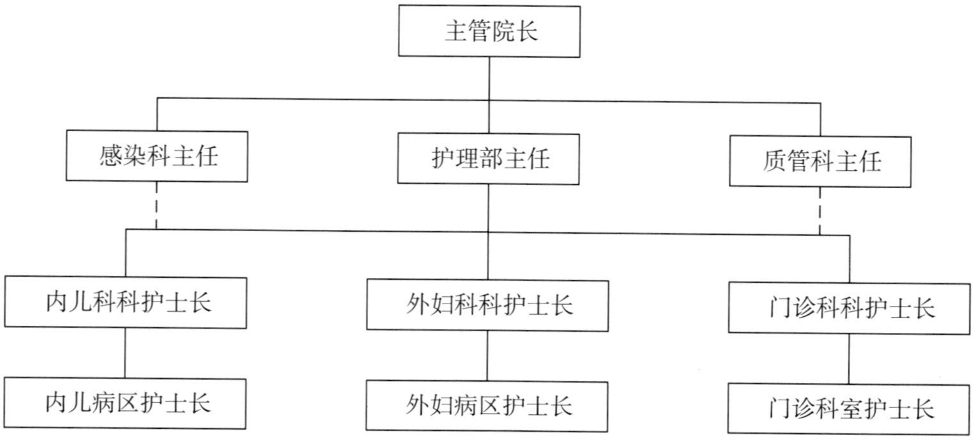

图 4-3 直线 - 参谋型组织结构示意图 1

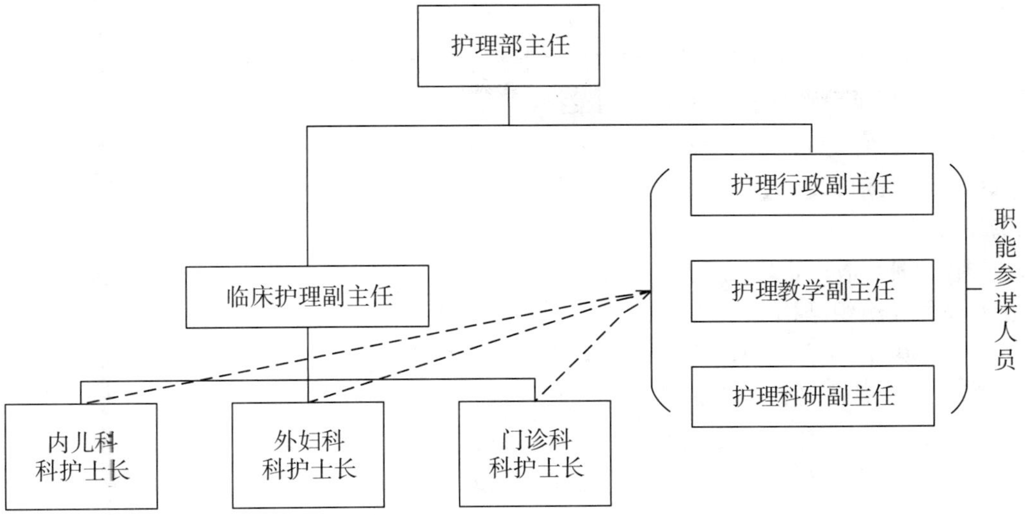

图 4-4　直线 - 参谋型组织结构示意图 2

能管理部门一定的控制权和决策权。其特点是组织下层成员除直接接受一位上级的命令以外，同时又可以接受职能参谋人员的指导。

1．优点　保证了直线型组织机构的统一集中指挥，又具备了职能型组织机构发挥专业化管理的长处。领导集中、职责清晰、秩序井然，能够提高工作效率，使组织具有较高的稳定性。

2．缺点　部门间沟通交流较少，协调工作较多；职能部门之间目标不能完全统一，容易发生直线主管领导与职能部门之间、职能部门内部之间的职权冲突；整个组织的反应不灵敏，适应性较差。

3．适用范围　适用于中、小型的组织，是目前广泛采用的组织结构。

（四）分部制组织结构

又称事业部组织结构（图 4-5）。是在高层管理者之下，按照分布地区或特征设置若干分部，实行集权领导下的分权管理。由高层管理者负责组织方针政策、目标和计划的制订，下放分部处理日常事务的权力，保留人事决策、财务控制、监督等重大问题的决策权，同时利用利润等指标

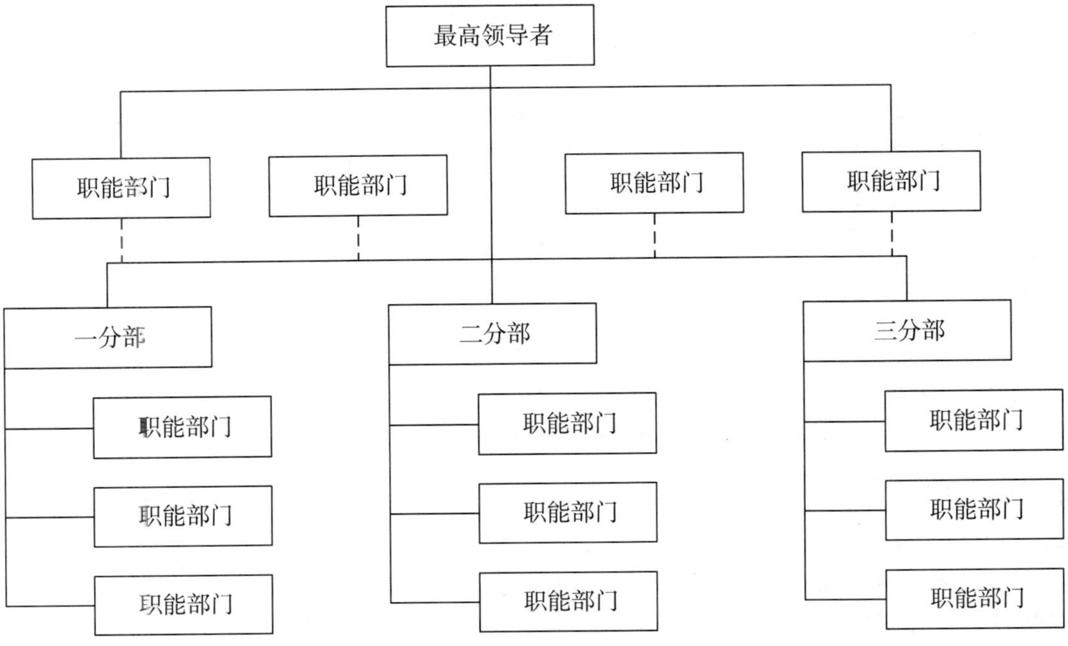

图 4-5　分布制组织结构示意图

对分部进行掌控。

1．优点 利于高层管理者摆脱日常的管理事务，集中精力做好组织的战略决策，统揽全局进行长远规划；利于事业部管理主动权的发挥。

2．缺点 管理人员、管理层次和管理费用增加，职能机构相互重叠；如果分权不当，容易导致分部的工作脱节，影响组织的整体利益；各分部之间的横向联系和工作协调较难，不利于组织的和谐发展。

3．适用范围 适用于较大规模的组织，主要普及在国外。

（五）委员会组织结构

是组织结构中的一种特殊类型。由来自不同领域的人聚集在一起，以集体活动的形式执行某方面的管理职能。委员会常与上述组织结构相结合，有直线型的，也有直线参谋型的；可以是临时需要建立的，也可以是长久设置的。主要起咨询、决策、合作和协调的作用。如医院党委委员会、临床护理专家委员会、专业建设指导委员会、职称评审委员会等。

1．优点 能够集思广益，防止权力过于集中；便于沟通和协调，利于集体审议与判断；能够代表集体的利益，易于让群众信服；有利于管理人员的成长等。

2．缺点 职责分离，耗费管理时间和成本；存在少数人专制的现象。

3．适用范围 适用于大多数组织，是目前普遍存在的一种组织结构。

（六）其他组织结构

20 世纪 80 年代初开始，出现了一些新型的组织结构，例如团队结构、虚拟组织、无边界组织以及女性化组织等。这些新型组织具有网络化、扁平化、多元化、全球化、灵活性的特点。团队结构由组织内不同工作部门的成员，为完成一项工作任务而组成，与其他组织相比更加灵活、反应更加迅速；虚拟组织是一个小的核心组织，主要依靠其他组织通过合作关系进行制造、营销、供应等活动，使管理者能够面对日新月异的新技术和低成本竞争，具备更强的应变能力和适应性；无边界组织是指通过取消组织的垂直界限使组织趋于扁平化，最低限度降低等级秩序，能够使管理成本减少，进一步增强组织的适应性；女性化组织是指一种重视人际交往与人际关系的组织。

四、组织设计的步骤与结果

（一）组织设计的步骤

组织设计的步骤一般为以下 8 项（图 4-6）。

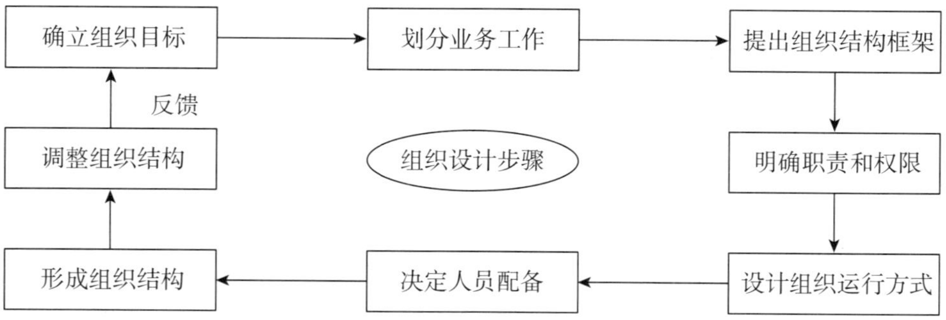

图 4-6 组织设计的步骤

1．确立组织目标 通过收集、整理及分析资料，进行组织设计前的评估，以确立组织目标。

2．划分业务工作 一个组织是由若干部门组成。根据组织的工作内容和性质及工作之间的联系，把组织活动组合成具体的管理单位，并确定其业务范围和工作量，进行部分工作划分。如医院护理任务可按照内、外、妇、儿等专业及循环、呼吸、消化、内分泌等亚专业划分不同的病区，护理工作按照各病区的专业范围依次分派到群体或个人。

3．提出组织结构基本框架　是组织设计中至关重要的一步，决定着组织的效能。按照组织设计的要求，决定组织的层次及部门结构，形成层次化的组织管理系统。在设计组织框架时，应该认真处理好管理幅度以及管理层次的关系、横向与纵向的协调关系，保证信息传递及反馈的灵活便捷。

4．明确职责和权限　按照所管辖工作的内容，明确规定各管理层次、各管理部门以及每一职位的权限、责任。一般用职位说明书或岗位职责等文件的形式表达。

5．设计组织运行方式　包括：①联系方式的设计，即设计各部门之间的协调方式和控制手段；②管理规范的设计，确定各项管理业务的工作程序、工作标准和管理人员采用的管理方法等，形成各管理层级、部门和人员的行为规范；③各类运行制度的设计，例如绩效评价制度、考核奖惩制度、人员培训制度等。

6．决定人员配备　按照岗位、职务及技能要求，选择配备恰当的管理人员和员工。

7．形成组织结构　对组织设计进行审查、评价及修改，并确定正式组织结构及组织运作程序，颁布实施。

8．调整组织结构　为保证组织的高效运行，需要根据组织的运行情况及内外环境的变化，对组织结构进行调整，使之不断趋于完善。例如医院根据社区服务日益增长的需求，增设社区护理部门，需要设计新的职务及岗位职责，增加社区的护理人员等。

（二）组织设计的结果

组织设计工作的结果是形成组织结构，使组织中各构成部分连接成一个有机的整体，促使各方面的行动协调配合起来。通常以组织结构图、职位说明书及组织手册的形式表示。

1．组织结构图（organizational chart）　又称组织树，用图形形式来表明组织整体结构、职权关系及主要职能。其垂直形态表示权利和责任的关系，水平形态表示分工与部门化的情况。组织结构图一般描述组织结构及管理关系方面的概况，包括权力结构、管理范围、人员分工、沟通关系、角色结构及组织资源流向等。

2．职位说明书（positional handbook）　是指组织内部某一特定职位的工作内容及关系、职责、职权，以及担当该职务所必须具备的任职条件（如学历、工作经验、素质能力、技术知识等）的一种书面文件。其目的是为了帮助组织成员明确组织内各项任务和工作要求。

3．组织手册（organizational handbook）　是职位说明书与组织结构图的综合体，用来说明组织内部各部门的职责、职权及各职位的主要职责、职能、职权及相互间关系。

案例 4-1

某医院为了实现创新发展，对现有管理体制进行理顺，对行政管理机构进行重组，将原人事科更名为人力资源部，突出了市场经济条件下人事职能的转变；组建后勤服务管理部，在后勤社会化改革中突出对服务实体的监管职能；组建市场开发部，明确了市场开发论证、投融资论证、医院发展策划等市场职能。

评析：

现代医院已不再把组织机构看作一个刚性东西，而把它看作一个柔性东西，一个有学习能力的机体。因为僵硬的组织机构已不再适应现代多变的状态。随着先进医院经营理念的确立和医疗竞争市场的形成，医院内部管理机构的职能和职责发生重大变化，所以必须对现有的医院内部管理机构进行再造。例如，人事科原来只履行人员调动、工资管理、职称晋升的职能，而随着医院改革和发展的需要，其工作职能应向吸引优秀人才，降低人力成本，开放人员出口转移。所以人事科的名称与新的工作职能就十分不相称。这样人力资源部就会取代原来的人事科。再比如随着医疗市场竞争的加剧，营销理念必须贯彻到医院管理全过程和各个科室及全体员工，于是市场开发部就应运而生。一个医院的行政组织机构不是一成不变的，要根据医疗市场的变化，经营方针的变动，不断重新整合。

问题与思考：

1．该医院对现有管理体制的理顺是否属于组织设计的一种？组织设计的步骤分为哪些？

2．根据现有资料分析该医院的组织结构属于哪种类型？有何优点和缺点？

第三节　组织文化

组织具有的各种构成要素，需要有机地整合起来，除了要有一定的正式组织、非正式组织以及规章制度等“硬性”的东西外，还需要一种“软性”的协调力量和融合力量，它是以无形的“软约束”力量构成组织有效运行的内在驱动力。这种力量就是被称为管理之魂的组织文化。

一、组织文化的概念

组织文化（organizational culture）是组织在长期的发展过程中形成的价值观、群体意识、行为准则、道德规范、管理风格、工作作风、经营特色及传统习惯的总和。是以思想观念的形式进行组织成员行为的调控，进一步补充、强化组织结构和制度管理工作，属于管理的软件范畴。组织文化有广义和狭义之分，广义的组织文化又包括物质文化和精神文化。物质文化指组织的物质状态、技术水平和效益水平等，主体是物。精神文化是组织在发展过程中形成的自身特有的思想、观念等意识形态和行为模式，以及与其相适应的组织结构和制度，主体是人。狭义的组织文化指组织所创造的精神财富，反映和代表了该组织成员的整体精神面貌、共同的价值标准、符合时代要求的道德行为、适应社会发展的文化素质。

任何组织都有组织文化，只是内容、形式、结构以及积淀的程度不同，它使组织独具特色，区别于其他组织。组织文化不是组织表面的经营管理和文化活动，而是隐含在其中的价值观念和精神源泉；组织文化不是人际关系，而是通过人际关系所体现的处世哲学；组织文化不是获得的荣誉，而是荣誉背后折射出来的荣誉观。组织文化是一种无形资产，具有创新精神的组织文化更是一种巨大的无形资产。组织文化的管理，把制度的需求转化为一种专门设置的价值理念，与人的价值需求结合起来。作为一种管理艺术，组织文化从根本上改变了人的被动性，恢复了人性的价值和意义，实现了特定的管理意境，即团体目标与个人目标统一、管理和被管理统一、物质鼓励与精神鼓励统一、约束和自由统一、工作与生活统一。

二、组织文化的特点

组织文化作为社会文化的重要组成部分，既具有文化的共同属性，又具有独特的自身特点。主要包括以下几个方面的特点：

1．文化性　是组织文化最明显、最重要的特征之一。也是区别于组织其他内容的根本，也就是说它使得组织与其他组织区别开来。在组织内，以不同的形式展现其组织活动的内容。通过物质形式表现的：例如医院的工作环境、硬件设备、医疗技术等。通过制度形式表现的：例如医疗护理目标管理责任制、护理操作规章制度等。通过精神形式表现的：例如医务人员的救死扶伤精神、严谨治学精神等。

2．整合性　文化是一种社会黏合剂，它通过为组织成员提供言行举止的标准，而把整个组织聚合起来。组织文化有着强大的凝聚力，对统一组织员工的思想行为具有重要的作用，能够使员工认识到组织的共同目标和利益，齐心协力，团结奋进，尽量减少内耗，为组织的和谐、持续发展贡献各自的力量。

3．综合性　组织文化作为一种独特的文化形式，其内容涵盖了组织内的各个方面。组织内个体的价值观和服务理念不代表组织文化的内容，只有综合大部分个体共同的价值观和服务理念才是组织文化的一部分内容。

4．实践性　组织文化作为一种实践的工具而存在，它的形成源于实践又服务于实践。组织文化的内容与实践联系紧密，例如组织价值观、组织精神、组织理念等都是针对管理的实践而言。所以，组织文化是一种实践的文化。

5．自觉性　组织文化是管理者和组织员工在组织发展过程中，不断总结提炼出的组织文化理念，并通过应用于社会生产实践，逐步培养、升华出高水平的组织文化，它是组织员工通过高度自觉的努力形成的。所以组织文化作为一种意识形态和控制机制，能够引导和塑造员工的态度和行为。而一般的文化是在社会、政治、经济等客观因素的影响下，在人们自觉意识之外形成的。

三、组织文化的结构

组织文化的结构可分为 3 个层次，表层的是物质文化，中层的是制度文化，深层的是精神文化，其核心为价值观。

1．物质文化　指存在于物质产品中的文化，是组织文化结构中最表层的部分，由组织员工创造的产品和物质设施等构成。主要包括两个方面：一是组织生产经营成果，例如组织的产品和提供的服务等；二是组织的工作和生活环境、办公设备、建筑标识等。它主要反映人与自然之间的关系。

2．制度文化　指存在于组织制度中的文化，是人为制定的一种标准化、程序化的行为模式和运行方式，例如医院各岗位的规章制度、护理查房制度、分级护理制度等。它主要反映人与人之间的关系。

3．精神文化　指存在于人本身的思想、观念及言行中的文化，是组织在长期发展的过程中，受一定社会文化背景的影响，逐渐形成的一种文化理念和精神成果。它是组织文化的核心和灵魂。主要包括组织精神、组织理念、组织价值观、组织道德等。它主要反映人与其自身的关系。

四、组织文化的功能

组织文化的构建，独创了一种管理意境，把制度管理和条例管理的内容融合其中，以一种柔性管理的文化形态，在冰冷的物质结构之外，构筑成一种文化氛围和文化需求，用以适应人性、人情和人的自身价值提升的需求。组织文化对组织成员是软性的制约作用和内化激励作用，大大提高了管理绩效。其作用概括起来主要表现在：

1．导向作用　组织文化作为一种思想观念，使组织具有明确的价值取向，能够引导员工树立明确的目标，塑造员工的态度和行为，进一步规范组织成员的日常生活行为，以达到与群体目标行为相一致的目的，将组织整体及每个员工的价值观和行为引导向组织目标。

2．激励作用　组织文化作为精神目标和支柱，核心是以人为中心，强调对人自身价值的重视，对人格的尊重和信任，因而会激发员工的工作热情，激励组织成员自信自强，调动其工作的积极性和创造性，提高工作效率。

3．凝聚作用　组织文化包含全体成员共同创造的群体意识，表达了成员们对组织的认同感，对组织有内聚作用，促使每个成员对组织有强烈的归属感、责任感和使命感，与组织同舟共济。

4．约束作用　组织文化通过有形的制度约束和无形的软性约束，对组织的经营活动和员工的日常行为进行调控，要求组织成员不仅要注重个人目标和自我利益，更要注重群体目标和组织利益，使每名员工的工作态度和行为尽可能符合组织的要求。

5．效率作用　通过组织文化的宣传与贯彻，可在社会上树立良好的组织形象，进一步提高组织的知名度和美誉度，获得社会各方的尊重和支持，实现良好的社会效益和经济效益，为组织的良性发展奠定基础。

五、护理组织文化

护理组织文化是现代医院管理的重要内容。护理组织文化作为一种职业精神和柔性管理，已形成自己完整的系统。它包括以下内容：一个核心——组织精神和组织价值观；两类范畴——护理哲理和护理形象，两者分别构成护理的内在文化和外在文化；三个层面——精神层面、物质层面和制度层面；五大内容——护理目标、护理价值观、护理领导风格、护理职业形象、护理群体意识与传统。

（一）护理组织文化的含义

护理组织文化是在一定社会文化的基础上，形成一种具有护理专业自身特征的群体文化。它是全体护理人员在实践中创造的物质成果和精神成果的集中体现，也是全体护理人员共同接受的价值观念和行为准则，它决定着护理经营管理的决策、领导风格以及全体护理人员的工作态度和工作作风，能最大限度调动护理人员的工作积极性和潜能，凝聚护理组织内各种力量于共同的宗旨之下，齐心协力实现护理组织的奋斗目标。护理组织文化内容丰富，分为显性和隐性两大类。显性内容是以精神的物化产品和行为作表现形式，通过直观的视听器官能感受得到，符合组织文化实质的内容，主要包括护理组织形象、工作环境、组织制度等。隐性内容是组织文化最重要的部分，直接表现形式为精神活动，具有文化的特质，主要包括价值观念、护理哲理、道德规范、组织精神等。

（二）护理组织文化的建设

护理组织文化是医疗资源的重要组成部分，护理管理的重要任务之一是营造良好的护理组织文化。所以，必须根据护理专业的特点，从精神文化、物质文化、制度文化 3 个方面加强建设，营造良好的护理组织文化。护理组织文化创建的过程包括：

1．分析诊断　全面收集资料，对组织现有的文化进行充分调查、系统分析和自我诊断。确定目前组织已经形成的传统作风、行为模式和工作特点。通过分析现有文化中哪些是积极向上的，哪些是落后保守的，哪些是要继续发扬的，哪些是要坚决摒弃的，来确定文化建设的目标。

2．归纳总结　在分析诊断的基础上进行归纳总结，不断完善优秀的文化内容，用富于哲理的语言表达出来，形成组织制度、行为规范、口号和守则。

3．自我设计　在现有护理组织文化的基础上，按照护理组织的特点，发动全体组织成员参与组织文化的设计。通过对各种设计方案的整理、比较、融合、提炼，集合组织成员的信念、意识及行为准则于一身，融组织目标、共同理想、社会责任及职业道德于一体，设计出具有鲜明特色的护理组织文化。

4．倡导强化　通过各种途径和载体大力宣传提倡新的组织文化，达到人人皆知。管理者在组织管理的过程中，要利用各种手段强化新的文化理念和价值观念，使其约定俗成，尽快被广大组织成员接受和认可。

5．实践提高　组织文化的价值在于指导全体成员的思想与行动。用新的价值观念和工作理念指导实践，进一步把感性认识上升到理性认识，从实践上升到理论，实现新的飞跃，将少数人的看法统一成全员的观念，达到不断提高组织文化层次的目的。

6．适时发展　由于组织内外部环境不断变化，所以在组织不同的发展阶段，组织文化的内容和风格也应有所不同，要依据形势的发展和需要，让组织文化不断更新、不断优化，实现再塑造和优化，以推动管理工作向更高的目标发展。

在护理组织文化建设的过程中，要对以下几个方面加以重视：一是易接受性。护理组织文化应容易被护理人员认同、理解和接受，所以要对护理组织文化的建设做深入的宣传、研究和探索，尤其是通过精神文化和制度文化的建设，引导护理人员从文化的角度研究护理组织，增进全体护理人员对组织的认同感。二是群众性。护理组织文化是需要广大护理人员积极参与的，所以管理者应当高度重视，积极发动每一位护理人员，做好协调工作。三是独特性。设计和培育护理组织文化，要充分体现护理专业的个性。由于每个医院建立和发展的条件不同、规模设置和技术专长不同、人员构成和整体素质不同、地理环境和社会氛围不同、经营方式和管理模式不同，也就决定了医院组织文化与护理组织文化的内涵不同。所以，护理组织文化建设必须从医院本身的特色出发，才能使其具有强大的生命力。四是针对性。护理组织文化建设是一项系统的工程，既要考虑组织的共性要求，又要结合自身的实际情况进行建设。

组织文化是一种新的管理理论和方式，坚持“以人为本”，把人作为管理中最重要的因素，强调文化的认同感和群体意识的作用，更加适应现代管理发展的要求。护理管理人员通过创造独特的护理组织文化，并把组织文化落实到组织的管理及运行中，不断激发护理人员的工作积极性和热情，为患者提供优质的服务，赢得良好的社会效益和经济效益。

（三）营造护理组织文化的形式

1．言谈举止　护理组织内高层管理人员通过各种教育活动和言谈举止将组织期望和护理行为准则渗透到整个群体中。也可通过护理活动中护理人员的各自行为和相互作用，使护理组织内成员感悟到应遵守的规则。

2．文字和符号　标语、口号、护理人员守则及书面材料等都是护理文化的表现形式，通过以上表现形式均可将护理组织文化传递至全体护理人员。

3．实物形象　经过艺术构思的内容和实物也可以用来反映护理组织文化。如医院标志和标牌、护士服饰、南丁格尔塑像等。

4．视听设备　用来表现和宣传护理组织文化的途径和形式较多，其中利用现代化的视听设备较为普遍，例如网络、电视、广播、广告、多媒体等。

5．其他形式　通过文艺演出、知识竞赛、专题会议、选树典型、表彰先进等各类活动，实现宣传护理组织文化的目的。

（四）护理组织文化的管理

护理组织文化建立后，可以实行目标管理，其目标管理的步骤是：一是确定当前组织文化的宗旨和目标；二是分析环境；三是识别机会和威胁；四是分析组织的资源；五是判断优势和劣势；六是重新评价组织文化的宗旨和目标；七是制定发展战略；八是实施战略；九是评价结果。

通过护理组织文化的管理，推广护理组织文化，鼓励变革，促进创新；有效地领导和激励护理人员；倡导护理人员具备真正的职业资格；积极倾听每个人的意见和建议；与下属进一步沟通交流；建立反馈控制机制等。不断完善护理组织文化的建设，使组织文化层层落实，逐步渗透到护理组织的业务一线，同时，要加强组织文化服务内容和服务手段的创新，注重管理和文化渗透的执行力度，保证组织文化与实施人性化管理的统一，促进组织的持续发展，使组织充满生机与活力，为医院护理管理总目标的实现服务。

第四节　我国的卫生组织系统与护理组织系统

一、我国的卫生组织系统

我国的卫生组织是贯彻执行国家的卫生工作方针政策，领导全国和地方的卫生工作，制定卫生工作具体政策，组织卫生专业人员和人民群众运用医药卫生科学技术，推进卫生工作的专业组织。是实现卫生工作目标的组织保证。我国卫生组织系统是以建立行政体制为基础，在不同的行政地区设置不同层次、不同规模的卫生组织。其中每个层次的卫生组织都是按照医疗、预防、保健、教育及科研等主要职能配置的。医院作为卫生组织中的一种，与其他专业卫生机构例如卫生防疫机构、妇幼保健机构等并行，全部隶属于同级卫生行政部门的领导，按照卫生行政部门制定的卫生工作方针、政策、法规及工作计划和标准等提供卫生服务。在我国国务院和省级卫生行政部门中，均设有分管各类卫生工作的职能机构，其中在医政医管局（医政处）内设有分管护理工作的护理处或护理专职人员。

（一）分类和任务

依据我国卫生组织系统的性质、职能和任务，大致可分为3类，即卫生行政组织、卫生事业组织、群众卫生组织。

1．卫生行政组织　是贯彻执行国家卫生工作的方针政策，领导全国和地方的卫生工作，提出国家卫生事业发展的战略规划和目标，制定具体政策、法规，并进行督促检查的机构。2013年以前，我国卫生行政组织的机构划分为：国家设立卫生部，是国务院统一管理全国卫生工作的职能部门；省、自治区、直辖市设立卫生厅（局）；省辖市、地区（州）设立卫生局；市、县、区设立卫生局（科）；乡、镇或城市街道办事处设卫生专职干部，负责管辖地区的卫生工作。各级卫生行政组织主要工作任务是：贯彻执行国家对卫生工作的方针政策；结合各地方实际情况，因地制宜地制订卫生事业发展规划及工作计划，进行监督检查，组织经验交流，推进工作开展，促进卫生事业的发展。2013年，国务院机构改革，将原卫生部的职责，原国家人口和计划生育委员会的计划生育管理和服务职责整合，组建国家卫生和计划生育委员会，省级以下机构做相应调整，目前改革工作正在进行中。

2．卫生事业组织　是具体开展卫生业务工作的专门机构，按工作性质的不同可分为：

（1）医疗机构：包括各级综合医院、专科医院、医疗保健院（所）、门诊部、康复医院、疗养院、护理院等，主要是承担治疗疾病的任务，是我国分布最广、任务最重、卫生人员最集中的机构。

（2）卫生防疫机构：包括各级的卫生防疫站，职业病、地方病、寄生虫病防治机构以及国家卫生检疫机构等，主要承担疾病预防的任务，并对可能危害人民群众健康的影响因素（如自然环境卫生、食品卫生、公共场所卫生等）进行监督和监测。

（3）妇幼保健机构：包括妇产科医院、儿童医院、妇幼保健院（站）及计划生育专业机构（如计划生育咨询站、门诊部等），主要承担妇女及儿童的保健任务和优生优育工作。

（4）药品、生物制品及卫生材料的生产、供销和管理检测机构：包括药品检验站、生物制品研究所等，主要承担我国医药学的发展和保证安全用药的任务。

（5）医学教育机构：包括各类医学院校，主要承担发展医学教育事业，培养合格医药卫生人才的任务，并适时对在职卫生人员进行培训。

（6）医学科研机构：包括医学科学院、预防医学中心、各种研究所等，主要承担医药卫生科学的研究任务，为我国医学科学和卫生事业的发展奠定基础。

3．群众卫生组织　是在政府行政部门的领导下，由专业或非专业卫生人员按不同任务所设置的机构，主要分为以下3类：

（1）国家机关和人民团体的代表组成的群众卫生组织：例如爱国卫生运动委员会、地方病防治委员会等，主要任务是协调有关各方面的力量，推动群众性除害灭病、卫生防病。

（2）卫生专业人员组成的学术性团体：例如中华医学会、中华护理学会、中华药学会等，主要任务是举办各种学术活动、组织人员学习培训、进行科普知识咨询、开展工作经验交流等，达到开阔眼界、提高医药卫生技术和学术水平的目的。

(3) 群众卫生积极分子组成的基层群众卫生组织：这个组织的代表机构是中国红十字会，遍布全国各地的红十字会是基层卫生工作的主要力量，受中国红十字会的统一指挥。主要任务是发动人民群众开展卫生工作，宣传卫生常识，进行社会服务和福利救济工作等。

（二）医院组织系统

医院是配有一定数量的病床、医疗设施和设备及医务人员等，通过运用医学科学理论和技术，在医务人员的集体协作下，对住院或门诊患者实施诊治与护理的医疗卫生机构。是针对个体或特定人群进行防病治病的场所。医院是社会系统中一个有机的组成部分，必须与社会环境的改变和发展相适应。不同级别的医院机构设置有所不同，根据医院各组织的不同职能和作用，一般分为 5 个组织系统：

1．党群组织系统　包括党委书记、党委办公室、组织、宣传、工会、共青团、统战、纪检、监察等部门。

2．行政管理组织系统　包括院长、院长办公室、医务、护理、科教、防保、设备、财务、信息、总务、安全环保、膳食等部门。

3．临床业务组织系统　包括内、外、妇产、儿、眼、耳鼻喉、口腔、中医、皮肤、麻醉、肛肠、传染等临床业务科室。根据医院的任务、规模不同，其组织结构可进行相应增减。

4．护理组织系统　包括门诊、急诊、病房、手术室、供应室及与医技科室相关的护理岗位。

5．医技组织系统　包括放射、理疗、超声、药剂、检验、心脑电图、放射性核素、中心实验室、营养等部门。

（三）医院的类型

根据不同的标准划分，可将医院分为不同的类型（表 4-1）

表 4-1　医院类型

划分条件	类型
按收治范围	综合医院、专科医院、职业病医院、康复医院
按特定任务	企业医院、军队医院、医学院校附属医院
按经营目的	非营利性医院、营利性医院
按所有制	全民所有制医院、集体所有制医院、个体所有制医院、中外合资医院
按地区	城市医院（市、区、街道医院等）、农村医院（县、乡、镇医院）
按分级管理	一级医院（甲、乙、丙等）、二级医院（甲、乙、丙等）、三级医院（特、甲、乙、丙等）

综合医院：是各种类型医院的主体，配备一定数量的病床，设内、外、妇产、儿、眼、口腔、耳鼻喉、中医、皮肤等各专科，药剂、影像、检验等医技部门和相应人员、设备，具有综合的治疗和护理能力，通过医务人员的协作配合解决急、难、危、重患者的健康问题。专科医院：是诊治专科疾病的医院，例如传染病医院、精神病防治医院、肿瘤医院、妇产科医院、儿童医院、口腔医院、眼科医院、骨科医院等。能够集中人力物力，充分发挥技术专长和设备优势，进行专科疾病的预防、治疗和护理。

非营利性医院：指不以营利为目的，而是为公众利益服务设立和运营的医院。其收入用于弥补医疗服务成本，医院运营中的收支节余不能用作投资者的回报，只能用于自身发展，例如引进新技术、开展新的医疗服务项目、改善医疗条件等。营利性医院：指所得医疗服务收益可用于投资者经济回报的医院。其医疗服务项目和价格由市场依法进行调节。

1989 年开始，我国医院实行分级管理制度。根据医院的功能、相应规模、隶属关系、服务地域、技术力量、管理水平、服务质量等综合水平，将其划分为三级（一级、二级、三级）、十等（每级分甲、乙、丙等，三级医院增设特等）。

一级医院：是直接为拥有一定数量人口的社区提供预防、保健、医疗及康复服务的基层医院，包括农村乡、镇卫生院及城市街道医院等。主要任务是为服务人群提供一级预防，同时进行多发病及常见病的管理，对疑难重症进行及时正确的转诊，协助上级医院做好住院前后的服务。

二级医院：是向多个社区提供综合的医疗卫生服务，同时承担一定教学、科研任务的医院，包括一般市、县医院、省辖市区级医院和相当规模企事业单位的职工医院。主要任务是提供医疗护理、预防保健及健康服务，对高危人群的监测进行指导，接收一级医院转诊的患者，指导一级医院的业务，承担一定程度的教学、科研任务。

三级医院：是向全国范围提供高水平、专科性的医疗卫生服务，同时承担高层次教学、科研任务的医院，包括国家、省、市直属的市级大医院以及医学院校的附属医院。主要任务是提供全面连续的医疗护理、预防保健、康复服务及高水平的专科医疗服务，诊治危重疑难病症，接受二级医院转诊的患者，指导和培训下级医院，承担全面的教学和科研任务。

（四）医院的功能

原卫生部颁发的《全国医院工作条例》中指出，医院的任务是“以医疗工作为中心，在提高医疗质量的基础上，保证教学和科研任务的完成，并不断提高教学质量和科研水平。同时做好扩大预防、指导基层和计划生育的技术工作”。医院的任务就是医院的功能，包括医疗、教学、科学研究、预防和社区医疗服务，它们之间相互联系、相辅相成，医疗与其他各项功能相结合，围绕医疗工作统筹安排，全面完成各项任务。

1．医疗　是医院的主要功能，其两大业务主体为诊治疾病和护理服务，同时与医技部门密切配合，形成整体的医疗服务提供给患者。医疗工作通常分为门诊医疗、住院医疗、急救医疗及康复医疗等。门诊和急诊是医院诊疗工作的第一线。住院医疗是医院工作的核心，主要针对危重、疑难、复杂等病例进行诊疗。康复医疗是通过物理疗法和心理调整，纠正患者因疾病引起的功能障碍或心理失衡，以促进患者的功能恢复和心理健康。

2．教学　是任何医院都具备的功能。不同专业、不同层次的卫生技术人员，接受的学校教育只是医学教育的一部分，还必须进行临床实践、毕业后培训和继续教育，通过终生学习增长新知识、新技能，不断适应医学科学领域的快速发展。

3．科学研究　是医院提高专业技术水平和推动医学科学发展的需要。医院是进行医疗实践的场所，将临床实践中发现的一些问题作为医学科研的课题，通过科研既解决了医疗护理工作中的难题，又为临床实践提供了新方法、新手段，促进了医学科学技术的发展和教学的进步。

4．预防和社区卫生服务　在“人人享有卫生保健”的全球目标指引下，预防保健和社区卫生服务成为医院工作的另一个重点。各级医院积极发挥预防保健功能，面向全社会开展社区医疗和家庭服务，实施健康教育，普及卫生常识，强化自我保健意识，倡导健康的生活行为；进行身体健康检查和疾病普查，开展妇幼保健指导、老人生活指导和健康咨询等，进一步提高全民健康水平和生活质量。

（五）医院工作的特点

医院的工作是以服务对象为中心，组织全体医务人员运用医学知识和技能，为患者提供诊断、治疗、护理及疾病预防，服务于患者及广大社会人群。这是医院组织系统区别于其他组织系统最本质的特点。在实际工作当中，要想管好医院，必须先做好医院的管理工作，才能完成医院的组织目标。在医院管理的过程中，要具体注意以下几个方面的问题：

1．医院工作以患者为中心、医疗为主体　医院的所有部门都要围绕患者开展工作。在为患者提供医疗服务的过程中，要保证患者的安全，注重医疗质量和医疗效果，例如预防院内感染的发生、减少并发症、保持患者生理和精神上的功能等。要提升医务人员的职业道德素养和技术水平，加强医疗服务质量。要保证患者的基本需要，提供舒适整洁的环境、身心安全的护理、营养丰富的膳食等。这都需要医院的医疗、护理、医技、后勤等各个部门互相配合、通力协作、共同完成。

2．医院工作的科学性、技术性强　医院是以医学科学技术为服务手段的机构，所服务的患者是一个非常复杂的有机整体，所以要求医务人员按照生物 - 心理 - 社会的现代医学模式工作，既要具备扎实的医学理论知识和熟练的实践操作技术，又要有团结协作的团队精神和良好的服务态度，还要熟悉心理学、社会学、流行病学和人文科学等知识。因此，需要注重加强医务人员的学习培训，不断提高医疗护理队伍的整体素质和水平，为患者提供全方位的服务。

3．医院工作随机性大、规范性强　医院内各科的病种复杂繁多，病情千变万化，经常需要临时调配人员。另外，由于突发性事件和难测性灾害导致的抢救任务很重，使医院工作的随机性很大，所以，医院必须具备随机应变的能力。同时，医院的医疗行为关系到人的生命安全，必须用严格的规章制度、明确的岗位责任制进行约束，使医疗工作程序、技术操作程序实现规范统一，符合质量标准。

4．医院工作时间性、连续性强　医院在诊治和抢救患者的工作中必须分秒必争。但是在抢救的过程中，既要求工作的严密性又要求观察病情的连续性，所以医院的工作是日夜和长年不间断的，医院的管理工作要结合这个特点安排工作时间。这就需要医院各种工作安排必须适应医疗工作连续性的要求。

5．医院工作的社会性、群众性强　医院是一个复杂的开放系统，必须满足社会对医疗的基本要求。医院工作联系着社会、家庭和个人，服务范围广泛，需要全体医务人员发扬救死扶伤的革命人道主义精神，为社会及每个家庭和个人提供最优质的医疗服务。医院的工作同时也受到社会条件的制约，医院的发展离不开社会的支持，需要调动各方的力量为医疗服务，坚持群众性的宗旨，赢得良好的社会效益。

6．医院工作是一种复合型劳动　医院工作的性质需要医务人员掌握丰富的医学知识和熟练的操作技能，是脑力劳动和体力劳动相结合的复合型劳动。管理者要根据医疗服务的特点，重视人才培养和技术建设，发挥医务人员的积极性，努力提高科学技术水平，保证医疗服务活动的高效率。

二、我国的护理组织系统

随着护理专业的逐步发展，护理组织系统也不断得以调整和完善，以保证护理工作的持续稳定发展。护理管理组织系统是护理职务范围、责任和权力关系方面所形成的结构体系，它是构成护理组织的各要素之间相对稳定的关系模式。

（一）护理行政管理系统

1．国家卫生计生委医政医管局医疗与护理处　是国家主管护理工作的最高领导机构，其主要职责为：制定并组织实施全国护理工作发展和学科建设规划；制定护理管理相关政策、法规和规章制度等，组织实施并进行监督管理；制定护理技术操作标准及流程，对护理质量进行控制；监督护理执业管理工作，指导护理执业考试，实施护士注册；规范对护理人员的管理，建立护士信息管理系统；对全国护理人员配置情况进行统筹，制定护理人员配置标准；进行护理技术指导、专业骨干培训，开展护理方面的国际交流与合作。

2．各级护理行政管理机构　各省、自治区、直辖市政府的卫生行政主管部门均设有主管护理工作的领导岗位，负责管辖范围内的护理管理；大部分地（市）以上卫生行政主管部门在下设的医政处（科）配备一名护理管理干部，要求为主管护师或主管护师以上职称，对本地区的护理管理工作全面负责；部分县卫生局也配备专职护理干部。以上护理管理机构及人员的职责和任务是：根据上级的精神，结合本地区实际情况，制定护理工作的具体方针、政策、法规和技术标准；制定护理工作发展规划和工作计划，对执行情况进行检查，并组织开展经验交流；负责听取护理工作的情况汇报，研究解决存在的问题；与本地区护理学会相互配合，共同做好工作，促进本地区护理事业的发展。

（二）护理学术组织系统

中华护理学会（Chinese Nursing Association）是全国护理科技工作者的学术性群众团体，受中国科协和卫计委的双重领导，是中国科学技术协会所属全国性自然科学专门学会之一。中华护理学会于1909年成立，1922年加入国际护士会。现出版学术期刊《中华护理杂志》《中华护理学会会刊》和《华护信息》，并与河北日报社联合主办《现代护理报》。中华护理学会拥有18个专业委员会，包括内科护理、外科护理、妇产科护理、儿科护理、五官科护理、口腔科护理、精神病科护理、肿瘤科护理、传染病护理、中医及中西医结合护理、感染护理、行政管理、门急诊护理、骨科护理、手术室护理、老年护理、社区护理、静脉输液护理专业委员会，其中肿瘤科护理专业委员会已加入国际肿瘤护士协会。

中华护理学会在全国31个省、自治区、直辖市均设有分会，建立直接的业务指导关系。各省、自治区、直辖市通常设有地（市）、县分会。香港特别行政区和澳门护理学会也与本会有相应的工作联系。形成了一个自上而下，遍及全国的护理学会网络系统，为护理学术活动的广泛开展提供了组织保证。该学会的主要任务是：组织广大护理工作者开展学术交流及科技项目论证、鉴定；编辑出版护理专业科技期刊和书籍；普及并推广护理科技知识与先进技术；组织开展对会员的继续教育；发动会员进一步发挥对国家重要的护理技术政策、法规的咨询作用；积极为会员服务，向政府有关部门反映会员的意见和要求，维护会员的权利。

（三）医院护理组织系统

我国医院的护理组织系统变更多次。在20世纪50年代初期，医院护理工作为科主任负责制。到20世纪50年代末60年代初，医院建立了护理部，负责全院护士的管理。1978年，原卫生部发布了《关于加强护理工作的意见》后，规范了医院护理工作秩序，逐步完善护理管理组织。1986年，在全国首届护理工作会议上，原卫生部提出了《关于加强护理工作领导，理顺管理体制的意见》，全国各地的医院健全了护理管理指挥系统，实施了护理部垂直领导体制，为加强护理管理机构的建设提供了组织保证。

1．医院护理管理体制　我国医院的护理管理体制主要有以下两种：

（1）三级管理体制：县级以上医院及300张床位以上医院设护理部，在主管医疗、护理工作的副院长或专职护理副院长的领导下，实行护理部主任、科护士长、病区护士长三级负责制。500张床位以上的医院要积极创造条件，配备专职的护理副院长（兼任护理部主任），另外设护理部副主任1～2名；300～500张床位的医院设护理部主任1名、护理部副主任1～2名，全面负责医院的护理管理工作；100张床位以上或者3个护理单元以上的大科室，以及任务繁重的急诊科、门诊部、手术室设科护士长1名，在护理部主任的领导下，在科主任的业务指导下，全面负责科室的护理管理工作；各病区护理管理实行护士长负责制，在护理部主任及科护士长的领导下，在病区主任的业务指导下，全面负责病区的护理管理工作。

（2）二级管理体制：300张床位以下的医院不设科护士长，实行护理主任或总护士长、病区护士长二级负责制。

2．医院护理管理组织系统　护理管理组织系统是医院管理系统中的分系统，在医院的管理机构设置中，护理管理机构不仅领导着临床各病区、手术室、急诊、门诊、供应室等护理工作，同时还与医务管理和后勤部门相互协调配合，在进行卫生保健服务的过程中合理分配资源，逐步提高工作效率和服务质量。

按照医院不同的规模和任务，护理组织机构的设立也有所不同（图4-7，图4-8）。

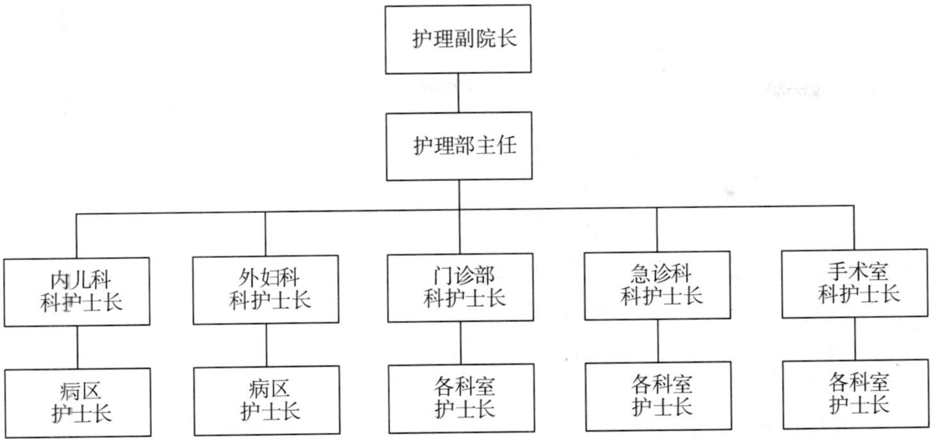

图 4-7　综合医院三级护理管理组织机构

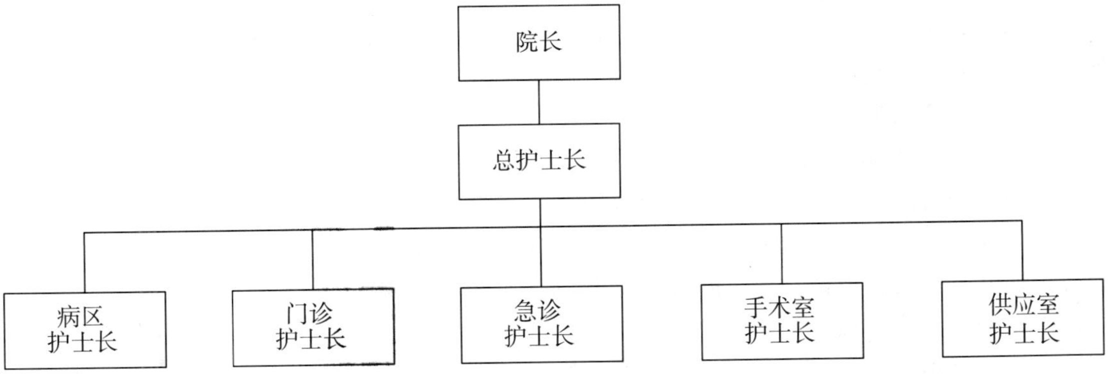

图 4-8　综合医院二级护理管理组织机构

（四）医院护理单元的组成及管理要求

1．门诊部（outpatient department）　是患者或特殊人群接受检查、诊断和治疗的部门。门诊部是医院对外服务的窗口，是患者集中的场所。其特点为患者多、病种不一、要求多样，容易发生交叉感染。门诊医护人员的工作直接反映了医院的医疗护理技术、医德医风、科学管理水平，所以，应加强门诊的组织管理和护理服务，这是护理管理者的重要职责。

（1）布局：分医疗部门、医技部门、辅助部门 3 个部分。医疗部门包括内科、外科、妇产科、儿科、眼科、耳鼻喉科、口腔科、中医科、皮肤科等专科。设有服务台、候诊室、诊断室，并按需要设专科治疗室、门诊手术室、换药室、观察室、传染病诊断室（例如发热门诊、肝炎门诊、肠道门诊）等。医技部门包括药房、化验室、B 超室、CT 室、X 线室、内镜室等。辅助部门设有导诊台、挂号室、收款室、住院处等。门诊护理人员主要分布在导诊台、住院处、观察室、各科服务台、门诊手术室及治疗室、换药室等岗位，同时接受门诊部护士长和科室护士长的双重领导。

（2）管理要求：建立健全各项规章制度，落实各岗位责任制；做好门诊的分诊管理，维持正常的就诊秩序；对消毒隔离和预防交叉感染进行严格管理；严格执行护理操作规程和查对制度，防范护理纠纷，保证治疗安全；组织开展健康教育工作，提高人群健康意识。

2．急诊科（室）（emergency room）　是对急危重症患者进行抢救、诊治、护理的场所。是医院内急危重症患者集中、病情复杂、病种不一、抢救任务繁重的科室，也是易发生医疗事故和护理纠纷之地。所以，要求护理人员具有高度的责任心、娴熟的急救技术、优质的服务态度，实现规范化、标准化、程序化、制度化的护理管理。

（1）布局：急诊科环境要求宽敞、明亮、整洁，空气通畅，有专用通道和出入口，有醒目的标志和路标（夜间灯光要明显），方便急症患者就诊，争取抢救时间。设置有分诊台、诊室、抢救室、治疗室、监护室、小手术室、处置室、观察室等，还配有挂号室、收款室、药房、化验室、心电室、X线室等，形成了相对独立的一个单元。

抢救室内设有多功能抢救床、心电监护仪、电除颤器、呼吸机、心电图机、洗胃机、中心吸氧和负压吸引等设备，备有气管插管和切开用物、深静脉置管包、各种穿刺引流包、缝合包等抢救物品及各种抢救药品等。观察室主要用来收治病情危重、尚未确诊、需要短期治疗和观察的患者。通常按医院总床位的5%设置。一般患者观察1～3天。

（2）管理要求：急救设备和药品的管理做到“四定”，急救设备完好率达到100%；认真做好分诊管理，准确率达到95%以上；严格执行急救工作制度，对抢救预案熟悉，能够熟练掌握急救技术和急救设备操作；做好院前急救管理、突发意外事件管理和防范护理纠纷等工作；护理人员要具备高度的责任心和救死扶伤的精神，熟练掌握急救知识和专业技术。

3．病区（ward） 是患者进行住院治疗及休养的场所。一般分为内科、外科、妇产科、儿科、五官科等病区。同时，随着现代医学的快速发展，又分为了若干亚科，例如外科分为普外、胸外、骨外、脑外、泌尿、肿瘤、烧伤等专科病区，由于各专科的病种不同，所以检查与治疗的方法各异，护理要求也有所不同。

（1）布局：分为病室和附设房间两部分，普通病区一般设床位30～50张。病室按病情的轻重程度不同，设普通病室、危重病室、抢救病室，普通病室内通常放置2～6张病床，每张病床配备中心供氧、负压吸引、输液导轨装置和对讲机等设备。另外，随着现代化病室向家庭化发展的趋势，还配有电视、电话、卫生间等生活设施。危重病室和抢救病室内置1～2张抢救床，应设在护士站附近。附设房间根据科别的不同进行设置。一般内科系统设护士站、医生办公室、治疗室、会议室（示教室）、配膳室、洗漱室、值班室等；外科系统另加设处置室、换药室等；产科病区另加设待产室、分娩室、婴儿室等；儿科病区另加设新生儿室、活动室、配奶室等。护士站应设在病区中央，要求视野宽阔，便于病区管理和观察患者情况，并且尽量与治疗室和医生办公室相通。配有办公桌椅、电脑、打印机、住院患者一览表、病历架、悬挂式书写板、电话机、对讲机、体重秤、挂钟等。治疗室内划分清洁区和半污染区。清洁区内设配药台、无菌物品柜、护理物品柜、药柜、治疗车、服药车、冰箱、空气净化器、药物振荡器、熏蒸柜、药物配伍禁忌表等；半污染区内有洗手设施、烘手器、一次性物品浸泡消毒容器等。

（2）管理要求：病区护理管理的目的是为患者提供一个整洁、舒适、安静、美观、安全的疗养环境。具体要求是：实行病区护士长负责制，建立健全各项管理规章制度；病室保持通风顺畅、照明良好、温度和湿度适宜；床单元陈设统一，力求美观，保证安全、舒适；加强管理，预防医院内感染的发生；落实好陪护、探视等各项规章制度；对患者及其家属做好健康教育。

4．监护病房（intensive care unit，ICU） 是对危重患者集中监护的单元。主要是应用现代化的诊疗设备，严密监测危急重症患者的重要脏器，使患者度过危险期。由于面对的是自理能力丧失或心理状态脆弱的危急重症患者，护理人员必须具备较高的专业素质，及时准确做好监测、抢救、治疗、护理和心理支持工作，严格控制院内感染的发生，减少并发症，降低死亡率。

随着现代医学的发展，目前的监护病房有许多种。一种是具有综合性质的监护病房如重症监护病房（ICU），主要监护休克、多器官功能衰竭等重症患者、各种复杂大手术或新开展手术后的患者；另一种是具有专科性质的监护病房，如心血管病监护病房（CCU）、呼吸监护病房（RICU）、新生儿监护病房（NICU）、癌症监护病房（CICU）、烧伤、神经等监护病房。

（1）布局：通常以护士站为中心，呈扇形、长方形或回形布局，旁侧设治疗室，周围是病室。为了便于观察抢救，一般用透明玻璃分隔为半封闭单元，划分为清洁区与非清洁区，设有清洁通道与污物通道，防止交叉感染。设有放置急救仪器、物品及药品的固定场所。护士站设中心监护台，随时监测每个患者的病情变化。病室内设有恒温恒湿及正压通气设备，床上方放置监护仪、氧气和负压吸引及输液导轨装置，每床配备洗手设施。

（2）管理要求：按照监护病房的不同类型，相应配备经验丰富、护理水平较高的专科护理人员；建立健全交接班制度、抢救程序与原则、急救物品管理制度、患者入室与出室程序等一系列规章制度；落实好抢救监护常规管理、护理安全管理、感染控制管理、仪器设备管理等工作。

5．手术室（operating room） 是对患者进行手术诊疗和急救的主要场所。当代医学科学和诊疗技术迅速发展，各种高难度手术如器官移植、颅脑、心脏及显微外科手术等成功率不断提高。我们要加强手术室整体环境的消毒管理，尤其是加强对地面及用物（例如手术台、器械台、无影灯等物品）表面的清洁消毒，重视对手术室空气、手术器械及敷料的严密消毒，尽量减少污染。

（1）布局：设置在相对清洁、安静的环境中，配备专用的供电、供水系统以及隔音、空气过滤、温湿度调节装置。按照功能流程、清洁区和污染区的分区要求设 3 条出入线，分别为工作人员出入线、清洁物品出入线、污染物品出入线。为了有效控制无菌范围，保证必要的卫生程序，减少各区之间的相互干扰，将手术室严格划分为以下 3 个区：①非限制区——在手术室的最外侧，主要包括患者接送区、污物处理间、更衣室、值班室、办公室、卫生间等。②半限制区——设在手术室的中间，主要包括洗涤室、敷料器械准备室、灭菌室等，麻醉恢复室也可放在此区。③限制区——设在手术室的最内侧，主要包括洗手间、药品室、无菌物品间、污染手术间（供感染手术使用，例如阑尾炎穿孔等）、相对无菌手术间（供可能污染的手术使用，例如胃肠道手术等）、无菌手术间（供颅脑、心血管、甲状腺等手术使用）。各手术间内设置无影灯、万能手术台、大小器械台、麻醉机、麻醉桌、中心供氧与吸引、观片灯、药品柜、升降托盘、输液架、脚踏凳、转凳等设备。

（2）管理要求：按照手术类别实行分组定人管理，通过合理分工加强专科配合，确保手术的安全和高效；严格执行相关规章制度，例如各岗位责任制、消毒隔离制度、查对制度、教学制度、参观制度等；落实好手术配合管理、感染控制管理、器械管理、安全管理等工作。

6．分娩室（delivery room） 是产妇完成分娩过程的关键部门，利于保证产妇和胎儿的生命安全。其工作随机性强，具有紧急入院多、急症手术多、临产和分娩变化多、抢救工作多的特点。随着当代医学科学的快速发展，以“母子为中心”的围生期保健系统逐渐取代了“以母体为中心”的产科护理，针对产妇（尤其是高危孕产妇）、胎儿及新生儿，实施科学的管理方法和先进的检查监护措施，使母子的安全得到最大的保障。

（1）布局：建筑要求与手术室相同，可分为无菌区和缓冲区。①缓冲区：设在外侧，主要包括待产室、隔离待产室、准备室、洗手间、更衣室、办公室等。待产室内备有待产床、胎心监护仪等设备。②无菌区：设在内侧，主要包括手术室、生理产分娩室、病理产分娩室、隔离分娩室等。其中生理产分娩室内备有产床、操作台及附属设备；病理产分娩室内备有手术床、器械台、常用病理产手术器械及抢救器械、急救药品等。

（2）管理要求：明确各岗位职责，建立健全相关规章制度；熟练掌握产科监护及急救技术，对产程严密观察；认真查对，及时向产妇和家属告知新生儿性别、安全、有无畸形等情况，防止护理纠纷的发生；落实好感染控制管理、器械管理和安全管理等工作。

7．供应室（supply room） 是医院内负责向各临床科室提供无菌医疗器材和物品的部门。主要承担大批量医疗物品的清洗、包装、灭菌，同时负责低值易耗物品的供应，其特点是物品种类多、数量大、周转快、灭菌质量要求严格，所以加强供应室的护理管理是提高医疗护理质量、保障患者安全、减少物资消耗的重要环节。

（1）布局：设置在环境清洁、无污染源、相对独立的区域，具有通风、防虫、污水排放及净化设施，按照物品从“污”至“净”的流程，严格划分为污染区、清洁区和无菌区，物品从回收到发放按照强制性的流程运行，禁止逆行路线。①污染区：设在外侧，包括污物接收间、初洗间。由专人、专车从专用通道接收各种污染物品并分类放置，对一次性污染物品进行毁形和无害化处理，对重复使用的污染器械进行浸泡消毒和洗涤。②清洁区：设在中间，包括精洗间、敷料室、包装室、灭菌室、储藏室、办公室、更衣室等。对清洗后的物品进行检查、妥善包装并灭菌。③无菌区：设在内侧，包括无菌物品存贮室和发放室。对灭菌处理后的物品进行存贮和发放。无菌物品应当按灭菌的先后顺序排列于存贮柜内，原则上利用分发车按照专人、专车、专用路线进行分发，分发剩余的物品视为已污染，不能再进入无菌物品储存区。

（2）管理要求：健全岗位责任制，分工明确，注意保护工作人员的安全；工作人员应以中青年为主，具备护理专业技术职称；严格遵守物品的回收、消毒、清洗、灭菌及发放程序，认真监测灭菌效果；分别放置污染、清洁、无菌物品并严格区分；积极配合临床，合理准备充足物资，保证供应及时。

案例 4-2

一天早上，产科护士长王红找到医院院长，要求辞去护士长的职务。她申述到：“我简直干不下去了，我的每位上级都有不同的要求，并且都要求优先处理，可我分身乏术，我尽了最大的努力也无法兼顾，就让我举个例子吧。昨天早上，护理部张主任打来电话说上午 10 点钟需要一份床位利用情况报告，供她下午在院周会上作汇报时用。我知道，这样一份报告至少要花一个半小时才能写出来。30 分钟以后，外科护士长李静来到病区检查，质问我为什么当班的护士不足。我告诉她产科肖主任从我这临时调走了两名护士，说是急诊产科手术正缺人手，需要借用一下。虽然我也反对，但肖主任坚持说只能这么办。李护士长听后叫我立即让这两名护士回到产科病区。她还说，一个小时以后，她会回来检查我是否把这事办好了！这样的事情每天都发生好几次，难道我们的医院就只能这样运作吗？”

问题与思考：

1．这家医院的组织结构是怎样的？

2．运用你所学的知识进行分析，这个案例中发现了什么问题？

自测题

1．名词解释：组织、组织结构、组织文化。

2．设计组织结构时有哪些具体要求？

3．组织有哪些职能与重要作用？

4．组织文化的概念如何理解？有哪些特点？

（刘翠兰　王玉珍）

第五章　护理人力资源管理

学习目标

通过本章内容的学习，学生应能：

识记：

1. 阐述护理人力资源管理的内容。
2. 叙述护理人力资源配置的计算方法。
3. 描述护理排班类型及方法。
4. 列出职业生涯规划的原则和步骤。

理解：

1. 解释护理人力资源管理的意义。
2. 理解护理人力资源的配备原则。
3. 比较不同排班模式的优缺点。
4. 理解护理绩效考核的方法和原则。

应用：

1. 根据护理人力资源配置的原则和比例合理配置护理人员。
2. 在护理实践中正确运用护理人员招聘和培养方法。
3. 进行护理人员薪酬设计。
4. 联系实际举例说明如何制订职业生涯规划。

人力资源是生产劳动中最基本的要素，也是一切资源中最重要的资源。人力资源管理是适应市场经济和科学技术发展的需求而形成的管理理论和管理制度。护理管理活动中，最不容忽视的是人员管理，因为在医院的工作人员中，从数量看，护理人员比例最高；从分布看，护理人员遍及医院各科室；从与患者关系看，护理人员与患者接触最为密切。因此，护理管理成效很大程度上取决于护理人力资源管理系统是否完善和有效。

第一节　概　述

我国护理人力资源管理研究，始于 20 世纪 80 年代至 90 年代。众多护理管理者，对此进行了不懈地探索研究，取得了一定成绩。护理人力资源的管理，需要结合国情、院情来确定目标和策略。

一、人力资源管理的相关概念

1．人力资源（human resources） 是以人的生命机体为载体的社会资源，是指一定范围内人口中拥有劳动能力的人的总和，是能够推动社会发展的具有智力和体力劳动能力的人的总和。人力资源是有层次的立体结构，分为人口资源层、劳动力资源层和人才资源层。

2．人力资源管理（human resources management，HRM） 是指对人力这一资源进行有效开发、合理配置，充分利用和科学管理。有效开发不仅指人的智力开发，还包括人的思想文化素质和道德水准的开发；不仅指现有能力的发挥，还包括人潜力的挖掘。从利用的角度看，应包括对人的发现、鉴别、选拔、分配和合理使用；从宏观管理上，应包括人力资源的预测、规划、组织和培训。

3．护理人力资源管理（nursing human resource management） 是对护理人员进行科学有效地规划、选聘、培训、配置、开发，使其充分发挥工作潜能更好完成组织目标的过程。

二、护理人力资源的特点

1．人的主观能动性 护理人力资源的主观能动性主要从个体在医疗服务机构中的工作态度和行为两方面来理解。一方面护理人员的主观能动性表现在个体对组织目标的认同和对护理工作任务的态度；另一方面护理人员对自己劳动能力的使用直接受本人意志所支配，反映了个人工作的主观意愿。

2．人力资源的可变性 在护理活动过程中，护理人员的工作能力不是一成不变的。通过科学有效的人力资源管理可以激发护理人员潜在的工作能力。

3．人力资源的组合性 两个护理人员共同协作发挥的作用可以达到 $1+1>2$ 的效果或出现 $1+1<2$ 的现象，即可以发挥协同作用，也可能导致拮抗作用。

4．人力资源的双重性 护理人力资源既对组织目标实现有推动作用，即具有创造性；同时人力资源闲置过程中，为了维持本身的生存，也必须消耗一定数量的物质性资源，亦具有消耗性。

5．人力资源的流动性 护理人力资源的流动性表现为人员的流动，主要体现在人员跨部门、跨单位、跨地区、跨国度的流动；还体现在人力派生资源的流动，即由人创造的科技成果，在不同空间上的流动，如资源共享和成果转让。

6．人力资源的可塑性 护理人力资源的可塑性是指在特定的时间和职业范围内，通过工作经验的积累以及不同形式的培训和教育，护理人员的职业素质和综合素质都会有不同程度的变化，这种不断提高人力资源价值的过程体现了人力资源的可塑性。

三、护理人力资源管理的内容

1．护理人力资源规划 人力规划是人力资源管理的主要任务，主要包括两个层面的规划，即医院护理人力总体规划和人力资源子系统规划。总体规划包括医院护理人力总体需求与供给预测，人力短缺与过剩预测、人力资源规划的定期评价与调整。护理人力资源子系统规划主要包括人员的更新规划、晋升规划、培养开发规划和配备规划等。

2．护理人员招聘 招聘（recruitment）是组织及时吸引足够数量具备应聘条件的个人并与具体工作岗位匹配的过程。护士招聘活动的关键点是：寻求足够数量具备护理岗位任职资格的申请人，以供组织在护士选择上具有更大的自主性，通过保证护士整体队伍质量实现确保护理服务安全的目的。

3．护理人员培训 是人力资源管理的重要工作内容。护理人员的培训对帮助护理人员在工作岗位上保持理想的职业水平、高效率完成护理工作任务、促进个人职业的全面发展和自我实现具有积极的现实意义。

4．护理人员绩效评价 目的是帮助护士做好今后的工作，使个人与部门护理工作得到不断完善和持续改进，以提高护士个人和部门工作的整体效力。护士绩效评价结果还是组织和部门管理人员对护士做出奖惩、培训、调整、升迁、离退、解聘等人事决策的重要依据。

5．护理人员职业生涯发展管理 为组织保留优秀人员是护理人力资源管理的重要环节之一。主要工作内容包括：分析护理人力资源现状，有效利用护理人力资源；按照护士个人需求采用不同的激励措施，为护士提供个人的发展空间，充分发挥护士职业成长的主观能动性，使护士职业潜力得到最大发挥，稳定高素质护理队伍。

6．护理人员薪酬管理与劳动保护 医院护理人力资源管理还包括在组织内建立合理的护士薪酬管理制度及管理机制。制定科学合理、具有吸引力的薪酬制度，按照护理人员的个人贡献确定工资和奖金分配措施。采取有效措施为护士提供健康、安全的工作环境，按照国家劳动政策提供相应的医疗保险、养老保险、劳动保护和福利也是人力资源管理的内容。

四、人力资源管理的基本原则

1．职务要求明确原则 对设置的职务及相应的职责应有明确要求。若不明确，则使人员不能了解特定职务的重要性和任务，影响工作效果，同时也无法有目的地培训人员并依据标准考核人员。因而各级护理和临床护理，应有明文规定的岗位职责，如护理部主任及各级护士长职责、各班护士职责等。

2．责权利一致原则 为达到工作目标，应使人员的职责、权力和利益（物质和精神上的待遇）相一致。权力能使工作人员有效地担当所负的责任，相应的利益可调动积极性，促使人员认定目标，履行自己的职责，竭尽全力完成组织赋予的使命。

3．公平竞争原则 对组织内外人员一视同仁的公平竞争，才能得到合适的人选。在选拔人才、考核聘用、利益分配、奖励、推荐进修、晋升职称等环节都要遵循公平的原则，否则会严重挫伤人员的积极性。

4．用人之长原则 知人善任、用人所长、扬长避短，才能充分发挥人员的才能，取得最佳效果，获得最大效益。

5．系统管理原则 将人员的选拔、使用、考评和培训作为紧密联系的整体，在使用中加强培训与考评。

案例 5-1

中国四大名著之一《三国演义》，从人力资源管理的视角看，是一座取之不尽的富矿。曹操、孙权、刘备各自的战略意图与人力资源管理战略，各自的选人、育人、用人、留人策略及其成功与失当之处，发人深省，留给我们一部警世之作。如何将人力资源整合成能够攻无不克、战无不胜的团队，正是人力资源管理所要研究的问题。

问题与思考：

1．人力资源管理有何意义？

2．护理人力资源管理的内容有哪些？

3．人力资源管理的原则有哪些？

第二节　护理人力资源配置

护理人员的人力资源配置是护理人力资源管理的重要内容，也是护理管理的基本职能之一。护理人员人力资源配置就是为各病区提供合理数量和质量的护理人员，以满足患者护理需求的过程。由于医院类型、等级、规模、患者数量、护理工作量等的差异，所配置护理人员的数量、层次也有所不同。护理人员配置是否正确合理、比例合适，直接关系到整个管理系统的工作效率、护理质量、服务水平、工作目标的实现。护理人员科学配置，对保证发挥医院正常功能和各种任务的完成，促进医院的建设和发展，起着重要的作用。

一、护理人力资源配置原则

1．满足护理需要的原则　医院的服务目标是“一切为了患者”，在护理人员编配上应结合医院的类型、等级、规模（病床数）、科室设置、仪器设备、建筑布局、护理工作量等实际情况进行综合考虑。如有的医院重危患者多，ICU、CCU 护理工作任务较繁重，另外整体护理的开展需要的护理人员也相对增多等。因此，所配置护理人员的数量、结构（年龄、学历、职称等）等应满足患者的护理需要、护士需求和医院需求。

2．结构合理的原则　我国医院分级管理标准规定，二级、三级医院护理人员占卫生技术人员总数的 50%，医师与护理人员之比为 1∶2，病房床位与护理人员之比为 1∶0.4。护理人员配置不仅要考虑数量，而且要考虑人员群体的结构比例，要设置合理，包括护理人员的分类比例和质量比例。从事行政管理、教学科研、临床护理人员数量中所占的比例为分类比例。护理人员所具有的不同学历和专业职务所占的比例为质量比例。

通常普通病房从事基层护理技术操作的以初级职称的青年人员比例较大，特殊科室如急诊科、ICU 等科室需较高学历、临床护理经验丰富、专科知识与实践能力较强的人员比例大一些，呈高中低（学历、职务、年龄）三角形梯队，向橄榄形比例发展，以保证护理服务质量和护理人员对工作的满意度。

3．优化组合的原则　对于不同层次结构的护理人员，在编制管理上要进行人才组织结构优化，做到配置合理，人尽其才，才尽其用，充分发挥个人潜能，优势互补，以最小的投入达到最大效益，发挥人力资源的经济效能。

4．经济效能的原则　医院管理体制的改革和自身发展，要求护理管理者对人力、物力、财力、时间、信息等资源进行有效核算、监测和控制，因而配置和使用护理人员时，应在保证优质、高效的基础上减少人力成本的投入。

5．动态调整的原则　随着护理专业的发展，服务对象的变化，医院在体制、制度、机构等方面的不断变革，人员编制方面也要适应发展的需要，不断进行动态调整。护理管理者要有预见能力，重视和落实在编人员的继续教育，在人事工作上行使对护理人员的筛选、调配、选用、培养的权力，使护理人员素质适应社会需要，发挥选拔、培养、考核的职能。应使护理人员能出能进，能上能下，合理流动，不断进行动态调整。使护理管理者具有一定的人事自主权，能够做到动态发展的管理。

6．能级对应的原则　不同人才用于不同岗位，选择合适人先去担任所规定的各项任务，做到人员的资历、能力、思想品德与所担负的工作职务相适应，使人的能力与岗位要求相对应。

二、影响护理人员配置的因素

1．工作量和工作质量　工作量和工作质量是影响护理人员配置的主要因素。工作量主要受床位数、床位使用率、床位周转率、门急诊患者就诊率、手术开展率等因素影响；工作质量与护理业务广度和技术难度有关，不同类型与级别的医院、不同护理方式（如功能制度或整体护理）、不同护理级别患者所要求的护理质量标准不同。整体护理病区的建立、专科特色的发展和新的诊断治疗仪器设备的使用，对护理人员的数量和质量提出了更高的要求。

2．人员素质　人员数量的多少与人员的素质密切相关，使用技术、品德、心理素质较高的护理人员，配置可以少而精，但有利于提高工作质量和效率；若配置的护理人员素质差、能力低，不仅需要的人数多，且影响工作质量和效率。

3．人员比例和管理水平　医院内各类人员的比例、护理系统的管理水平以及与医院行政、医技、后勤等部门的相互协调，直接影响护理工作的效果和对护理人员的配置。管理水平包括护理指挥系统和其他相关部门的管理水平。护理指挥系统能科学地组织、使用人力资源，激励护理人员积极性，并有效地协调好各部门关系，可节省人力并提高效率。

4．工作条件　不同地区、不同自然条件的医院，需要的人力有所不同。工作条件包括医院的建筑、布局、配备、自动化设备和后勤供应等条件。如后勤供应及时则能较节省人力，提高工作效率。

5．政策法规　目前，我国实行双休日，规定的公休假有节假日、休假、产假、病事假等十几种。现每年护士各种假可高达 150 多天，且护理人员几乎清一色为女同志，如产假及哺育期的延长，也影响护理人员的配置。

6．社会因素　医院在社会中的地位、医疗保险制度和护理对象的经济状况、社会背景、文化层次、年龄特征等，都会影响护理人员的配置。此外，自然条件影响发病率，不同地区人们的风俗习惯等也对人员的配置有一定的影响。总之，随着社会的不断发展，还会产生新的影响因素，在进行护理人员配置时，应综合考虑多方面的影响因素。

三、护理人员的配置方法

护理人员配置是在医院组织配置原则指导下，综合分析医院规模、专科特色、医教研工作量、医院服务水平及其他影响医院人员配置的诸因素，通过科学、合理的方法计算出各类人员的配置数量和比例而进行的。医院护理人员的配置，必须在遵照执行有关政策的原则下，结合本地区本单位的实际情况而设编制，以利于医院的建设和发展。

（一）比例配置法

1．护士人数总体配置　2011 年，原卫生部发布的《中国护理事业发展规划纲要（2011—2015 年）》明确要求：到 2015 年，全国 100% 的三级医院、二级医院的护士配置应当达到国家规定的护士配备标准，其中，三级综合医院、部分三级专科医院（肿瘤、儿童、妇产、心血管病专科医院）全院护士总数与实际开放床位比不低于 0.8∶1，病区护士总数与实际开放床位比不低于 0.6∶1；二级综合医院、部分二级专科医院（肿瘤、儿童、妇产、心血管病专科医院）全院护士总数与实际开放床位比不低于 0.6∶1，病区护士总数与实际开放床位比不低于 0.4∶1；医师与注册护士比达到 1∶1 ～ 1∶1.2。2012 年，原卫生部在《关于实施医院护士岗位管理的指导意见》中要求：病房护士配置应当遵循责任制整体护理工作模式的要求，普通病房实际护床比不低于 0.4∶1，每名护士平均负责的患者不超过 8 个；重症监护护患比为（2.5 ～ 3）∶1，新生儿科监护室护患比为（1.5 ～ 1.8）∶1，门（急）诊、手术室等部门应当根据具体工作量等综合因素配置护士。

举例说明

某医院有病床 400 张，根据《中国护理事业发展规划纲要（2011—2015 年）》要求，其全院护士总数配置约为多少人？ 40 张床位的普通病区应该配置护士多少？

全院护士配置总数 = 0.8 × 400 = 320 人

病区护士配置人数 = 0.6 × 40 = 24 人

2．护师以上专业技术职务的岗位设置及配置比例　1985 年，原卫生部在试行专业技术职务聘任制中，对护师以上专业技术职务的岗位设置做出如下规定：

（1）一般病区：①护师：每 15 ～ 20 张病床设 1 名。②主管护师：每 30 ～ 40 张病床设 1 名；③正、副主任护师：在医教研任务较重，护理专业技术要求较高，具有 3 种专业和床位在 150 张以上的大科，设 1 ～ 2 名。

（2）手术室：①护师：每 2 张手术台设 1 名。②主管护师：在开展 4 种以上专科（普外科、胸外科、脑外科、泌尿外科、骨科、妇产科、五官科等）手术的手术室，每 6 ～ 8 张手术台设 1 名；③副主任护师：在开展专科手术种类多，技术复杂（如体外循环），8 张手术台以上的手术室设 1 名。

（3）特种病房（ICU、CCU、血液透析、烧伤等）：①护师：每张病床设 1 ～ 2 名；②主管护师：每 4 张病床设 1 名。③正、副主任护师：重症监护中心设 1 名。

（4）急诊室（科）：以急诊室（科）护士的比例计算。①护师：每 5 名护士设 1 名。②主管护师：在有内、外、妇、儿等 4 科以上的综合急诊室，每 2 ～ 3 名护师设 1 名。③正、副主任护师：急诊科设 1 名。

（5）供应室、营养科（室）：① 300 张床以上的医院，任务繁重，设备复杂，开展多种消毒灭菌业务、卫生监测和营养技术工作，设护师或主管护师 1 ～ 3 名；② 300 张床以下的医院，仅完成一般消毒灭菌、供应和营养技术工作，设 1 ～ 2 名。

（6）护理部：正、副主任护师 1 ～ 3 名；主管护师若干名。

（二）按总劳动量和分级护理劳动量计算法

1．以工时测定确定的总劳动量为依据计算配置的方法　工时测定是确定劳动量的基本方法，即对完成某项护理工作任务全过程的每一环节必须进行的程序和动作所耗费时间的测定。例如静脉输液操作工时测定，是对数名操作者从做准备到操作完成的每项步骤所耗费的时间进行测定，需在不同患者身上多次操作，取其平均值。通常以分作为计算单位。还要根据分级护理（目前我国按原型分类法将患者分为一、二、三级护理及特级护理四类）要求的护理内容，测定各级护理中每名患者在 24 小时内所需的平均护理时数，依此计算工作量。

计算公式：应编护士数 = 编制床位数 × 床位使用率 × 每名患者每日平均所需护理时间（分钟）/ 每名护士每日工作时间（分钟）×（1 + 机动率）

公式中：①床位使用率以 93% 计算。②机动率指全年因正常产假、休假、各种情况的不在位因素所减少的人员百分比，通常按 25% 计算。但由于军队人员休假时间略长于地方，因此，在计算机动率时可酌情高于 25%，也可以进行实际测算后确定机动率。③每名护士每日工作时间以 8 小时计算，有效工作时间一般为 75%。因此，每名护士每日工作时间为 360 分钟。

举例说明

某医院床位编制 300 张，经过测定每名患者每日平均所需护理时间为 138 分钟，计算编制护士数。

配置护士数 = 300 × 93% × 138/360 ×（1 + 25%）= 106.95 ×（1 + 25%）= 133.69 ≈ 134

应配备 134 名护士。

2．以分级护理劳动量为依据计算配置的方法　不同等级护理所需护理时间大不相同，测定不同等级护理的工时，以此劳动量计算配置是近年来计算配置的又一种方法。

计算公式：应配置护士数 = 各级护理所需时间总和（小时）/ 每名护士每日工作时间（小时）×（1 + 机动率）

测定分级患者的直接护理所需时间，直接护理时间与间接护理时间（指会议、交班、书写记录等所消耗时间）相加为护理时间总和。有资料记载每 1 名护士直接护理 1 名一级护理患者需要

4.5 小时，二级护理患者需要 2.5 小时，三级护理患者需要 0.5 小时，间接护理时间为 13.3 小时。

护士工作时间为 8 小时。

机动率为 25%。

举 例 说 明

某科室一、二、三级护理患者分别是 8、25、40 名，计算配置护士数。

配置护士数 = （4.5 × 8 + 2.5 × 25 + 0.5 × 40 + 13.3）/8 × （1 + 25%） = 20.59

应配备 21 名护士。

四、护理人员的分工

由于医学进步和护理管理的演变，医院临床各病房护理人员的分工方式也不断发展。对护理人员进行科学组合、合理分工，明确其岗位责任和相应的协调关系，适时地调整、排除妨碍护理目标实现的不利因素，是护理组织管理的任务。

护理工作的分工方式是根据各级护理人员的职责和工作能力组合设计的动态方式。目前护理分工方式基本形态可分为 5 种，各有其分工原则和优缺点，在结合实际应用时，应选择与所在单位环境、条件、人员、经费以及患者实际情况相适应的方法。

（一）按职务分工

1．按行政管理职务分工　医院有专职管理护理工作的副院长，护理部设主任、副主任；临床科设科护士长、病区护士长、护士。

2．按技术职务分工　有主任护师、副主任护师、主管护师、护师、护士。

（二）按护理运作方式分工

护理运作方式是指用来开展护理工作的组织形式。护理运作方式随着护理学的进步与护理内涵的拓展而演变。护理质量受护理运作方式的制约，不同的运作方式有不同的护理效应。

1．个案护理（case nursing）　也称为特别护理或专人护理，是由一名护理人员在其当班期间承担一名患者所需要的全部护理。其组织形式是一对一的关系，主要适用于各种监护病室、抢救危重患者、大手术后等。由于病情复杂、严重，需护士 24 小时进行观察、护理。其优点有：①护士及时、全面观察病情变化，实施细致、全面、高质量的护理服务；②增加与患者直接沟通交流的机会，及时解决患者身心方面的问题；③护士职责、任务明确，责任心增强；④有利于培养护士发现问题、解决问题的能力。其缺点是：①护士轮换频繁，无专人负责，护理缺乏整体性；②人力消耗多，所需费用高，工作效率不高。

2．功能制护理（functional nursing）　是以工作为中心，按照护理工作内容分配护理人员，每 1 ～ 2 名护士负责承担一个特定的任务，如主班、治疗班、护理班、换药班、小夜班、大夜班以及教学班等，各班护士相互配合协作共同完成患者所需的全部护理，护士长监督所有工作。功能制护理的优点有：①节省人力、经费、设备、时间，尤其在护理人员不足的情况下，护士长便于组织工作；②有利于提高护士技能熟练程度，工作效率较高；③分工明确，有利于按护士能力分工。其缺点是：①容易忽视患者的心理和社会因素，护理缺乏整体性；②护患之间缺乏沟通和理解，易发生冲突；③护士被动进行技术性、重复性工作，容易产生疲劳、厌烦，不能发挥主动性、创造性，工作满意度降低。

3．小组制护理（team nursing）　小组制护理是将护理人员分成若干小组，每组由一位管理能力和业务能力较强的护士任组长，在组长的策划和组员的参与下，共同为一组患者提供护理服务。小组可由护师、护士、护理员不同等级人员 3 ～ 5 名组成，负责 6 ～ 15 位患者的护理，成员间相互合作、协调，共同按护理计划对本组患者实施护理，并评价护理效果。其优点有：①便于小组成员协调合作，相互沟通，工作气氛好；②小组成员集思广益，对患者全面负责系统、连续性的护理，有利于提高护理质量；③护理工作有计划、有评价，易出成果，成员有成就感，提高其满意度；④小组由不同级别护士组成，可充分发挥成员的水平、经验与才智。其缺点是：①护理是责任到组，而非责任到人，患者无固定护士负责，整体护理受影响；②所需人力较多，对组长的管理技巧、业务能力要求较高。

4．责任制护理（primary nursing） 是在生物—心理—社会医学模式影响下产生的一种现代护理模式。其强调以患者为中心，以护理程序为核心，以计划护理为内容，并以评价护理实效为目标，实现系统、连续、整体、个别性的护理。在责任制护理中，责任护士是主导，可直接向医生汇报患者的病情变化，并与其他医护人员、家属沟通，责任护士不在班时，由辅助护士代为负责。责任制护理的优点有：①患者获得整体、连续的护理，安全感与归属感增强；②护士工作的独立性增强，可充分运用专业知识发现和解决患者生理、心理和社会方面的护理问题；③护士责任感、求知感和成就感增加，工作兴趣和满意度增加；④加强与患者、家属及其他医务人员的沟通，合作性增强。其缺点是：①对责任护士的业务知识和技能水平要求高，需接受专业培训；②所需人力、物力多，经费耗量大，也常受人员配置、素质等方面的限制；③辅助护士不参与制订护理计划，不利于业务水平的提高。

5．综合护理（modular nursing） 是目前我国医院实施整体护理的一种较佳的组织结构，这种组织方式集小组制护理和责任制护理的优点于一体，由一组护理人员（主管护师、护师、护士等）应用护理程序的工作方法，共同完成对一组患者的护理工作。组长又称为专业护士，负责计划、安排、协调和实施本组患者的护理活动，专业护士指导辅助护士运用护理程序制订本组患者的护理计划，便于本组护士不在班时，其他护士能够根据所制订的护理计划对患者进行护理，从而保证每班护士护理患者的质量。护士长担任咨询、协调和激励者的角色，负责组织病区内3 ~ 4 个小组。其优点有：①患者获得连续的、全面的整体护理，对护理满意度较高；②护士责任感、求知感和成就感增强，工作的主动性和独立性加强，工作满意度较高；③加强与患者、家属以及其他医务人员的沟通，合作性增强；④促进小组成员间的有效沟通，提高护理服务质量；⑤护理记录书写简单、方便，护士护理患者时间增加；⑥辅助护士参与制订护理计划，工作兴趣与满意度提高。其缺点是：①由于护理人员缺编，白天按照这种方式组织安排工作较为现实，大小夜班人员力量相对薄弱；②护理工作节奏加快，护士工作压力较大。

6．整体护理（holistic nursing） 整体护理模式的宗旨是以护理对象为中心，以现代护理观为指导，应用护理程序的工作方法，解决护理对象现存的、潜在的健康问题，达到恢复健康、增进健康的目的。整体护理模式建设的主要内容包括：确定护理指导思想，制定护士职责和评价标准，合理配备护士人员编制，设计各种护理表格以及标准护理计划和标准教育计划。同时建立健全医院的各种支持系统，为整体护理模式创造良好的工作环境，使护士从大量的非专业性工作中解脱出来，增加直接护理患者的时间，提高护理质量。整体护理模式是现阶段比较理想的护理工作方式，但也存在对护士要求高、护理表格书写烦琐等缺点。应用整体护理模式时主要应掌握整体护理的思想，具体工作方法可根据各自的条件灵活采用。

五、护理人员排班

排班是基层护理管理者的一项经常性工作。由于护理工作具有 24 小时不间断的特点，需护理人员轮流在不同的时间上班，护士长应根据护理工作任务、内容、程序、人力和时间等影响因素全盘考虑，做出系统、科学的安排，以确保患者安全和护理工作的优质、高效、连续性和整体性。

（一）排班的基本原则

1．满足需求原则 以患者需要为中心，按照护理工作 24 小时不间断的特点，合理安排各班次，确保 24 小时连续护理，保证相互衔接，尽量使医疗、护理、清洁工及后勤人员的工作互不干扰重叠，提高工作效率。

2．结构合理原则 科学合理地搭配各班次护理人员是保证护理质量的关键。做到各班次护理人员的能力相对均衡，尽量缩小各班次护理人员在技术力量上的悬殊，做到新老搭配、优势互补；保证各班次能够处理临床护理疑难问题，避免因人力安排不当出现的护理薄弱环节。

3．效率原则　排班时应根据护理工作量，结合病房当日实际开放床位数、病危人数、等级护理比例、手术人数、当班护理人员实际工作能力等对本病区护理人力进行弹性调配，在保证护理质量的前提下把人员的成本消耗控制在最低限度。

4．公平原则　排班时，应以一视同仁的态度爱护、体谅所有护理人员，适当照顾人员的特殊需求，使护理人员产生公平感和满意感。

5．有效使用原则　通过按职上岗，将护理人员的专长、优势与患者的护理需要相结合，充分发挥个人专长，提高工作成就感；同时增加患者及其家属的安全感和信任感，提高满意度。

（二）排班的类型

依照排班权力的归属分为 3 类：

1．集权式排班（centralized scheduling）　集权式排班是由护理部或科护士长负责所有单位护理人员的排班。其优点是排班者掌握全部护理人力，可依各部门工作需要，灵活调配合适人员。但是由于不能真正了解各单位的需求，无法完全照顾工作人员的个别需要，集权式排班会降低护理人员满意度。

2．分权式排班（decentralized scheduling）　排班者为护理单位护士长，可依自己的实际护理需要和工作人员个人意愿排班，是目前最常用的排班方式。其优点是管理者能充分了解本部门的人力需求状况，进行有效安排，也能照顾护理人员的个别需要；缺点是受病区护士长职责范围的限制，无法调派其他病区的护理人力，且排班花费的时间较长。

3．自我排班（self-scheduling）　由护理人员自我协调排班，个人可自行选择自己想上的班，以激励护理人员的自主性，提高工作满意度。在采用自我排班法前应先拟订排班原则，集体讨论排班方案，试行后不断修改、完善排班方案。其优点是：①提高护理人员的积极性和自主性；②促进团体凝聚力；③促进护士长与护理人员关系融洽；④护理人员调班减少；⑤护士长节省排班时间。缺点是自我排班时较多护理人员不愿意上晚夜班，节假日不愿上班，因此需要护士长做好协调工作。

（三）排班方法

1．周期性排班　又称循环排班，一般以四周为一个排班周期，依次循环。其特点是排班模式相对固定，每位护士对自己未来较长时间的班次可以做到心中有数，从而提前做好个人安排，为满足护理工作的同时兼顾护士个人需要提供了方便。由于周期性排班可以为护士长节约大量排班时间，因此还具有排班省时省力的特点。这种排班方法适用于病房护理人员结构合理稳定，患者数量和危重程度变化不大的护理单元。

2．功能制排班　按功能制护理岗位配备护士，先对护理人员进行分工，如“办公室护士”“总务护士”“治疗护士”等，再将护理工作时间分为白班、中班、前夜班、后夜班等。其优点是分工明确，工作效率高；缺点是岗位和职责不分层级，班次不连续，交接班频繁，不利于护士全面掌握患者的整体情况。该排班模式目前已经不常用。

3．整体护理排班　指按照整体护理模式进行排班。护理工作以患者为中心，围绕全面、整体、连续提供优质护理进行。在护理工作中以患者疾病情况和个人特点为依据，由责任护士全面负责，运用护理程序的方法提供护理服务。该排班方式有利于护士为患者提供连续、整体、全面的护理。

4．弹性排班　在周期性排班的基础上，根据工作量的不同随时调整在岗护士人数，以达到人力资源的充分利用并缓解人力不足，避免人力浪费。

5．小时制排班　是国外医院使用较为普遍的排班方法，使护理人力在各班次较为均衡，保持护理工作的连续性。根据护理工作需要，可实行 8 小时制（白班、中班、夜班各 8 小时）、10

小时制（每周工作4天，每天工作10小时）、12小时制（白班、夜班各12小时。以7天为1周计算，每周工作3天，休4天，工作连续性更好）和24小时制。小时制排班随着工作时间的延长，护理人员可支配时间增多，但是工作压力大，效率降低，难以持久，所以，应根据工作需要合理运用。

6．APN排班　为保持工作连续性，提高工作效率，2010年以来我国多家医院借鉴国外排班模式，开始探索APN排班法。将24小时分为3个班次，其工作时间分为A班（早班，8：00～15：00或7：30～15：30）、P班（中班，15：00～22：00或15：30～22：30）、N班（夜班，22：00～8：00或22：30～8：30），各班时间可根据不同科室具体专科患者及护理特点进行调整。同时对护士进行分层级管理，实行小组制责任制护理，各层级相对固定，每班配有组长。该排班的优点是护理工作高峰时段保持了人力，减少了交班次数，降低了安全隐患；护士工作时间更加连续、紧凑和集中，便于平衡家庭生活与工作的关系，提高了护士工作满意度。其主要不足之处为夜班工作时间较长，护士的疲劳感增加；且APN排班需要将护士合理配置、分层使用，对护理人力不足、护理人员结构不平衡的病区较难开展。

（四）影响排班的因素

根据排班的原则，做到科学合理、公正、有弹性的排班很不容易，在实施中，不能忽视影响排班的若干因素：

1．医院政策　排班与人员配置数量、群体结构等情况有密切关系，受医院相关政策影响。编制人数与群体结构合理，则排班顺利；若人力不足或新成员多，则不易搭配。有的医院为缩减开支，轻视护理，首先压缩护理人员编制；而有的医院以服务患者为主要方针，按护理量需要进行人员编排，以保证护理质量。

2．护理人员素质　护理人员的教育层次、工作能力、临床经验、心理素质、心理和身体状况均是排班时需考虑的因素。

3．护理分工方式　不同的护理分工方式，人力需求和排班方法也不同。个案及责任制护理需用人多，功能制护理则节省人力。

4．部门的特殊需求　如监护病房、手术室、门诊、急诊等不同护理单元，各有其工作的特殊性，人员需求量和排班方法也与普通病区不同。

5．工作时段特点　每天24小时的护理工作量不同，A班工作负荷最重，P班、N班依次减轻，人员安排也由多到少。

6．排班方法　各医院因机构、政策、人力配备、工作目标和管理方式不同，排班的方法也不同。

案例5-2

某医院骨外科病房，原有患者35人，近两天又在走廊加床收患者5人，该病区护理人员编制如下：人员数量8人，其中副主任护师1人，主管护师2人，护士5人。只有4人能够值夜班，昨日小李护士因父亲病逝请假，护士小孙也称自己疲惫，想休息几天。

问题与思考：

1．该病区护理人员的配备标准是怎样的？

2．影响人员配置的因素有哪些？

3．护士长如何进行护理分工以及如何排班？

第三节　护理人力资源的培训

护理人员的管理不仅是人事部门的工作，也是护理部主任和各级护士长的职责，要根据工作需要制订人力资源计划，参与招聘、使用、培养、考评和晋升工作，同时对本部门护理人员进行科学、合理地安排。

一、护理人员的招聘

招聘护理人员是人力资源管理的工作之一，关系到护理工作的质量和组织目标的实现，招聘包括从外部招聘、接收毕业生、内部调整和晋升等方式，应按以下步骤进行。

（一）护理人力资源规划

护理人力资源规划（nursing human resources plan）是医院人力资源部门和护理职能部门根据护理业务范围评估和确认护理人力资源需求并做出策划的过程。主要包括：明确实现组织目标所需要的人员数量和类型；对现有的人力资源状况进行考察；预测人力资源的短缺程度（数量和类型）及超员领域；制订满足未来人力资源需要的行动方案，包括具体招聘、解聘和甄选护理人员的行动方案。

通常从调查研究开始对现有的人力资源状况进行考察。目前人力资源管理已广泛引入计算机系统，可获得相应资料。一般信息和数据也可以来源于护理人员填写的登记表、调查表和业务技术档案。

为制订选聘计划，还需分析未来所需的护理人员的职务以及履行职务所需职责等，即进行职务分析。职务分析将决定各项职务适合的人选，形成“岗位说明书”和“任职说明书”。

在全面评估现有人力资源能力和未来需求后，结合护理人力资源的供应预测，即可拟订出具体行动方案。

完整的护理人力资源计划应包括：岗位职务计划、人员补充计划、教育培训计划、人力分配计划等几个方面。计划可以分为短期、中期和长期计划。

（二）职务分析、岗位说明书和任职说明书

1．职务分析　又称工作分析，是人力资源管理的基础性工作。是指人力资源管理部门对某一工作岗位（职务）进行分析，确定该岗位（职务）的特征、规范、要求、工作流程以及人员素质的要求。例如对责任护士这一职务进行分析，它是全面了解、获取与工作有关的详细信息的过程，也是对某个特定职务的工作内容和职务规范的描述和研究过程，分析的结果可形成岗位说明书和任职说明书。职务分析需要由人力资源管理部门专家、组织的主管人员和普通员工共同努力合作完成。职务分析过程大致分为4个步骤：准备阶段、调查阶段、分析阶段、完成阶段。调查可采用几种方法：①文献法——查阅中外文献资料中关于“岗位说明书”和“任务说明书”的内容并进行修改、补充。②观察法——直接对某职务员工工作进行观察记录。③面谈法——以个人或小组形式与职工交谈。④调查问卷法——设计出有关工作任务方面的问题，由职工书面回答。⑤技术讨论会——由专家讨论，如对某项工作的护理管理者确定职务的具体特征。⑥护理人员记录法——由2名护理人员将其每日活动做出记录。

通过以上方法收集资料，然后进行分析、整理，作为“岗位说明书”和“任务说明书”的参考资料。

2．岗位说明书　也称工作描述，是对护理人员某岗位所对应的工作活动进行详细的描述说明。其一般包括：工作名称、工作活动和工作秩序、工作环境和工作条件等。

（1）工作名称：指医院为某护理岗位对应的工作活动所规定的称谓或代号，确定工作名称的

目的是便于对各种工作进行识别、登记、分类等。一般地，同一工作可设置多个岗位，一个岗位也可对应多项工作。例如病房护理工作白班可设置主班、治疗班、护理班等多个岗位。

（2）工作活动和工作秩序：是指医院对某一护理岗位的工作内容、工作流程、工作规范以及员工应承担的责任所作的规定。它是岗位说明书的主体，必须详细描述。

（3）工作环境：是指员工工作时所处的物理环境和社会环境，其中物理环境包括工作场所的温度、湿度、光线、噪声、空气质量、安全设施等。社会环境包括工作群体的其他员工及相互关系、各部门间的工作关系、社会习俗与文化背景等。

（4）工作条件：是指医院为某岗位所对应的员工所提供的工作生活条件，包括员工的工作时数、工资、奖金、福利、培训和晋升机会等。例如按护理行政职务序列确定的岗位说明书（护理部主任、科护士长、护士长等），按技术职务序列确定的岗位说明书（正、副主任护师，主管护师、护师、护士等）和按具体业务岗位确定的岗位说明书（主班、治疗班、护理班、小夜班、大夜班等）。

确定岗位说明书有利于各种不同工作之间相互比较、消除混乱。既是选配人员的依据，也是向求职者详细说明该职务要求的文件，也可作为不同人员分配工作和任职者今后行为的指南和设计个人职业生涯的依据，也是管理者考核、评价不同职务人员行为的标准。

3．任务说明书　又称职务要求，即对从事某项工作的护理人员在生理、心理、知识、技能等方面的要求，任务说明书主要包括以下几方面：

（1）一般要求：包括年龄、性别、学历、职称、工作经验等。

（2）生理要求：包括健康状况、体力、智力等生理条件。

（3）素质要求：包括观察、理解、记忆、表达、计算、决策等方面的能力。

（4）专业技术要求：包括专业基础知识、专业技能以及教学科研能力等。

护理人员职务要求能指明任职者有效地承担某职务所必须具备的基本条件或资格标准，也是管理者进行人员选聘、调整和晋升工作的重要依据之一。

（三）护理人员的招聘、甄选与解聘

1．招聘（recruitment）　即吸引、确定和安置有能力的申请者的活动过程。

（1）招聘人员的工作步骤：招聘应根据职务分析得到的信息和人力资源计划进行。①制订招聘计划：包括招聘人数、对象范围、条件、职务和待遇、招聘时间及地点。②接待应聘者：包括来信、来访、报名登记者。阐述个人需求和发展计划，并可作为初试。③动机分析：动机决定行为方式和今后发展中的努力程度。应聘动机可分为3类：为改善目前工作环境或人际关系，原有的工作不顺利或实际生活有困难（待遇、住房、分居等），追求个人价值。一般而言，第三类最适于创业，工作最为主动努力；第二类优于第一类。④考试筛选：见下面甄选手段。⑤面试与心理性格测试。⑥确定人选，办理各种手续。

（2）职务潜在候选人来源渠道：候选人来源渠道可有如下：内部搜索、广告招聘、职工推荐、学校分配、就业机构（人才交流中心）、公开选拔以及各部门之间临时性支援等。使用哪种招聘来源应根据护理人员市场供应情况、所需工作职务的类型及组织的规模来确定，所聘人员职位要求的技能越高或职位层次越高，越需扩展招聘范围。

（3）招聘的原则：招聘应本着“公开、公平、公正、择优”的原则。

2．甄选过程　甄选是采用一些方法对申请人员进行甄别，以确保最适合的候选人得到这一职位的过程。

（1）甄选基础：甄选是一种预测行为，即按组织的标准和要求，预见应聘者是否能成为合格有效的护理人员。甄选过程可产生正确的决策或错误的决策两种后果。因此，甄选过程应着眼于减少错误决策和增加正确决策的概率。提高人员甄选正确决策的概率，就要考虑甄选手段的效度和信度。效度要求甄选手段的使用必须与工作的绩效结合。例如，护理人员甄选中应考虑技术操作，其测试得分与后来的工作绩效表现呈正相关关系。信度是指一种测试手段是否能对同一事物作出持续一致的测量。例如，考核技术操作，其测试成绩应在相当一段时间内重复测试时保持相对稳定。

（2）甄选手段：常用的甄选手段有如下几种。①申请表——包括个人简历、技能、成就、各种考核等级。可作为工作绩效的具体效度的衡量标尺。②笔试——包括智商、能力（如业务水平、英语能力）等内容。要求在设计试卷时，内容与今后工作和绩效有相关性，做效度验证。如护理理论知识的测定与今后提供高质量护理相关。③绩效模拟测试——是测验人员的实际工作行为，例如书写一份护理病历或交接班报告、做一项护理技术等，检验是否具备相应能力。④面试——是既有效度又有信度的甄选手段，但要做好组织工作并按标准化方式进行，否则会产生偏见和障碍。面试小组一般由 3 ~ 6 人组成，包括人事部门、护理主管部门及用人护理单元的护士长等有关人员。主要针对应聘者的专业知识、沟通表达能力、判断能力、思维能力、应变能力等方面，考察应聘者对岗位的适合程度。⑤履历调查——核实、查询申请资料，以免叙述不够准确。⑥体格检查——护理工作是要求身体条件的职务，体格检查具有一定的效度，通过体格检查，以确认应聘者的健康条件，有利于今后减少员工医疗保险开支。⑦确定试用人选——主管部门负责通过筛选确定试用人员，一般试用 1 ~ 3 个月。⑧签订聘用合同——主管部门推荐，人事部门与试用合格的人员签订聘用合同。

（3）解聘：是指聘任双方解除聘约的行为。具体就是解除聘任的职务，不再聘用。当组织需要紧缩护理规模或对技能构成重组时，解聘必然成为人员管理的重要内容。采取减员解聘的方案有如下几种：①解聘（下岗）——永久性、非自愿地终止合同。②临时解聘——临时性、非自愿性地终止合同，时间可长可短。③自然减员——辞职、退休后空缺不填补。④调换岗位——横向或向下调换员工岗位。⑤提前退休——在正常退休期限前退离岗位，为年龄大、资历深的员工提供激励。

二、护理人员的培训与继续教育

护理人力资源培训是指由组织提供的有计划、有组织的教育与学习，旨在改进工作人员的知识、技能、工作态度和行为，从而使其发挥更大的潜力以提高工作质量，最终实现良好组织绩效的活动。它是人力资源开发的基础性工作，是提高护理队伍素质、开发智力、培养人才的重要途径，是护理管理的迫切而重要的任务。

护理人员的培训包括毕业后规范化培训和各种形式的继续教育。护士规范化培训是指在完成护理专业院校基础教育后，为培养合格的护理专业人才，护士在职接受规范的护理专业化培训。继续教育是继毕业后规范化专业培训之后，以学习新理论、新知识、新技术、新方法为主的一种终身性护理学教育。

由于医学科学的迅速发展，促使现代护理的理论体系、工作范围、内容均在不断地扩大，新理论、新知识、新技术日益增多。护理人员必须适应社会发展需要，不断更新知识。终身教育的观念为解决护理人员适应学科体系的日益庞杂性、学科教育的有限性，提供了新的途径。

（一）护理人员的成长特点

护理学是实践性、探索性、学术性很强的科学，护理人才的成长和发展，与其他医学人才的成长相同，都具有以下特点：

1．实践性　实践是护理人员成长的重要基础。刚从医学院校毕业的护理人员所接受的学校教育，主要是医学护理理论基础知识和短期的临床实践，还需在进一步的护理工作实践中积累经验、掌握技能、提高能力，从生理、心理、社会等方面满足不同患者的需要。临床实践可使护理人员熟练掌握专业技能，培养严谨的工作作风和良好的职业道德，这也是护理人才成长的重要途径。

2. 晚熟性　护理人才的培养，不仅要使其掌握基础医学、临床医学、现代护理的理论，更重要的是要经过长期的实践，取得比较丰富的临床经验，将经验升华，逐步发展成熟。因此，护理人员的培养不能急于求成。但要对刚毕业的护理人员进行考核培养，及早选拔培养，使之早日成才。

3. 群体性　护理质量的提高，学科的发展，应靠群体的形成和群体的努力。为此，应根据实际情况，制订并实施人员整体教育和训练规划，加速培养，使群体符合现代护理工作的要求。此外，护理人员的成长，既要靠个人努力，又要靠领导者和群体的支持与帮助，应根据工作需要和个人条件，重点、择优培养一批人才，包括临床专科、护理教育、护理管理和科研等多方面的人才。

4. 终身性　医学的迅速发展，使得知识更新周期缩短，要求护理人员不断更新知识。现代教育观念更强调教育是一种终身学习的过程，无论正规的或非正规的教育，都必须为护士提供多次学习机会。国际医学教育界把医学院校教育—毕业后医学教育—继续医学教育称为医学教育联合统一体。护理人员必须终身学习，才能跟上护理学科的发展。

（二）护理人员培训和继续教育的基本原则

1. 理论与实践相结合　理论是实践的先导，对于大多数护理人员，学习理论的目的是要解决临床护理问题，因此，要紧密围绕为患者服务和为临床工作服务设定培训内容，理论与实践相结合。学习方法也要贯彻理论结合实践，学以致用，在实践中检验培训结果。

2. 基本功训练与专科技术训练相结合　基本功训练是提高护理质量的先决条件，是培养实事求是科学态度的有效措施，也是护理技术建设的基本要求。基本功培训应包括政治思想、职业素质、医德医风、临床操作技能等。专科技术训练要求不断学习新的理论和技术，加深护理理论的理解，加强专科技术培训，培养具有专科理论知识和临床经验的技术骨干。

3. 一般培养与重点择优培养相结合　对不同年资、学历、职称的护理人员确定不同的培养目标，在普遍规范化培训和继续教育的基础上，选拔和重点培养具有专科特长的技术骨干。

4. 当前需要与长远需要相结合　护理人员的培训计划和目标，不仅要满足当前护理工作的需要，还要根据护理专业的发展趋势，结合本部门的长远规划，制订培养计划，把当前需要和长远需要结合起来，全面安排。

5. 灵活与激励相结合　护理人员培训属于成人教育，每个人的经历、能力、精力、知识背景、经验、兴趣、理想与追求均有不同，培养要有一定的灵活性、针对性，才能收到良好效果。对于成年人，特别是护理人员，工作和家庭负担较重，激励能克服各种干扰，坚持学习。

（三）护理人员培训的基本程序

教育与培训需要有计划、有组织地进行，医院护理部应有领导成员负责或成立专门机构管理培训工作。根据卫计委对临床护士规范化培训和护理学继续教育要求，对不同学历层次护理人员培训目标、内容、形式与方法、考核、培训基地建设与组织管理等均应根据实际情况，制订培训计划。

1. 确定目的与方针　即确定教育活动的具体目的、方向、训练范围与方针政策。

2. 计划　包括教育和训练短期达到的效果、内容、可行方案等。

3. 组织　护理部和各科室有明确的部门或人员负责此项工作，组织教学机构，明确人员职责。选择合适的专业人员负责教学。

4. 领导　护理领导者应负责指导教学过程，落实教师、学员、教材、教师等各项工作。

5. 控制　控制人力、物力与经费开支，考核教学效果，了解教学计划执行情况，以确保教学质量。

（四）护理人员培训内容

1. 新护士的岗前培训　是对护理新进人员上岗前的基本培训，可使新护士尽快熟悉新的工作环境、内容和要求，以适应护士角色，早日独立、安全地进行工作。

（1）岗前培训的内容

1）公共部分：由护理部制订培训计划并组织实施，一般为1～2周。包括医院简介、医院环境、医院组织体系、有关规章制度、职业道德、护士仪表与行为要求、有关法律法规及护理纠纷的防范、基本护理技术、急救技术（如心肺复苏）、院内感染预防、护理文书书写等，有些医院还组织新护士的授帽仪式。

2）专科部分：由各临床科室分别制订计划并逐项落实，普通科室为3～4周，ICU、CCU、急诊科一般为6～8周。包括熟悉本科室环境、人员结构、各类人员职责、各班工作要求、质量控制标准等，以及本科室常见病和常见急症的主要临床表现、治疗（救治）原则及护理措施、主要专科检查和特殊诊疗技术的临床应用及主要护理措施（如各种造影检查、心电监护、呼吸机的应用）等。

（2）岗前培训的方式、方法

1）培训方式：主要包括集中式、分散式、集中与分散相结合3种。集中式是护理部统一安排所有新护士参加护理部组织的培训；分散式则由各临床科护士长组织相应的临床师资，对进入本科室内的新护士进行针对性的专科培训。

2）培训方法

a．讲授：可用于职业道德、规章制度、专科护理技术、护士礼仪服务等。

b．视听：通过运用光盘、录像带、幻灯片等教具介绍医院的发展情况、医院环境、组织规模等，进行护士职业道德、行为规范、基础护理操作技术等教育。

c．练习：在带教老师的指导下，通过练习学会护理文书的书写、急救技术、院内感染的预防等。

d．实地参观：参观医院和科室的环境。

e．临床带教：由护士长指定临床师资进行带教，主要内容是基础护理、病情观察、专科护理等，同时培养新护士的沟通能力、人际交往能力、发现和解决问题的能力。

（3）岗前培训的考核

1）公共部分：由护理部统一组织安排，分为理论和技能两部分，理论部分包括有关规章制度、职业道德、护士仪表与行为要求、有关法律法规及护理纠纷的防范、护理文书书写等内容；技能部分为主要基础护理操作技术、护士仪表、举止及语言的考核。

2）专科部分：由各专科护士长组织有关临床师资负责，以理论考试为主，包括护士的职责、各班工作职责、本科室常见急症的临床表现、治疗（救治）原则及护理措施、专科主要检查和特殊诊疗技术的临床应用及护理（如各种造影检查、心电监护、呼吸机的应用）等。

2．临床护士的规范化培训　新护士经过岗前培训后，还须进行严格的规范化培训。在护理基本理论、基本知识、基本技能和外语水平、医德医风等方面得到全面的提高和发展，达到《卫生技术人员职务试行条例》中规定的护士水平。

（1）培训内容：包括政治思想、职业素质、医德医风、临床操作技能、专业理论知识、外语。培训方式以临床实践为主，理论知识和外语以讲座和自学为主，培训时间依据大学本科、专科、中专3个不同学历层次分别为一年、三年和五年。

（2）培训方法：根据不同学历层次（大学本科、大学专科、中专）分阶段进行。

1）大学本科毕业生（毕业后1年）

a．专业知识：巩固大学期间学习的理论知识，学习有关专业的理论知识，阅读本学科进展状况资料，完成一篇综述或论文。

b．专业技能：掌握本专业的各项操作技能，掌握常见病、多发病、一般急症及危症患者的抢救配合及监护，独立运用护理程序对患者实施整体护理，正确书写护理病历，完成临床教学工作。

2）大学专科毕业生（分两个阶段）

第一阶段（毕业后 1 年）

a．专业知识：巩固学校学习的理论知识，学习大学本科护理专业知识。

b．专业技能：熟练掌握基础护理操作技能，掌握常见患者的护理措施。

第二阶段（毕业后 2 ～ 3 年）

a．专业知识：深入学习有关的理论知识，了解本科进展状况，完成一篇综述或论文。

b．专业技能：掌握本专业各项操作技能，掌握对危急患者的抢救配合及护理，能运用护理程序对患者实施整体护理，正确书写护理病历，完成临床教学工作。

c．外语水平：借助辞典每小时能笔译 2000 个印刷符号以上。

3）中专毕业生（分三个阶段）

第一阶段（毕业后 1 年）

a．专业知识：巩固学校学习的专业理论知识，复习卫计委国家考试中心规定的护士执业考试内容，掌握护理程序的理论知识。

b．专业技能：掌握各项基础护理技术操作，初步掌握本科常见的护理操作及常见患者的护理。

c．外语水平：熟记常用医用英语词汇。

第二阶段（毕业生 2 ～ 3 年）

a．专业知识：完成本省、市卫生人员晋升教材中医学基础知识部分的复习内容，学习护理心理学、护理伦理学理论知识并运用于临床实践，了解本专科的进展状况。

b．专业技能：熟练掌握各项基础护理技术操作，掌握本专科护理技术操作及各项护理常规、基本掌握本专科急重症患者的抢救配合及病情观察。

c．外语水平：借助词典能阅读医用科普短文。

第三阶段（毕业后 4 ～ 5 年）

a．专业知识：完成本省、市卫生人员晋升指定教材中全部专业理论知识内容，掌握本专科重症监护患者护理知识，阅读大学专科或本科护理教材内容。

b．专业技能：熟练掌握本专科各项护理技术操作，掌握重症监护病房常规仪器的使用和保养，能运用护理程序对患者实施整体护理，并能书写护理病历，完成对中专护生实习的带教工作。

（3）考核：由护理部主任主持，科护士长和病区护士长负责，考核合格者可获得合格证书。

1）考核项目：政治思想、医德医风、实践时间、理论知识及专业能力。

2）考核类型：阶段考核和综合考核。

（五）护士的继续护理学教育

继续护理学教育是继护士的规范化培训之后，以学习新理论、新知识、新技术和新方法为主的一种终身性护理学教育。目的是使护理技术人员在整个专业生涯中，保持高尚的医德医风，不断提高专业工作能力和业务水平，跟上护理学科的发展。主要内容包括学术会议、专题讲座、调研考察报告、护理疑难病例讨论会、技术操作示教、专题培训等，一般以短期和业余学习为主，并授予相应学分。

1．学分授予　继续护理学教育实行学分制，分为Ⅰ类学分和Ⅱ类学分。

（1）Ⅰ类学分项目：①卫计委审批认可的国家教育项目；②省、市审批认可的继续教育项目；③卫计委继续教育委员会专项备案的继续教育项目。

（2）Ⅱ类学分项目：①自学项目；②其他形式的继续教育项目。

2．学分制管理　继续护理学教育实行学分制，可按照《继续医学教育学分授予试行办法》执行。

护理技术人员每年参加经认可的继续护理学教育活动的最低学分为 25 学分，其中Ⅰ类学分须达到 3 ～ 10 学分，Ⅱ类学分达到 15 ～ 22 学分。省、自治区、直辖市级医院的主管护师及其以上人员5年内必须获得国家级继续护理学教育项目授予5～10学分。护理技术人员在任期内每年须修满25学分以上（包括25学分），才能再次注册，聘任及晋升高一级的专业技术职务。

三、护理人员培养的发展趋势

护理人才是指具有系统现代化护理学知识、较强的专业才能和业务优势，并对护理事业做出贡献的护理人员。“人才”是社会公认的宝贵财富，护理队伍中各种人才的有机构成所产生的综合效应，是提高护理管理和护理质量的关键，所以必须重视护理人才的培养。

（一）护理人才的类型

主要包括护理管理人才、护理教育人才、临床护理专家3种不同类型，分为普通、优秀、杰出3个不同层次。

1．护理管理人才　主要包括医院的护理副院长、护理部主任、护士长；医学院校的护理院长、护理系主任、教研室主任等，具有正式的职位及相应的权力，承担组织管理和领导工作，是进行护理管理的主要力量。

2．护理教育人才　主要包括医学院校的护理教授、副教授、讲师，医院主管护理教育的副主任护师、主管护师，主要承担研究生导师、课堂教学与研究，指导临床实习等工作，是进行护理教学与研究、开展学术活动的主要力量。

3．临床护理专家　也称专科护士，是指在某专科和专病方面具有较高水平的护理人才，是临床护理工作的实施者和指导者，是进行护理会诊，开展学术活动和护理研究的主要力量。

（二）护理人才的培养方法

1．基础训练　扎实的专业基础和相关的人文科学知识是护理人才必须具备的基础条件，培养护理人才必须努力抓好基本理论、基本知识和基本技能的训练，以利于今后的不断提高和发展。

2．定向培养　应根据培养对象的优点、长处和特点确定培养方向，如管理人才、教育人才或临床护理专家，通过人才培训班、学术活动、进修深造等方式扬长避短，重点培养。

3．知识更新　知识更新是培养人才的基本方法。无论管理人才、教育人才还是临床护理专家，其专业工作能力和业务水平的高低，都取决于知识更新的程度。

4．在实践中不断提高　人才的成功离不开实践，在实践中学习、磨炼、提高是培养人才的根本途径。护理人才只有坚持在临床、教学、管理第一线，才能不断充实知识，积累经验，提高能力，勇于创新。

案例5-3

孙佳莉是某三级甲等医院脑科病房护士长，一次在护士长会上对护理部主任抱怨说：“我们脑科对于留住有经验的高年资护理人员感到困难。近年来我们先后招聘了工作能力强的高年资护理人员9人充实到科室护理队伍，半年内先后有5个人辞职离开医院。她们离开的主要原因是忙于护理工作，没有培训进修学习，没时间开展科研，感觉无发展前途。现在病房护理人员多数为缺乏经验的护士。这种情况使我很担心护理工作质量。”

问题与思考：

1．孙护士长应该如何改变现状？

2．如需招聘护士，该如何进行？

3．护理人员的培养发展趋势如何？

四、护理人员绩效考核

绩效考核又称绩效评估、人事评估、员工考核等。护理人员绩效考核是护理管理者或相关人员对护理人员工作所做出的系统评价。护理管理中有了绩效考核，可促使护理人员学习工作达到护理目标。

（一）绩效考核的目的

绩效考核是护理人力资源管理中的重要组成部分，其主要目的是：

1．为管理部门对护理人员调动、选拔、聘任使用、晋升职称、奖惩等提供依据。

2．绩效评价的反馈可激励优秀者，帮助绩效不良者分析原因，提出改进建议，提高护理人员素质和工作水平。

3．对选拔人才及新进人员考核，为之安排合适的工作岗位。

4．促进管理者与护理人员沟通，以实现工作目标。

5．考核标准本身为护理人员提供指南。

6．反映护理人员之间的差距，避免好坏不分以及平均主义。

7．为继续护理学教育提供参考内容与方向。

8．提供储备人才的人事资料，以及对护理人员发展趋势做出预测。

（二）绩效考核的原则

1．定期考核与随机考核相结合　绩效考核应建立定期考核制度，如任期考核，就是在某一专业技术职务任期满后进行的考核。定期任职考核是动态考核，可打破“终身制”和“大锅饭”，激励人才不断进取。也可根据实际情况进行随机抽查考核。

2．综合考核与单项考核相结合　对人才德、能、勤、绩 4 个方面的考核，多为定期或较长时间才进行的一种综合考核，可结合年度工作安排或临时完成某项工作任务，可进行基础理论、专科技能等考核，以促进护理人才的专业培养。

3．领导考核与群众评议相结合　绩效考核必须走群众路线，听取各方面的意见，让群众及有关专家根据考核标准评议，然后由科室、医院领导综合评价，避免主观性和片面性。

4．学历与能力相结合　有的学历高但实践经验少，解决问题的实际能力差；有的学历低，而实际工作能力强。因此，既要看学历，又要看经验，两者结合才能客观地、实事求是地选拔和使用干部。

5．定量考核与定性考核相结合　用数据说话，有了数的概念，就可以客观地反映工作中的实际情况，有序列性、区分性和可比性。

（三）绩效考核的内容

绩效，即个体能力在一定环境中表现出来的程度与效果。护理人员绩效是护理人员在护理活动中所做的成绩和贡献，是其知识、才能、品德的综合反映。因此，对护理人员全面、综合性的考核原则应包括德、能、勤、绩 4 个方面。

1．德　即政治素质、思想品德、工作作风以及职业道德等。

2．能　即具备本职工作要求的知识技能和处理实际工作的能力。

3．勤　即工作态度、勤奋精神以及事业心。

4．绩　即工作质量、数量和成绩。绩能综合体现德、能、勤 3 方面，应以考绩为主。

（四）绩效考核常用方法

采用的方法应根据考核对象、考核目的合理选用。

1．绩效评价表　绩效评价表是一种广泛使用的评定量表。这种方法是把一系列的评价要素罗列出来，每一项指标给出不同的等级，对照被评定人的具体工作进行判断和记录。护理人员所选择的指标一般有两类：一是与工作相关的指标，如工作质量和工作数量；二是与个人特征相关的指标，如积极性、主动性、适应能力、合作精神等。

2．排序法　是评价者把同一部门或是小组中所有人员按照绩效顺序排列起来进行比较的评价方法。如病房中绩效成绩最好的护士排在最前面，最差的排在最后面。其特点是简单、省时、省力、便于操作。主要局限是当护士业绩水平相近时难以进行排序。

3．描述法　是评价者用陈述性的文字对护理人员的工作能力、工作态度、业绩状况、优势和不足、培训需求等方面做出评价的方法。这种方法侧重于描述组织成员在工作中的突出行为，而不是日常业绩。使用这种方法与评价者写作技巧和能力关系较大。描述法没有统一的标准，在进行护理人员之间的评价方面有一定的难度，使用时应重视评价目的和用途合理结合使用其他方法。

4．比例分配法　是将工作单元和小组的所有人员分配到一种近似于正态分布的有限数量的类型中去的一种评价方法。如将一个病房中最好的 5% 的护士放在优秀等级组中，其次 20% 的护士放在良好的等级组中，再次之的 50% 放在中间的平均水平等级组中，再次的 20% 放在低于平均水平等级的组中，剩下的 5% 在最低的等级组中。

5．关键事件法　是将评价人员在工作中的有效行为和无效或错误行为记录下来作为评价依据的方法。当护士的某种行为对部门或是组织的工作和效益产生积极或是消极的重大影响时，护理管理人员应当及时把它记录下来，这样的事件称为关键事件。使用这种方法进行绩效考核应贯穿整个考核阶段，而不仅仅是集中在特定的几周或是几个星期或是几个月里，以达到全面评价的目的。

6．全方位绩效考核法　又称 360 度绩效反馈评价法，是由被考核者的上级、同事、下级以及被考核者本人从多角度对被考核者工作业绩进行的全方位衡量并反馈的方法。全方位绩效考核法方法与传统的自上而下评价方法本质上的区别是信息来源多样性，由此保证了考核的准确性、客观性。

此外，绩效考核方法还有非正式考核，包括观察护理人员的言语、询问、收集患者及家属的反应等。随着信息化管理的进程，更多关于护理绩效考评的信息系统正在研究开发当中。

五、护理人员薪酬管理

薪酬是指医院根据护理人员提供的劳动、技术与服务以及取得的绩效所给予的相应回报，是组织对员工实行激励与约束的手段，也是衡量组织公平性与保障。

（一）薪酬的分类

1．直接经济薪酬（direct financial compensation）　指组织以工资、薪水、佣金、奖金和红利等形式支付给员工的全部薪酬。

2．间接经济薪酬（indirect financial compensation）　又称福利，包括直接薪酬以外的各种形式的经济补偿，如组织为员工提供的各种福利、保险、休假等内容。

3．固定薪酬　一般包括基本工资、津贴和福利等。

4．浮动薪酬　主要包括奖金、佣金等短期激励手段和员工长期服务年金、职工股票等。

（二）薪酬管理的原则

1．公平原则　薪酬管理首先要遵循公平原则，这是所有原则中的核心部分，只有公平才能取得护理人员的信任、赞同和拥护，发挥薪酬的激励作用。

2．竞争原则　医院要想获得具有竞争力的护理人才，就必须制定一套对人才具有吸引力并在行业里具有竞争力的薪酬制度。

3．激励原则　是指薪酬分配要在组织内部各类工作岗位、各级职务的薪酬水准上适当拉开差距，真正体现员工的薪酬水平，与其对组织的贡献大小密切相关，使组织的薪酬系统充分发挥激励作用。

4．合法原则　是指医院在制定护士薪酬制度、设计薪酬方案时要按照国家相关的法律法规进行，如劳动法、工资法、劳动者权益法等。

（三）护理人员薪酬设计

21 世纪的护理人员薪酬管理应该具有诱导护理人员服从管理、激励护理人员期望行为并多作贡献的多样化功能。薪酬设计在于体现“对内具有公平性，对外具有竞争性”的特点。薪酬管理受到多因素的影响：如国家法律法规与政策、地区的经济发展水平、劳动市场的供需情况、医院的所有制与经济效益、护理人员个人条件等。科学设计薪酬体系和制度一般经历下列步骤：工作岗位分析、工作岗位评价、薪酬调查、薪酬定位、薪酬结构设计、薪酬体系实施与控制等（图 5-1）。

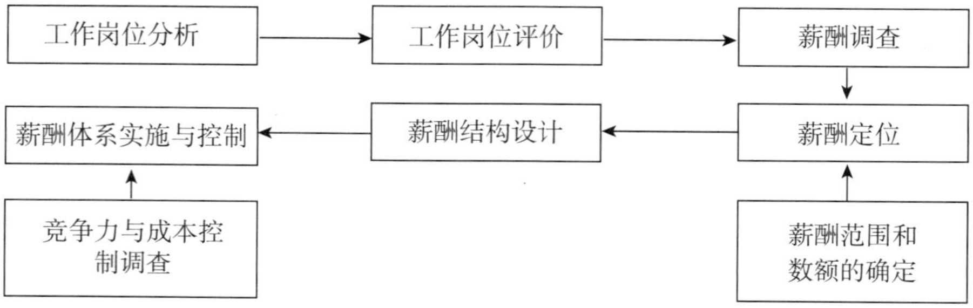

图 5-1　护理人员薪酬设计图

第四节　护理人力资源管理的发展趋势

一、护理人力资源管理的影响因素

护理人力资源是卫生人力资源的重要组成部分。卫生事业和卫生人力资源的发展，与社会各个方面有着千丝万缕的联系，受社会经济、政治、社会发展、技术进步等环境的影响和制约。

（一）宏观环境

目前我国的国民经济和社会发展已经或正在发生着深刻的变化。从计划经济向市场经济转化的战略调整，使经济制度、经济结构、物质资源供应、国民消费水平等情况都大大发展。我国加入 WTO 后融入国际经济环境，要求与国际接轨的步伐加大。社会的进步使人口流动和城市化速度加快，同时带来了许多社会问题，例如性病、艾滋病、伤残增加等；随着人们物质条件、生活方式改变，卫生服务需求提高，并且需求趋向多样化；生活水平提高带来了营养过剩、食品卫生等问题，也使疾病谱发生了变化；技术进步和高科技发展并应用于医学，使生命科学飞速进步，出现了基因工程、器官移植、电子工程技术等新领域；社会人口老龄化趋势和老年脆弱人群的身心特点，使卫生消费发生改变；知识经济时代的出现使包括卫生人才在内的高科技人才竞争激烈；人类在 21 世纪还将有更大的变革和发展等等。社会进步和经济发展等诸多因素，给人类健康带来了严峻挑战，给医药卫生和护理事业提出了许多新课题。作为维护、促进公众健康的重要力量，护理人员要承担更多的责任，护理人力资源管理正面对新的挑战。

（二）微观环境

医院护理人力资源管理与医院面临的微观环境相同，也有许多直接影响因素。外部因素包括人力资源供应者、竞争者、服务对象、卫生行政部门及社会上影响医院经营活动的组织；内部因素包括医院文化和经营条件两部分。

1．人力资源供应者及其相关部门　护理人力资源的主要来源是医学院校毕业生和人才市场。

①目前我国护理教育已发展到中专、大专、本科、研究生等多层次并存的护理教育模式，而高等护理教育规模发展迅速，办学多渠道、多样化，教学内容上不仅贯彻整体护理模式，而且增加社会、人文学科知识，百多所大学可以提供大专和学士学位护理毕业生。②随着全国人事制度整体改革，护理人力资源流动趋势加大，出现了用人单位与求职者根据需要双向选择的环境。③根据全国对劳动力市场技能型人才紧缺状况的调查和预测，护理专业是最为紧缺的专业之一。根据原卫生部《医药卫生中长期人才发展规划（2011-2020 年）》数据，到 2020 年我国卫生人员总数要达到 1255 万，每千人口将拥有职业（助理）医师 2.10 人，注册护士 3.14 人，注册护士达到 445 万人，而 2013 年《中国卫生和计划生育统计年鉴》显示到 2012 年底，我国注册护士人数为 249.66 万人，因此仍然需要培养大批护理人才。

由此可见，护理人力资源供应的微观环境越来越拓宽来源渠道，并影响着整体队伍数量与结构的调整。同时也提出了如何调整队伍结构、合理使用和留住高等护理教育人才，以及竞争加剧等难题。

2．服务对象　医院服务对象主要是患者，社区护理服务对象包括患者，主要是健康人群。现在人民群众的素质和对诊疗护理服务的质量要求也在不断提高，例如法制观念增强，对医疗安全的需要提高等。医院的服务需求是多方面的，而且会经常产生变动，有许多潜在的不确定因素。要在医疗市场竞争环境中成长并不断扩大固定的患者群，就需要尽力满足患者的需求，确保及时提供满意优质的服务。这是当今医院管理面临的头等大事，也是对人力资源素质的严峻挑战。根据我国全面建设小康的奋斗目标，预测到 2020 年，全国每 1000 人口平均病床数，将由 2002 年的 2.4 张增加到 16 张（相当于日本 1999 年人均床位数），护理人力还需要大力培养。

3．竞争对手　医院之间的竞争最常见的是人才的竞争和市场的竞争。患者是医疗市场竞争的对象，如何吸引患者、拥有稳定的就医群体，不仅需要医院改进服务、提高技术，也需要对主要的和潜在的竞争对手进行研究，做到知己知彼，并且要比竞争对手做得更好，才能取胜。

4．政府主管部门及其政策法规　卫计委及各级地方政府相应机构制定的政策法规，对医院决策的选择起着限制性的作用，医院的经营管理必须在政策法规允许范围内进行。

5．医院内部文化　护理人力资源管理受医院内部微观环境的影响更为直接和具体。例如医院经过长期发展形成的价值观、行为规范、道德准则和医院内部人事制度改革等；医院内部对护理专业的定位，护理人员应承担的责任、自由和独立的程度，鼓励员工开拓创新和承担风险的程度，允许护理人员发表不同意见和公开批评的程度等，都潜移默化地影响着护理人力资源管理的决策和实施。

6．医院经营条件　影响护理人力资源管理的内部环境还包括人员素质、经济实力、医疗设备设施、科研力量及成果，以及引进新技术的能力等各个方面。

医院高素质的人才相对集中，技术水平更趋专业化和系统化，人员素质的培养以及高素质专业人才的引进占有重要地位。随着改革的深化和医疗市场竞争日益激烈，对医院内部人才和高级卫生人才的需求更为迫切。例如，医院现在普遍极为需要高水平的专科或专业护士，作为学科带头人和护理科研力量。

二、护理人力资源管理的发展趋势

（一）必须主动适应宏观经济体制的改革

医院是以医疗活动的方式向社会提供有偿的服务，同时又是社会其他行业商品和劳务的购买者和消费者，在以需求为导向的社会主义市场经济条件下，医院必须逐步成为医疗服务市场的经营主体。为此，医院要成为法律和经济上独立自主的实体，依法自主经营，自负盈亏，同时接受政府和卫生行政部门的宏观管理。同时，内部建立科学的组织管理体制和现代管理制度，包括机构设置、用工制度、工资制度和财会制度等。

医院的人力资源管理也将逐步从传统的人事管理向人力资源管理转变，在人才的选拔、培养、使用、激励上完全根据医院的实际情况自主地进行，护理人力资源管理与开发必须与之相适应。

（二）必须主动适应医药卫生体制的变革

现阶段，我国正在全国范围内积极稳妥地进行城镇职工基本医疗保险制度、医药卫生体制和药品生产流通体制三项改革以及其他配套改革。护理工作的发展也应当与卫生改革与发展的整体目标和步伐相融合。

卫生改革带来了医院内部经营机制、运行机制的巨大变革，加大了医院人力资源管理的难度，存在一些突出问题：①医院竞争日趋加剧，突出表现为人才的竞争，如何培养、合理使用、吸引和留住人才成为人力资源管理的关键问题之一。②医务工作者传统的角色定位受到冲击。救死扶伤、以人道主义对待患者是医务人员的神圣职责，而随着市场经济化速度加快和追求经济利益的影响，传统的角色定位面临着严峻的挑战。医护人员如何处理好这种角色对立和冲突，成为人力资源管理的一个问题。③医院的高度职业化使其形成了双重权威体系。专业的权威主要是运用先进的诊疗技术治病救人；而行政的权威则在管理上保证医院的正常运转。医院既要追求社会效益又要讲究经济效益，可能造成医院的双重权威体系出现冲突，如何解决此类冲突对医院管理造成的影响是人力资源管理面临的新问题。

随着城镇医药卫生体制改革的深入，社区护理将得到大力发展。社区卫生服务担负着预防、医疗、保健、康复、健康教育、计划生育技术指导6项任务。护理人员在社区将真正为人民群众全方位、各种形式的护理，担任多种多样的角色。为此，需要培养和建立一支业务强、素质高的社区护士队伍，以满足人民群众的需求。

（三）必须主动适应现代医学模式的变革和护理专业发展的要求

现代医学模式的整体护理观，要求对服务对象所给予的护理包括生理、心理、社会、文化、精神等各个方面。以整体人为中心，以护理程序为基础，以现代护理观为指南，实施身心整体护理。服务对象不仅包括医院内的患者，还包括社会上健康的个体、家庭及群体。

现代医学模式对医护工作者和管理者的素质要求也越来越严格，使医院人力资源的开发与管理提高到一个新高度。护理人力资源配置必须适应现代护理模式的需要，从以疾病为主导转变为以健康为主导，从治疗为主导转变为以预防保健为主导，从而合理配置人力资源，培养护士全面发展，对护理人员分工、使用、分布和角色进行调整，以实现医学发展的目的。

（四）必须主动适应知识经济的需要

知识经济需要高素质的人力资源，人力资源的数量和质量以及如何对其进行开发和使用将是决定竞争优势的关键。知识经济的发展要求医院必须正确实施人力资源的开发战略：①从观念上，树立以人力资源开发为核心。把人力资源开发提高到管理战略的高度，转变传统的人事管理，把每一名医务人员视为一种资源，视为重要的财富，以人为中心，强调人和事的统一，特别注重开发医务人员的潜在才能。②从管理上，把人力资源开发的科学性和艺术性完美地结合起来。③从医院人力资源开发的层次上，把高级卫生人力层开发作为人力资源开发的重点，例如对学士学位、硕士学位护士的使用和开发，以及专业或专科护士的培养，均要统筹长远考虑。④要尽快建立一套健全引才、用才、育才、激才、留才以及促进人才合理流动的机制，创建一个宽松的人才环境，最大限度地开发和利用好人才资源。

（五）必须主动适应入世后所面临的新形势要求

入世后，发达国家的医疗机构将参加中国医疗市场的竞争，中外合资、合作医疗机构基本上实行本土化人才战略，从本地招聘医务人员，这将使人才，特别是高层次医学人才竞争进一步加剧，因此，人才的综合素质亟待提高，紧缺人才的培养显得更加紧迫，如何留住人才变得越来越重要。

与此同时，我国的产业结构及产品结构的调整必然要引起人力资源结构的调整，这种调整将有利于促进卫生人力资源的发展和优化。竞争环境将使各类人才的活动空间大大拓展，提高我国人才队伍的综合素质和国际竞争能力。护理人力资源管理需要抓住机遇发展自己，加强队伍建设，同时也需要认清形势，与国际接轨，扩大交流并与环境相适应。

案例 5-4

某病区有床位 32 张，护士 11 人。护理工作任务重，护士身心疲惫。但护士小张对待患者真诚，工作态度积极，受到了患者和同事的一致肯定。护士长认为小张工作好，人际关系佳，并有一定的组织协调能力，在征求意见后让她暂时承担护理专业组长。一段时间后，小张的工作表现十分出色，她对自己的新角色也感到很满意。护士长决定让小张担任护理专业组长。但其他一些护士提出小张是中专学历、毕业刚一年、经验不足等一些异议。

问题与思考：

1．护士长该如何抉择？

2．护理人力资源管理受到哪些因素影响？

3．护理人力资源管理发展趋势如何？

第五节　护理人员职业生涯发展规划

一、职业生涯的相关概念及意义

在人的一生中，存在着不同的生命周期，例如生物的、家庭的和职业的生涯周期等。最重要的、有决定作用的是职业生涯周期，它是生存和发展的前提条件。职业生涯周期从任职前的职业教育培训，到寻求职业、就业从业、职业转换、逐步晋升，直至完全脱离职业工作，占据了人生大部分时间。因此，对个人及家庭都有着十分重要的意义。

（一）职业生涯的相关概念

1．职业（career）　是一个人在生涯历程中从事工作的行为过程，是人们所选择从事的不同类别的、有收入的社会劳动。根据职业产生发展的历史及其对人类社会发展的影响，职业具有以下特点：①类别性——职业是社会分工的产物，这种社会分工是有类别的，包括门类的差别和层次的差别。②专业性——职业是人们从事的专门业务，一个人要从事一种职业就必须具备该职业所需的知识、能力和特定的职业道德。③技术性——各种职业都有一定的技术含量和技术规范要求。④经济性——职业是有报酬或经济收入的劳动。

2．职业生涯（career）　是指一个人一生所连续地担负的工作职业和工作职务的发展道路。美国学者罗斯威尔（William J. Rothwell）和思莱德（Henry J.Sredl）将职业生涯界定为：人的一生中与工作相关的活动、行为、态度、价值观、愿望的有机整体。职业生涯是一个完整的职业发展过程。

3．职业生涯规划（career planning）　简称生涯规划，又叫职业生涯设计，是指员工和组织对员工个人的职业生涯进行设计、规划、执行、评价、反馈和修正的一系列过程。其目的在于把员工与组织的需要统一起来，最大限度地调动员工的积极性，提高员工的归属感。职业生涯规划的内容有个人职业开发和组织职业开发。个人职业开发即员工职业计划，是确立员工职业目标并采取行动实现职业目标的过程；组织职业开发即职业管理，是组织提供帮助员工成长、发展的计划，这是与企业需求、发展相结合的行为过程。

4．职业生涯管理（career management） 是指组织和员工个人对职业生涯进行设计、规划、执行、评估、反馈和修正的一个综合性的过程，是组织提供的用于帮助组织内正从事某类职业员工的行为过程。通过员工和组织的共同努力与合作，每个员工的生涯目标和组织发展目标相一致，员工的发展与组织的发展相吻合。因此，职业生涯管理包括两个方面：①员工的职业生涯自我管理，员工是自己的主人，自我管理是职业生涯成功的关键；②组织开展职业规划并协助员工规划其生涯，为员工提供必要的教育、训练、轮岗等发展的机会，以促进组织和员工生涯目标的实现。职业生涯管理是一种动态管理，它贯穿于员工生涯发展的全过程和组织发展的全过程。

（二）职业生涯管理意义

1．对员工的意义 ①可以增强员工对职业环境的把握能力和对职业困境的控制能力，使员工了解自身的长短处，合理计划、安排时间和精力开展学习和培训，以提高职业技能。②可以帮助员工调试好职业生活与家庭生活的关系，更好地实现人生目标。使员工从更高的角度看待职业生活中的各种问题和选择，使职业生活更充实和富有成效。同时，帮助员工综合地考虑职业生活同个人追求、家庭目标等其他生活目标的平衡。③可以使员工实现自我价值的不断提升和超越。员工寻求职业的最初目的可能仅仅是生活需要，进而追求财富、地位、名望。通过职业生涯管理过程对职业目标的多次提炼，可以逐步使员工工作目标超越财富和地位，追求更高层次自我价值实现的成就感和满足感。因此，职业生涯开发和管理可以发掘出促使人们努力工作的最本质的动力，升华成功的意义。

2．对组织的意义 ①可以帮助组织了解员工的现状、需求、能力及目标，调和它们同组织现实的和未来的职业机会与挑战间的矛盾。②可以更加合理与有效地利用人力资源。切实针对员工深层次职业需要的生涯开发与管理，具有更有效的激励作用，同时能进一步开发人力资源的职业价值。③可以为员工提供平等的就业机会，对促进组织持续发展具有重要意义。职业生涯开发和管理是根据员工不同的特点和需要设计出的不同的职业发展途径和道路，以利于不同类型员工在职业生活中扬长避短。可以使全体人员的技能水平、创造性、主动性和积极性保持稳定，甚至提升，这对于促进组织的持续发展具有重要作用。

二、职业生涯发展的阶段

每个人的职业生涯都要经历许多阶段，只有了解了不同阶段的特征、知识水平的要求和各种职业偏好，才能更好地促进个人的职业生涯发展。有关职业生涯发展阶段划分的理论很多。这些理论各有侧重。美国著名心理学家和职业管理学家施恩（Edgar H. Schein）根据人的生命周期特点及不同年龄段所面临的问题，以及职业工作主要任务，将职业生涯发展划分为 9 个阶段。

1．成长、幻想、探索阶段 年龄一般为 0 ~ 21 岁。这一阶段的角色是学生、职业工作候选人、申请者。主要任务是：①发现和发展自己的需要、兴趣、能力和才干，为选择职业打基础。②学习职业方面的知识，寻找角色模式，获取丰富信息，发现和发展自己的价值观、动机和抱负，做出合理的受教育决策等。③接受教育和培训，开发工作所需要的基本习惯和技能。

2．进入工作世界 年龄一般为 16 ~ 25 岁。该阶段角色是应聘者、新学员。主要任务是：①进入劳动力市场，谋取第一项工作。②学会如何寻找、评估和申请选择工作。③个人和组织之间达成契约，成为组织成员。

3．基础培训 年龄一般为 16 ~ 25 岁。这一时期已经迈进职业大门，其角色是实习生、新手。主要任务是：①了解、熟悉组织，接受组织文化，克服不安全感，学会与人相处，并融入工作群体，尽量取得组织成员资格。②适应日常的操作程序，承担工作，成为一名有效的成员。

4．早期职业的正式成员资格 年龄一般为 17 ~ 30 岁。其角色是组织内新的正式成员。主要任务是：①承担责任，成功地履行分配的有关义务。②发展和展示自己的技能和专长，为提升或进入其他领域的横向职业成长打基础。③根据自身才干和价值观及组织中的机会和约束，重估最初追求的职业，决定是否继续在这个组织或职业中，或者根据自己的需要、组织约束和机会寻求一种更好的平衡。④寻求良师和保护人。

5．职业中期　年龄一般在25岁以上。其角色是正式成员、任职者、终生职员、主管、经理等。主要任务是：①选定一项专业或进入管理部门。②保持技术竞争力，继续学习，力争成为本专业（或管理领域）专家或技术能手。③承担较大的责任，确认自己的地位。④开发个人长期职业计划。⑤寻求家庭、自我和工作事务间的平衡。

6．职业中期危险阶段　年龄一般为35～45岁。主要任务是：①现实地估价自己的才干、动机和价值观，进一步明确自己的职业抱负及个人前途。②继续现状或在能争取的发展前途间做出选择。③建立与他人的良师关系。

7．职业后期　年龄一般为40岁以后直到退休。其角色主要有：骨干成员、管理者、有贡献者等。此时期主要任务是：①成为一名良师，学会指导、指挥别人，对他人承担责任。②扩大、发展、深化技能，或者提高才干，以担负更大范围、更重责任。③选拔和培养接替人员。④如果求安稳，就此停滞，则要接受和正视自己影响力和挑战能力的下降。

8．衰退和离职阶段　年龄一般在40岁之后到退休期间，不同的人衰退或离职年龄不同。此时期主要任务是：①学会接受权力、责任、地位下降。②学会接受和发展新的角色。③培养新的兴趣、爱好，寻找新的满足源。④评估自己的职业生涯，准备退休。

9．退休　退休年龄因人而异。退休后主要有两大任务：①适应角色、生活方式和生活标准的急剧变化，保持一种认同感。②保持一种自我价值观，运用自己累积的经验和智慧，以各种资深角色，对他人进行传、帮、带。

施恩教授基本上是依据年龄增大顺序及不同时期职业状态、任务、职业行为等进行划分。并且只划分出大致的年龄段，而且不同阶段上的年龄有所交叉。阶段的划分有些过繁。

我国学者根据以上划分和科学性、现实性、简明清晰的原则，划分为4个阶段，即职业准备和选择、职业生涯早期、职业生涯中期、职业生涯后期阶段。每个阶段处在不同的职业状态面临不同的职业发展任务。

三、职业生涯设计的原则与要求

职业生涯设计是一份人生的设计，决策正确则一帆风顺，事业有成；反之则多走弯路，损失也多。要选定出科学的职业生涯设计方案，必须在设计时贯彻遵循如下原则和符合如下要求。

（一）职业生涯规划设计的基本原则

1．个人特长与组织需要相结合原则　个人的职业生涯发展离不开组织环境。有效的职业生涯设计应该让护理人员个人的优势在组织需要的岗位上充分发挥。认识个人的特征及优势是职业生涯发展的前提，在此基础上护理人员还要对所处环境、具备的客观条件和组织需要进行分析，以找到自己最恰当的职业定位。只有找准个人和组织需要的最佳结合点，才能保证个人和组织的共同发展，达到双方利益的最大化。

2．长期目标与短期目标相结合原则　目标的制定是职业发展的关键，护理人员明确的目标可以成为其追求成功的行为动力。目标越简明具体，越容易实现，也越能促进个人发展。长期目标是职业生涯发展的方向，是护理人员对自己事业的整体设计，短期目标是实现长期目标的保障。

3．稳定性与动态性相结合原则　护理人员的成长需要经验的积累和知识的积淀，因此，护理人员职业生涯发展需要一定的稳定性。但人的发展目标并不是一成不变的，当内、外环境条件发生改变时，就应该审时度势，结合外界条件调整自己的发展规划，这就是职业生涯发展的动态性。

4．动机与方法相结合原则　有了明确的发展目标和职业发展动机，还必须结合所处的环境和自身条件选择自己的发展途径。设计和选择科学合理的发展方案是避免职业发展障碍、保证职业发展计划落实、个人职业素质不断提高的关键。

（二）职业生涯规划设计的要求

1．可行性　职业生涯规划要以事实为依据，设计的目标要科学，具有可操作性，有具体的措施，通过努力、奋斗可以实现才行，否则将会影响自己的自信心及贻误职业生涯良机。

2．适应性　设计未来的职业生涯目标，牵涉多种可变因素。因此，设计应有弹性，以增加其适应性。同时要根据环境变化和个人的发展愿望作必要的调整。

3．适时性　职业生涯规划是预测未来的行动，确定将来的目标。因此，各项主要活动何时实施、何时完成，都应有时间和时序的妥善安排，以作为检查行动的依据。

4．持续性　人生历程按生命成长过程，划分为幼年、青年、中年、老年等不同阶段。人生的每个发展阶段的职业生涯规划要有连贯性和持续性。

四、护理人员职业生涯发展规划及管理

（一）职业生涯发展及其内涵

在人生漫长的职业生涯中，寻求发展是每个人的共同追求。职业生涯发展是指个体逐步实现其职业生涯目标，并不断制订和实施新的计划的过程。职业生涯发展的形式多种多样，但主要可分为职务变动发展和非职务变动发展两种基本类型。

1．职务变动发展　可分为晋升与平行调动两种形式。对晋升的渴望是一种积极的动机，它会使员工在工作中创造出更好的业绩，特别是对处于职业生涯早期和中期的员工而言，其激励效果更明显。平行调动虽在职务级别上没有提高，但在职业生涯目标上可以得以发展，从而为未来的晋升做好准备。

2．非职务变动发展　此种也是职业生涯发展的重要形式。特别是目前在组织机构变革的情况下，上层空间越来越小，为留用大量有才干的工作人员，组织机构对成长和成功的真正含义做出了建设性的思考。日益成为共识的是：职业生涯的成功可以以横向调整的形式实现，通过工作丰富化在“原地成长”。具体包括：工作范围的扩大、改变观念以及方法创新等内容。如果员工能力提高了，但没有高一级的职位空缺，可以用提高职务责权利的方法，使其得到发展，使其职务内容丰富化，并给予相应的待遇。例如一般护士做责任护士的工作。我们应该改变“不提升就是职业生涯受挫”的观念。

（二）职业生涯规划设计的步骤

护理人员职业生涯规划的设计有以下7个步骤：确定志向→评估自我→评估环境→选择途径→设定目标→制订行动措施→评估和反馈。

1．确定志向　志向是事业成功的基本前提，没有志向，事业的成功也就无从谈起。立志是人生的起跑点，反映着一个人的理想、情趣和价值观，影响着一个人的奋斗目标及成就的大小。所以护理人员在制订职业生涯规划时，首先要确立志向，这是制订职业生涯规划的关键，也是职业生涯规划中最重要的方面。

2．评估自我　全面、深入、客观地认识自己，评价自己，才能做出切合实际的生涯规划。

自我评估的目的，是认识自己、了解自己。一个有效的职业生涯规划，必须是在充分且正确地认识自身的条件与相关环境的基础上进行的。对自我及环境的了解越透彻，越能做好职业生涯规划。自我评估包括自己的兴趣、特长、性格、学识、技能、智商、情商、思维方式、道德水准、心理承受力、耐挫力、相容性、主要优缺点、健康状况以及社会中的自我等。通过评估了解自己的职业发展优势和局限，并在此基础上形成自己的职业发展定位，如专科护士、护理教师、护理管理者等。

3．评估环境　主要是评估各种环境因素对自己职业生涯发展的影响。每一个人都处在一定的环境之中，离开了这个环境，便无法生存与成长。因此，护理人员在评估个人在职业环境中的

地位、环境对自己提出的要求以及环境对自己有利的条件与不利的条件、组织发展战略、护理人力资源需求、护理队伍群体结构、护理人员的升迁政策时，要充分利用有利条件，克服不利影响。同时，还应考虑自身性格、兴趣、特长与职业的匹配。只有对这些环境因素充分了解，才能做到在复杂的环境中避害趋利，使职业生涯规划具有实际意义。

4．选择途径　是以个人评估和环境评估的结果为决策依据的。在职业确定后，通过哪一途径发展，是向临床专科护士努力，还是向护理教育或是护理管理方向发展，此时要做出选择。由于发展途径不同，对职业发展的要求也不相同。所以，在职业规划中要对想往哪一途径发展，能往哪一途径发展，可以往哪一途径发展这三个问题进行综合分析，以此确定自己最佳的职业生涯途径。

5．设定目标　职业生涯发展途径确定后，就需要设定职业生涯目标。职业生涯目标的设定，是事业生涯规划的核心。一个人事业的成败，很大程度上取决于有无正确适当的目标。目标应建立在自己优势基础之上，符合自身的特点和能力，并符合社会的需求，以增加成功的机会。目标的设定要以自己的最佳才能、最优性格、最大兴趣、最有利的环境等信息为依据。就整个护理职业生涯而言，一个远大的目标很少能在短时间内一气呵成，有针对性地制订阶段目标更为切实可行。有效的生涯规划需要切实可行的目标，以便排除不必要的犹豫和干扰，全心致力于目标的实现。

设定目标时应注意：①目标要清晰、明确。包括从事的职业（含最高目标职位）、最终达到水平、实现时间、知识与能力的水平。②目标既要有一定的挑战性，又不要过高，要切合实际。实现人生目标必须循序渐进，量力而行，同时密切注意环境变化，及时调整。③要树立信心。现代观点认为，世界上绝大多数人属于智商正常的人，而情商主要靠后天学习、锻炼获得，任何人只要努力都有成功的机会。④阶段目标和最终目标长短结合，并保持目标的连续性，即长计划，短安排。若干职业生涯阶段构成漫长的生涯过程，而每个阶段目标的实现都是一段连续奋斗的职业征程，只有走好每一步，才能取得最后的胜利。⑤审时度势，抓住机遇。规划能否成功实现取决于主、客观环境与机遇，机遇只属于那些准备好条件的人。

6．制订行动措施　行动措施应包括以下方面内容：①如何克服自己的缺点、发扬优点，有意识地“优胜劣汰”。②制订提高业务能力的计划。包括自学计划、接受继续教育、培训等。③争取组织的支持，例如生涯规划需要的轮岗、培训、进修，研究课题的申请等。④具体的月计划、年目标的确定，这是实施的保证条件。⑤环境条件的开发措施。护理人员实现目标的行为不仅包括个人在护理工作中的表现与业绩，还包括超越现实护理工作以外的个人发展的前瞻性准备，如业余时间的学习等。护理人员实现目标的措施还包括有效平衡职业发展目标与个人生活目标、家庭目标等其他目标之间的相互关系，在组织中建立良好的人际关系，岗位轮转，提高个人学历，参与社会公益活动等。

7．评估和反馈　影响职业生涯发展的因素很多，有的变化因素是可以预测的，而有的变化因素却难以预测。在此状况下，要使职业生涯规划行之有效，就需要不断地对职业生涯规划进行评估与修订，及时调整自我认识和对职业目标的界定。修订的内容包括职业生涯途径的选择、人生目标的修正、职业的重新选择、计划的变更、人际关系的调整等。

（三）护理人员职业生涯发展的管理

护理人员的职业生涯规划确定后必须进行落实。只有根据发展需要，有目标地提升自身素质，实实在在地付之于实践，及时进行效果评估，并适时调整目标，才能进一步强化、发挥、挖掘个人的潜能，才能体现实事求是和奋发图强的精神，才能把自己的职业生涯发展规划落到实处。在护理人员职业生涯发展的管理过程中，组织和管理者及护理人员自身都应履行相应的职责，完成各自的工作任务。

1．在职业生涯规划管理中所在组织承担的任务　护理人员职业生涯与组织有着密切的内在联系。因为护理人员的个人职业发展是以组织为依存的载体，没有组织，就谈不上个人的职业生涯发展；护理专业的发展又有赖于护理人员个人的职业发展。因此，组织与护理人员个人的职业生涯发展是相互依存、相互作用、共同发展的关系。其主要任务包括：①确定组织发展目标和组织职业需求规划；②帮助护理人员开展职业生涯规划与开发；③将护理人员的绩效评价与职业生涯发展规划结合起来；④护理人员职业生涯发展评估与岗位调整匹配，制订科学合理的护理职业路径；⑤给予适当的经费支持，以便帮助护理人员职业生涯规划的落实。

2．在职业生涯规划管理中护理管理者承担的任务　护理管理者在护理人员职业生涯中的主要任务包括：①对护理人员的日常工作能力进行评估，提供建议和反馈，进行有效的职业指导，帮助护士进行职业定位；②根据护理人员个人特长进行分工，为护理人员展现和发展个人潜能提供机会；③对护理人员个人职业生涯发展规划提供咨询和参考意见，以促进和鼓励护理人员加强学习，努力工作，提升自己的综合素质。

3．在职业生涯规划管理中护理人员本人承担的任务　职业生涯规划就是护理人员对自己人生和事业的总体谋划，要求护理人员必须按照职业生涯发展规划的内容采取有效措施，逐步地进行落实。主要任务包括：①认真学习，提高综合素质。护理工作的专业性较强，责任重大，所以不可以放弃学习，要利用自己的业余时间给自己“充电”，虚心向同事们学习，发挥自己的特长，利用所学知识服务于患者，并积极追求良好的工作绩效。②努力工作，培养能力。现代社会对人的能力提出了较高的要求，要求员工具有的能力包括：创新思维能力、动手能力、组织能力、交往能力、管理能力、创造能力等。也就是说对人的能力的要求呈现出多样性，且每一种能力都有更深层次的要求。现在的护理人员不再是那些只会读书的秀才，还要熟练掌握各种护理操作技能和能力。③选择途径，付诸行动。护理人员职业生涯发展有不同的途径，要选择有效的途径和具体的措施，以实现自己的职业生涯发展规划。因此，护理人员要从日常护理工作做起，出色完成本职工作，不断提升自己的学识水平和工作能力，寻找和获得职业生涯发展的有关信息，成为护理专业领域的专家。要培养自己的职业责任感和敬业精神，要对自己的职业发展和适应性进行调整，找到理想与现实的结合点，从而实现职业发展的目标。

总之，职业发展是当前人力资源管理的新领域，它既是一种系统的人力资源配置与开发手段，更是一种高层次的激励手段。护理人员职业生涯发展的顺利与成功，需要组织职业生涯的管理与个人职业生涯规划两个方面密切配合、紧密协调，个人发展规划的成功还在于组织的扶持。护理人员本人是职业生涯发展的主角，应以强烈的事业心，依据规划、持续不断地尽自己最大的努力来实现目标，超越目标，才能取得更大的成就，最终实现组织和护理人员都能得到发展的总体目标。

案例 5-5

护士王红宇走进护士长办公室说：“护士长，这是我的辞职报告。”护士长大为震惊，不解地问：“怎么说走就走？你不是干得挺好的吗？工作人员和患者都很喜欢你，医院待遇又不错，你不会是对我有什么意见吧？”小王说：“护士长，你不要误会，我辞职完全是因为个人原因。我最近想了很多，我在医院工作5年了，掌握了护理的基本知识和技能，与同事合作关系好，你们对我也不错，但我总觉得还缺少什么，也不知道自己的发展方向在哪里。我已与家人商量好，我准备继续读书。”

问题与思考：

1．评价该医院护理人员职业发展规划情况。

2．你认为护士长可以采取哪些措施阻止护士小王的辞职？

举例说明　护理专业职业规划

一、总体规划

时间：(2015—2025 年，24 ~ 34 岁)

美好愿望：工作进程顺利，家庭美好幸福。

职业方向：临床护士。

总体目标：进入三甲以上医院踏实完成近十年的临床护理工作。

已进行情况：读完本科。

二、社会环境规划和职业分析

1．社会一般环境　中国政治稳定，经济持续发展。在全球卫生事业发展迅速的形势下，中国卫生事业也在突飞猛进地发展。

2．卫生职业特殊社会环境　中国卫生事业的发展需要更多的高素质、高技术、高能力的医学人才，特别是临床经验丰富的老师。

三、行业环境分析

行业分析：就中国的医疗体系中医护比例而言，中国仍需要大量的临床护理工作者。

四、个人分析与角色建议

1．个人分析

(1) 自身现状：英语水平一般，需要提高口语水平；尽快适应工作和社会，精通各项护理技术操作。

(2) 性格内外兼有。

特长：中医刮痧。

爱好：听音乐，读书，写随想。

2．角色建议

父亲：积极向上，不断学习，能力要强。

母亲：工作要上进，婚姻不要误。

老师：确定目标，勇往向前。

同学：托希望与你，希望进军国家卫计委！

五、职业目标分解与组合

职业目标：业务能力高的护理人士，优秀的护理教育者。

1．2015—2017 年

成果目标：通过临床工作，总结出适合当代中国护理教育的理论。

学历目标：硕士研究生毕业，取得硕士学位，取得主管护师资格证，通过英语高级口语考试。

职务目标：护士长。

能力目标：精通各项护理技能的操作，通过实习具有一定的实践经验，具备精湛的业务能力。

2．2017—2022 年

学历目标：通过副主任护师的晋级。

职务目标：护士长，优秀教师。

经济目标：4000 ～ 7000 元 / 月。

3．2018—2023 年

学历目标：攻读并取得博士学位。

职务目标：大学高级讲师。

能力目标：科研能力突出，在国外权威刊物发表论文；形成自己的护理管理理念，有很高的演讲水平，具备组织、领导一个团队的能力；带领更多的护理教育者，提高中国护理教育工作。

经济目标：6000 ～ 10000 元 / 月。

六、成功标准

我的成功标准是个人事务、职业生涯、家庭生活协调发展。顺利进入医院，总结经验后尽快转入教育工作。当然只要自己尽心尽力，能力也能得到发挥。

七、职业生涯规划实施方案

实施存在的障碍：缺乏丰富的临床经验，缺少技能与创新能力，快速适应能力欠缺。

八、解决方法

1．教育培训方法

（1）充分利用硕士研究生毕业前在校学习的时间，为自己补充所需的知识和技能。

（2）充分利用临床实习阶段的时间多做、多看、多问、多听、多学。

（3）积极参加各种有意义的社会实践活动。

2．讨论交流方法

（1）在校期间多和老师、同学讨论交流，毕业后选择和其中某些人经常进行交流。

（2）在工作中积极与直接上司沟通、加深了解；利用校友众多的优势。

3．实践锻炼方法

（1）锻炼自己的注意力，在嘈杂的环境里也能思考问题，正常工作。

（2）养成良好的学习习惯，多总结，善于动脑筋，思考出更简洁的操作技术。

（3）充分利用自身的工作条件扩大社交圈。

九、对职业规划的看法

1．职业规划为大体的职业方向。

2．规划是对未来的计划，但计划总有变化，要因时而异，随周围一切的变化而变化。但总不变的是积极向前。

3．每个人心中都有一座山峰，雕刻着理想、信念、追求、抱负；每个人心中都有一片森林，承载着收获、芬芳、失意、磨砺。一个人，若要获得成功，必须拿出勇气，付出努力、拼搏、奋斗。

自 测 题

1．名词解释：人力资源管理、人员管理、人力资本。

2．简述人力资源管理的基本原则与护理人力资源管理影响因素。

3．排班的基本原则有哪些？

4．简述护理绩效考核应该遵循哪些原则？

5．护士长在护士职业生涯发展中的责任与任务有哪些？

（尹心红）

第六章　领导职能

学习目标

通过本章内容的学习，学生应能：

识记：

1．正确描述领导、领导者、激励、决策、授权的含义。

2．正确列出领导三要素。

3．正确叙述领导行为理论、领导权变理论、激励理论的代表人物。

理解：

1．正确分析领导与管理的区别。

2．正确描述领导权力与权威的组成。

3．正确阐述领导行为理论、领导权变理论、激励理论的主要内容。

4．正确阐述决策应遵循的原则和制定决策的步骤。

5．正确理解授权的方法。

6．正确阐述创新的内容。

应用：

1．根据所学知识，在护理管理中运用激励理论指导工作。

2．正确实施群体决策的各种方法。

领导是重要的管理职能之一，是联系计划、组织、人员管理及控制等各项职能的纽带，是实现组织目标的关键。护理管理中领导职能的作用在于正确运用领导理论和艺术，有效地施加领导影响力，指挥和带领护理人员共同完成护理目标，为患者提供高质量的护理服务。

第一节　领导概述

一、领导的概念与要素

（一）领导的概念

关于领导（leadership）一词，历来有许多不同的解释。美国管理学家孔茨认为“领导是一种影响力，是引导人们行为，从而使人们情愿地、热心地实现组织或群体目标的艺术过程”。管理学家戴维斯认为领导是“一种说服他人专心于一定目标的能力”。目前大多学者认为：领导是指管理者通过影响下属达到实现组织和集体目标的行为过程，其目的是使下属心甘情愿地为实现组织目标而努力。这一定义包括3个方面的含义：一是领导者必须有下属或追随者；二是领导者应拥有影响追随者的能力或力量；三是领导行为具有明确的目的，并可以通过影响下属来实现组织目标。

领导与管理既有联系，也有区别。两者的联系是：①在行为方式上，两者都是一种在组织内部通过影响他人的协调活动，实现组织目标的过程。②在权力构成上，两者都是组织层级的岗位设置的结果。两者的区别是：①从本质上看，管理是建立在合法的、有报酬的和强制性权力基础上的对下属命令的行为；领导可能是建立在合法的、有报酬的和强制性的权力基础上，也可能是建立在专家权力和模范作用等个人影响的基础上。②从涉及的对象看，管理是对人、财、物、时间、信息的管理；而领导主要是对人的领导。③从性质上看，管理活动的发生需要正式组织为载体；而领导则是可能存在于非正式团体之中。④从职能上看，管理活动的职能有计划、组织、领导、控制等多项；而领导仅仅是管理的一项职能。⑤从活动的侧重点上看，管理强调的是计划和预算、合理利用各项资源和控制来实现组织目标；领导强调的是提供方向、影响人和增强组织成员的凝聚力，以及激励与鼓舞人。

（二）领导的要素

领导是一个社会组织系统，这个系统由领导者、被领导者和领导环境3个基本要素构成。

1．领导者（leader） 是一种社会角色，是经过上级任命或由群体内部自然产生的，在社会共同活动中履行一定领导职务、实现领导过程的个人或集体。领导者是组织活动的率领者、引导者，是领导活动的行为主体。在正式的社会组织性活动中，一个经法律途径任命的领导者是这一社会组织顺利运作的基本条件，这是由社会组织结构规定的。实践证明，任何组织都不可能缺少领导者。

2．被领导者 是在领导活动中按照领导者的智慧和决策，为实现组织目标，承担具体工作任务的个人或集体。被领导者是领导活动中最基本的要素，对领导者来说，他们是客体，对群体目标来说，他们又与领导者共同组成了活动主体，离开了被领导者这个主体，领导者就无法实施领导活动。两者相互依存、相互影响。当然，被领导者并不是单纯意义上的被支配者。在领导过程中，领导者通过指导、激励等影响被领导者，同时，被领导者也可以帮助领导者修正行为。

3．领导环境 任何一种组织都处在特定的环境中，而环境常常对人们的行为具有很大影响。领导环境指独立于领导者之外的客观存在，是对领导活动产生影响的一切客观事物，它包括政治环境、经济环境、资源环境、社会环境和技术环境。领导的行为不仅在于要改变环境，同时还要适应环境的要求，领导者实现既定目标的成功与否，既取决于内因或内在条件（即自身素质），还取决于外因或外在条件——领导环境。因此，领导者既要高度重视自身的素质问题，又要高度重视周围的环境问题，并且要达到两者的最佳平衡和配合。

领导的3个要素构成了两对基本关系：领导者与被领导者之间的关系和领导者与领导环境之间的关系。领导者的投入（制订目标并推动实施）要通过被领导者的行为来实现“产出”。正确处理领导者与被领导者的关系，是实施正确领导的重要因素。他们的关系应该是相互信任、相互促进、相互支持的关系。

二、领导权威与影响力

领导的权威与权力是不同的，一个好的领导者必须能合理地运用权力，并树立自己的权威，才能有效地领导下属实现组织目标。

（一）领导的权力

也称权力性影响力（authority power），是指领导者运用上级授予的权力强制下属服从的一种能力。这种影响力的特点是以外推力的形式发生作用，具有强迫性和不可抗拒性；对被领导者的激励作用不大，常依靠奖惩等方式起作用，被领导者的心理和行为表现为被动与服从；影响力不稳定，随领导者地位改变而变化。构成权力性影响力的主要因素有：

1．传统因素　几千年的社会生活，下级服从上级、群众服从领导的传统惯例使人们认为领导者比普通人强，有权、有才干，从而产生服从感。这种影响力随着领导者的确立自然形成，不同程度地影响着人们的思想和行为，使领导者的言行增加了影响力。

2．职位因素　这种影响力以法定职位为基础，与领导者本人的素质无直接关系，是组织赋予领导者的权力，如奖罚权、物资分配权、人事权等，可对被领导者形成一种控制力量，从而产生敬畏感。其职位越高，权力越大，影响力也就越大。如护理部主任的影响力比科护士长的影响力大，科护士长的影响力要比病区护士长的影响力大。在实际工作中，职位因素是领导者行使权力的有利因素。

3．资历因素　资历指领导者的资格和经历，反映领导者过去的历史状况。人们对资历较深的领导者往往比对资历较浅的领导者产生更强的敬重感，如一位多年从事一线管理工作的资深护士长，产生的影响力比新上任的护士长要大。

（二）领导的权威

也称非权力性影响力（non-authority power），是领导者的品质、作风、知识、能力、业绩以及行为榜样等非权力因素对下属形成的一种自然影响力。这种影响力的特点是具有自然性、非强制性，往往潜移默化地起作用；有较强的内在性，被领导者信服、尊敬，激励作用大；影响力稳定而持久，不随领导者职权地位的改变而变化。这种影响力没有正式的规定，也没有合法权力形式的命令与服从的约束力，但实际上它常能发挥权力性影响力所不能发挥的约束作用。构成的主要因素有：

1．品格因素　主要包括道德、品行、修养、人格和作风等方面。具有优秀品格的领导者会使下属产生敬爱感，并诱使人们模仿与认同。通常说的“榜样的力量是无穷的”，其中的道理就在于此。

2．能力因素　领导者的能力主要反映在工作成效和解决实际问题的有效性方面。一个才能出众的领导者，不仅为成功达到组织目标提供了重要保证，还能增强下属达到目标的信心，使下属产生敬佩感，从而自觉地接受领导。

3．知识因素　知识是科学赋予的一种力量。领导者掌握丰富的知识、具备精湛的业务技术，更容易赢得下属的信任与配合，提高自己的威信和影响力，使下属产生信赖感。知识越丰富的领导者，对下属的指导越正确，影响力就越大。

4．感情因素　感情是人们对外界事物的心理反应。如果领导者与下属之间建立了良好的感情关系，就容易产生亲切感。有了亲切感，相互之间的吸引力、影响力就会增大，使下属甘愿与之一起为组织目标而奋斗。如果领导者与下属的关系比较紧张，很容易造成双方的心理距离。心理距离是一种心理排斥力、对抗力，超过一定限度就会产生负面影响。

（三）领导权威与权力的关系

在领导影响力中，两者既相互关联，又相互渗透。其中，非权力性影响力是充分发挥领导影响力的基础，在领导影响力中起主导作用，制约、影响权力性影响力的发挥，而权力性影响力若能运用得当，同样也能促进非权力性影响力的进一步提升。在领导活动中，提高领导者影响力的关键在于提高领导者的非权力性影响力。

三、领导工作原理与要求

（一）领导工作的基本原理

1．指明目标　让全体成员充分理解组织的目标和任务，是领导工作的重要组成部分。这一工作越有效，就越能使组织成员了解其组织的目标，明确各自的职责，并为实现组织目标做出自己的贡献；同时，也可更好地满足组织成员的个人需求。

2．协调目标 个人目标与组织目标协调一致，人们的行为就会趋向统一，从而实现组织目标并取得成效。

3．直接管理 上级与下级的直接接触越多，所掌握的各种情况就会越准确，采取的措施就会越有力，领导工作就会越有效。

4．命令一致 领导者在实现目标过程中下达的各种命令越一致，个人在执行命令中发生的矛盾就越小，越易于实现组织目标。

5．沟通联络 上级与下级之间及时、准确、有效地沟通联络，整个组织就成为一个真正的整体。通过沟通联络，领导者向全体成员包括环境施加个人影响力，从而实现工作目标。

6．激励机制 上级越是能够了解下级的需求和愿望并给予合理满足，就越能够调动下级的积极性，使之能为实现组织目标努力奋斗，自觉地做出贡献。

（二）领导工作的要求

1．鼓舞下属的士气 作为领导者，一方面要有实现组织目标的坚定信念，坚持不懈的精神和百折不挠的意志，并把自己的精神、信念和意志体现在行为上，从而对组织中全体成员产生强大的影响力。另一方面，要经常反复地向下属宣传，帮助下属不断理解组织目标，激发下级的热情、忠诚和信心，在组织中始终保持高涨的士气，即便面临困难，他们也会始终全心全意地支持领导的各项工作。

2．了解下属的期望 不同的人有不同的工作期望，同一个人在不同时期的期望也会有所不同，如大多数护士把工作作为谋生的手段，物质是她们的优势期望，也有些人是为了追求职业成就或享受人际交往的乐趣。在护理工作中，领导者必须把握护理人员不同的工作目的，设计和维持一个良好的集体形象和工作环境，引导和促使护理人员对激励因素发生兴趣，使其发挥最好的作用。

3．注意社会环境的影响 护理人员在组织中工作，不但与组织中的人际关系密切，而且也与社会环境有联系，希望具有一个交际、交谈、友好的社会环境。因此，为下属创造一个良好的工作交流与沟通的社会环境是领导者的基本职责。

4．运用妥当的管理方法 综合运用经济的、行政的、法律的方法，是护理领导工作达到目标的重要手段。

5．进行合理安排 领导者应进行合理安排，设法创造一种和谐的内部环境，以促使下属全力以赴地工作。最好的方法是根据下属的能力和才智，给予他们相对艰巨但经过努力又能够完成的工作，以发挥其潜能，增长其信心与才干。

第二节 领导理论

西方国家的学者从不同角度研究了有关领导的理论。从20世纪40年代起，从领导的特征入手，试图通过研究找出有效领导的途径。随着对领导本质与功能认识的不断深入，学者们对领导者的行为、情境因素及领导活动的有效性等理论也作了大量的研究。在本节内容中，介绍几种主要的领导理论。

一、特征理论

特征理论（trait theories）是指对领导的性格和素质方面特征的认识和探索。20世纪四五十年代，早期领导理论研究者认为成功领导者具有与生俱来的某些特征。为了找出领导者具有的特征，研究者从领导者的身体、能力、个性、社会等各个方面进行了研究，形成了特征理论。其中较为经典的理论包括：

（一）吉赛利的领导品质论

美国心理学家吉赛利（Edwin Ghiselli）认为，有8种个性特征与能否成为一个有效的领导者有关。这8种个性特征是：①督察能力；②事业心、成就欲；③才智；④自信；⑤决断能力；⑥能为下属所亲近；⑦成熟程度；⑧性别。吉赛利认为，这8种个性特征对领导成功的作用力是不一样的，其中督察能力、事业心、才智、自信、决断能力要比其他的3种更为重要。

（二）斯托格笛尔的领导个人因素论

美国管理学家斯托格笛尔（R. M. Stogdill）认为，有效性的领导特征应包括：①身体特征——精力、外貌、身高、年龄、体重；②社会特征——社会经济地位、学历；③智力特征——果断性、说话流利、知识渊博、判断能力强；④个性特征——适应性、进取心、热心、自信、独立性、外向、机警、支配力、有主见、急性、慢性、见解独到、情绪稳定、作风民主、不随波逐流、智慧；⑤与工作有关的特征——责任感、事业心、毅力、首创性、坚持、对人关心；⑥社交特征——能力、合作、声誉、人际关系、老练程度、正直、诚实、权力的需要、与人共事的技巧。

（三）鲍莫尔的领导品质论

美国经济学家鲍莫尔（W. J. Baumol）提出，领导者应该具备的10种品质，包括：合作精神、决策能力、组织能力、精于授权、善于应变、敢于求新、勇于负责、敢担风险、尊重他人、品德高尚。

由于领导特征理论忽略了领导者的活动过程以及被领导者和环境因素的作用，因而有较大的片面性。但该理论强调了良好的个人特征对领导者的重要性，为领导人才的选拔和培养提供了一定的方向。

二、行为理论

20世纪40年代后期至60年代中期，行为科学家和心理学家对领导的研究重点开始从特征素质研究转向了领导行为的研究。领导行为理论（behavioral pattern theory）的研究从领导者的风格和领导方式着手，把领导者的行为划分为不同的类型，分析各类领导行为的特点与领导有效性的关系，并将各类领导行为、领导方式进行比较研究。以下重点介绍3种有代表性的理论。

（一）领导作风理论

德裔美国心理学家勒温（Kurt Lewin）最早提出领导作风理论。该理论研究不同的工作作风对下属群体行为的影响，将领导者表现出来的极端行为分为3种类型：

1．权威式领导　这是一种独断专行的领导行为，是指领导者个人决定一切，布置下属执行。其特点是领导者将权力高度集中，很少听下属意见。适用于紧急情况及缺乏决策能力的群体。如遇突发事件有大批伤员时，护理领导者可采用此方法。

2．民主式领导　是指领导者发动下属共同商讨，集思广益，然后决策。其特点是：权力定位于群体，组织成员能够参与决策、讨论，工作中有一定的自主权。适用于知识、技能比较成熟，能参与决策的群体。如护理部对护士长的领导，制订工作计划以及进行重大决策时，可采用此方法。

3．放任式领导　这是一种放任自流的领导方式。其特点是组织成员或群体有完全的决策权，领导只对下属提出工作目标，对其完成任务各个阶段的活动不加干涉，除非下属要求，不做主动的指导。适用于知识、技能成熟，能制订决策，执行任务，自我指挥与控制的少数专业人员。如护理科研的开展与人员开发可采用这种领导方式。

选择何种领导方式应因人、因事、因地、因时而异，在护理管理中，3种单纯的领导方式并不多见，多数为混合型领导方式。

（二）领导行为四分图理论

1945年美国俄亥俄州立大学工商企业研究所经大量深入的研究，将主要领导行为归纳为两类，即任务型领导和关心型领导。任务型领导以工作任务为中心，注重利用各种资源实现组织目标。这类领导总是把完成工作任务放在首位，要求下属维持一定水平的工作绩效，强调组织目标的按期实现。关心型领导以人为中心，善于同下属建立相互信任、相互尊重的关系，重视下属的建议、感受和愿望，主动帮助下属解决问题，并一视同仁。上述两种不同的领导行为，相互结合形成4种基本的领导风格，即领导行为四分图（图6-1）。许多研究发现，高任务高关心人的领导风格，比其他3种领导风格更能取得高的工作绩效和工作满足感。

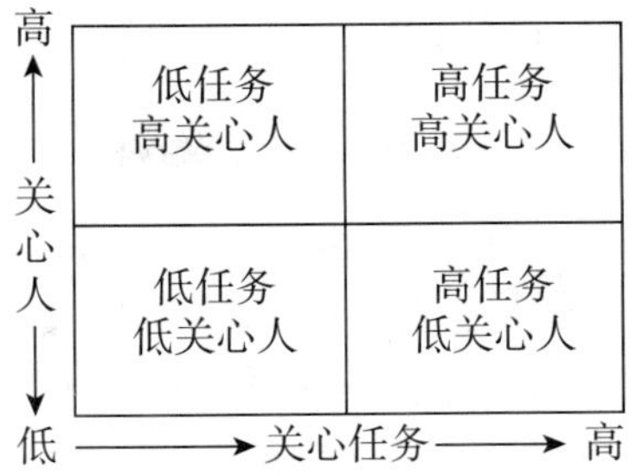

图6-1 领导行为四分图

（三）管理方格理论

1964年美国德克萨斯大学管理学家布莱克（Robert R. Blake）和穆顿（Jane Mouton）提出了管理方格理论。横轴表示领导对生产的关心程度，纵轴表示领导对人的关心程度，每个轴划分为9小格，纵横交错就形成81个方格，每一小格代表对“生产”和“人”关心的不同程度组合形成的领导方式（图6-2）。其中典型的有以下5种：

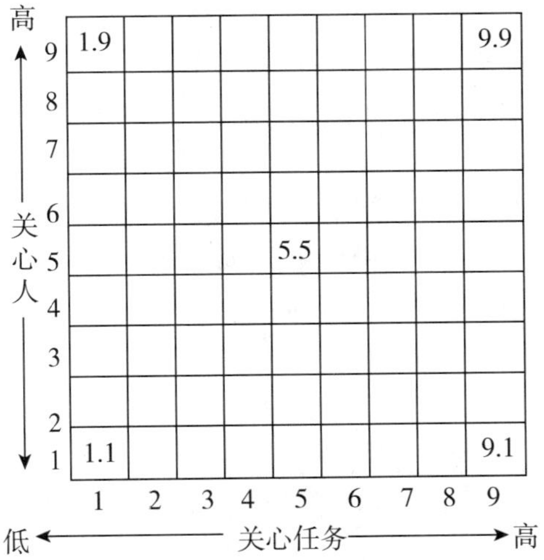

图6-2 管理方格理论

1.1型管理：即贫乏型管理。领导者对人、对生产都不关心，只是以最小的努力来完成必须做的工作及维持人际关系，是一种失败的管理。

9.1型管理：即任务型管理。领导者高度关心生产和效率，而不关心人，忽视下属的发展和士气。虽然达到一定的工作效率，但下属士气不高。

1.9型管理：即乡村俱乐部型管理。领导者只关心人而不关心生产，十分注意搞好人际关系，对下属迁就，做老好人，从而维护和谐的组织气氛。

5.5型管理：即中间型管理。领导者对人和生产有适度的关心，保持工作与满足人们需要的平衡，维持一定的工作效率和士气。

9.9型管理：即协作型管理。领导者既关心生产又关心人，通过协调各种活动，促进工作和生产的发展，下属士气旺盛，在和谐的气氛中齐心协力地完成工作任务。此型为最理想、最有效的领导方式。

领导行为理论集中研究领导者的工作作风、行为对领导有效性的影响，在确定领导行为与群体工作绩效的关系上取得了有限的成功，但由于忽视了环境因素对领导有效性的影响，仍具有局限性。

三、权变理论

进入20世纪60年代后，不少学者认为，不存在一种普遍“适用的”或“最好的”领导特征或领导行为，因为领导有效性是随着领导者和被领导者的特点以及环境因素的变化而变化的，要根据具体情况来确定，这种观点被称为权变理论（contingency theory）。以下介绍两种比较有影响的领导权变理论。

（一）费德勒的权变模型

美国华盛顿大学心理学家和管理学家费德勒（Fred E. Fiedler）在大量研究的基础上提出了有效领导的权变模型（contingency model）。费德勒认为，任何领导方式都可能有效，其有效性完全取决于是否与所处的情境相适应。影响领导效果的情境因素主要有以下3种：

1．领导者与下级关系　指下级对领导者的信任、尊重、友谊、接纳、支持以及忠诚程度。如果双方高度信任、互相支持，则相互关系好；反之，相互关系差。它是决定领导者在群体中控制力和影响力的主要因素。

2．工作任务结构　指下级对工作程序和工作目标明确性的程度。当任务常规、具体、明确、容易理解且有章可循，则任务结构明确性高；反之，当任务复杂又无先例、没有标准程序，则任务结构明确性低或不明确。

3．领导者职位权力　指领导者现居职位所具有的权力，以及领导者在整个组织中从上到下所取得的支持程度。如果领导者对下级的工作任务分配、职位升降和奖罚等有决定权，则职位权力强，反之则权力弱。

根据上述三种因素，费德勒将领导者所处的环境分成8种类型（表6-1）。其中，3种条件都具备是最有利的环境，3者都不具备是最不利的环境。在最有利和最不利的环境条件下，采用以工作为中心的任务导向型领导方式效果较好；而对处于中间状态的环境，则采用以人为中心的关系导向型领导方式效果较好。

表6-1　领导方式与情境权变关系

对领导者的有利性	领导者与下级关系	工作任务结构	领导者职位权力	有效领导类型
有利	好	明确	强	任务导向型
	好	明确	弱	任务导向型
	好	不明确	强	任务导向型
中间状态	好	不明确	弱	关系导向型
	差	明确	强	关系导向型
	差	明确	弱	关系导向型
	差	不明确	强	关系导向型
不利	差	不明确	弱	任务导向型

费德勒的权变模型根据这3种因素不同的配合情形，可以看出领导对情势的控制程度有多高。因此，费德勒模型的最大优点在于它吸收了过去有关领导行为的研究成果，分清了不同领导方式能够发挥领导效能的情境。

（二）领导生命周期理论

领导生命周期理论（1ife cycle theory of leadership）又称情境领导理论（situational leadership theory），由管理学家赫尔塞（P. Hersey）和布兰查德（K. Blanchard）提出。该理论的主要观点

是：有效的领导行为应该将领导行为与被领导者的成熟度结合起来考虑。

成熟度是指个体完成某一具体任务的能力和意愿，包括工作成熟度和心理成熟度两个方面。工作成熟度（job maturity）指一个人从事工作所具备的知识和技术水平。工作成熟度越高，独立完成任务的能力就越强，越不需要他人指导。心理成熟度（psychology maturity）指一个人做某事的意愿和动机。心理成熟度越高，工作的自觉性越强，越不需要外力激励。工作成熟度和心理成熟度两者结合形成4种类型，按其发展过程依次是：不成熟（M_1型）→初步成熟（M_2型）→比较成熟（M_3型）→成熟（M_4型）。在实际工作中，采取何种类型的领导方式应根据下属的成熟度而定（图6-3）。情境理论确定了4种相对应的领导方式（图6-3）。

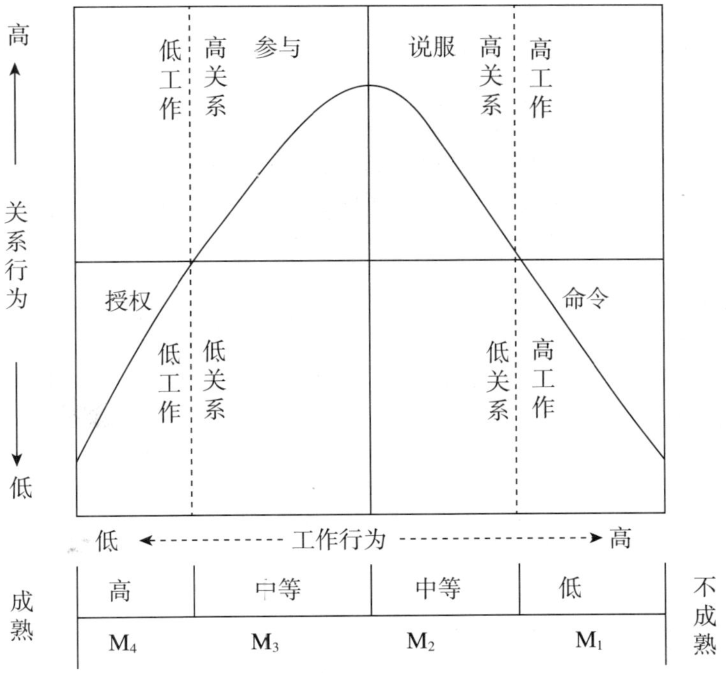

图6-3 领导生命周期曲线

1．命令型 当下属的成熟度（M_1型）处于低水平时，她们缺乏接受和承担任务的能力和愿望，不能自觉承担工作责任，例如刚参加工作的护士，领导者可以采取高工作、低关系的命令型领导方式，与下属采取单向沟通的方式，明确工作目标和工作规程，并进行具体指导、督促及检查等。

2．说服型 当下属的成熟度（M_2型）有一定的发展，即初步了解业务，愿意担负起工作责任，但尚缺乏工作技巧，例如毕业年限较短的护士，领导者可采取高工作、高关系的说服型领导方式。此方式由领导者对绝大多数工作做出决定，但需要以双向沟通的方式对员工的意愿和热情加以支持，采取说明、指导和检查的方法，达到有效领导。

3．参与型 当下属比较成熟（M_3型）时，她们工作经验丰富，技术操作熟练，工作信心和自尊心强，可独当一面，如果领导者对他们过多控制，易误解为不信任而影响其积极性。对护师、护理组长等人员，领导者可采取低工作、高关系的参与型领导方式，加强交流，适当放权，对下属的工作不做具体指导，鼓励下属参与管理，重视本人需求。

4．授权型 当下属发展到成熟阶段（M_4型），她们不仅具备了独立工作的能力，而且愿意并具有充分的信心来主动完成任务并承担责任。例如主管护师以上人员，领导者可以采取低工作、低关系的授权型领导方式，高度信任，充分授权，人尽其才，才尽其用。

案例 6-1

某医院的内科一区与内科二区，近年来都受到护理部的嘉奖，被评为先进病区。不论何时护理部下病区检查工作，两病区的病房环境都整洁有序，护理服务质量方面，包括防范护理差错、降低医院内感染率、静脉穿刺一次成功率、减少护患纠纷等项目上，两病区的成绩均在全院中排名前列。两位病区的护士长与病区医生们合作良好。内一区主任对护士长管理能力甚为称赞，说道只要护士长一天不在班，病房就会乱了套，病房管理非他莫属。内二区主任也称赞护士长管理有方，不论护士长在班与否，病房护理管理各方面一样井井有条。经护理系的实习生反映，内一区护士长管理以扣分为主，工作稍有疏忽便扣分，分数直接与奖金挂钩。病区中护士人人自危，没有一个胆敢偷懒与马虎。内二区护士长懂得调动每一个护士的积极性，按照她们的专长分给不同的任务，共同管理好病房。定期召开民主生活会，鼓励护士畅所欲言，积极提出建议，改进工作。

问题与思考：

1．你赞成哪一种管理方式？请提出有关理论根据。

2．为什么两种不同的管理方式会收到类似的正面效果？

3．从长远看，管理方式不当的病区可能会有什么不良后果？该护士长应如何改进工作？

4．你对护理部的检查与评价工作有什么积极建议？

四、激励理论

激励（motivation）是心理学的一个术语，指的是激发人动机的心理过程，即通过激发人的动机，使受激励者产生一种内在的动力，向所期望的目标前进的心理活动过程。从护理管理的角度来理解，激励就是调动护理人员的积极性，提高护理工作绩效。激励理论就是研究如何调动人的积极性的理论。激励的对象是人。因此，管理者只有在深刻理解人的本性基础上，才能进行有效的激励。

（一）马斯洛的需要层次理论

1．需要层次理论的主要内容　需要层次理论（hierarchy of needs theory）是由美国社会心理学家马斯洛（A. H. Maslow）于 1943 年提出来的。马斯洛在《人类动机理论》一书中，将人的各种需要归纳为 5 个层次，从低级到高级依次是生理需要、安全需要、爱与归属需要、尊重需要、自我实现需要（图 6-4）。

需要层次理论提出了两个基本观点：①人的行为动机是为了满足他们的需要，未满足的需要

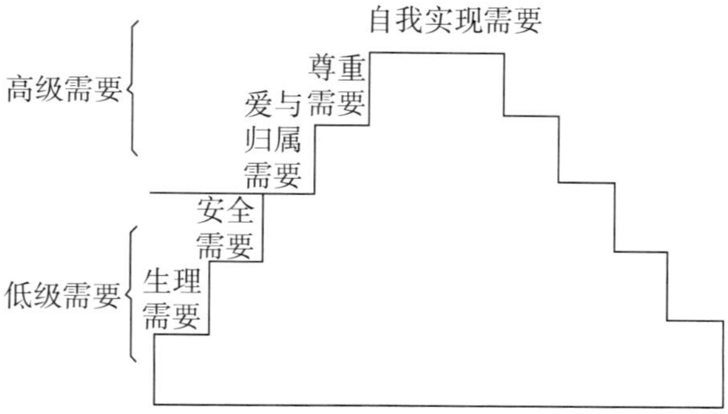

图 6-4　马斯洛需要层次理论

激励人的行为。②当某一特定需要最大限度满足时，高一层次的需要就变成主要的激励因素。人的需要由低级向高级过渡。低级需要容易满足，满足了就不再起激励作用；高级需要不易满足，因此具有更长久的激励作用。

2．需要层次理论在护理管理中的应用　①人的需要是分层次的，医院的护理人员也是有层次的，如有高、中、初级职称或老、中、青年龄结构，各自的需要不尽相同。因此，应先满足各层次护理人员最迫切的需要。②采用多种形式满足护理人员的需要，每个人的需要是不同的，激励方法及手段要因人而异。③激励是没有终点的，管理者应该奉行“连续激励”的原则，使下属的潜能得以递进式地发挥。

（二）赫兹伯格的双因素理论

1．双因素理论的主要内容　双因素理论（two-factor theory）也称为激励 - 保健理论（motivation-hygiene theory），是由美国心理学家赫兹伯格（Frederick Herzberg）提出来的。赫兹伯格调查了这样一个问题：人们想从工作中得到什么？结果表明：人们对工作满意时的回答和对工作不满意时的回答差别很大。员工倾向于把对工作满意的因素归于自己，而不满意的因素归于外部和组织。由此，双因素理论认为组织中影响人们行为的因素主要分为激励因素和保健因素两大类。保健因素，是指能预防职工产生不满和消极情绪的因素，主要包括组织的政策、管理和监督、工作条件、薪金、人际关系等。这些因素往往与工作环境或外部因素有关，如果缺少这类因素会引起不满和消极情绪，如改进则能预防和消除职工的不满。这类因素并不能对员工起激励作用，只能起到保持人的积极性，维持工作现状的作用。所以保健因素又称为“维持因素”。激励因素，是指可以使人感到满足的积极因素，主要包括成就、赏识、工作本身的兴趣、责任感、提升和发展等因素。这些因素与工作本身的特点和工作内容有关，对职工产生直接的激励作用，因而称之为激励因素。

双因素理论认为，调动积极性主要应用激励因素，即使人们对工作产生感情，从工作本身来调动人的内在积极性，保健因素的改善不能直接对人产生激励，只能暂时提高工作的满意程度，效果十分有限，但必不可少。

2．双因素理论在护理管理中的应用　①提供保健因素，预防和消除可能产生不满的情绪。如提供工资和安全保障、改善工作环境和条件、建立公平的分配制度、创造良好的组织气氛和对护理人员的监督能被接受等。②重视激励因素，以激发护理人员的工作积极性，如肯定工作成绩、适当的授权、提供学习机会和为护士的成长创造条件等。③注意两方面因素之间的转化作用。保健因素与激励因素不是绝对的，是可以转换的。如奖金分配与工作绩效挂钩，反对“平均主义”，这样多拿奖金的护士会认为是对自己工作的认可，同时能激发更多的护士积极工作，产生激励作用。

（三）行为改造理论

行为改造理论（behavior modification theory）认为激励的目的是为了改造和修正行为。它研究如何通过外界刺激对人的行为进行影响和控制。

1．强化理论（reinforcement theory）　是由美国心理学家和行为科学家斯金纳（B. F. Skinner）提出的。强化理论认为，人们为了达到某种目的，都会采取一定的行为，这种行为将作用于环境。当行为的结果对他有利时，这种行为就重复出现；当行为的结果对他不利时，这种行为就会减弱或消失。

（1）强化理论的主要内容：根据强化的目的和性质，强化可分为 4 类。①正强化：指对某一行为进行鼓励和肯定，使其得到巩固、保持和加强的过程，从而有利于组织目标的实现。如对于工作优秀的护士给予表扬和奖励。在管理中，正强化表现为奖酬，如认可、赞赏、增加工资、职位提升、提高奖金、提供满意的工作条件等。②负强化：是指预先告知某种不符合要求的行为或不良绩效可能引起不愉快的后果，使下属的行为符合要求，如员工知道随意迟到、缺勤会受到处罚，于是员工会避免迟到、缺勤，学会按要求行事。③惩罚：是指用某种令人不快的结果，来减弱某种行为。如工作中出现错误，施以警告、记过、批评、降职等惩罚，目的在于杜绝以后出现类似情况。④自然消退：是指某一行为出现后，不给予任何形式的反馈，久而久之该行为被判无价值而被终止或降低出现可能性的过程。如护士长对于经常打小报告，背后说人坏话的护士，先不予理睬，等待其行为消退，若不奏效，再适当地应用惩罚。以上 4 种强化类型中，正强化和负强化是增强某种行为的方法，惩罚和自然消退是削弱或减少某种行为的方法。

（2）强化理论在护理管理中的应用：①正强化与惩罚相结合。对正确的行为、有成绩的护理个体或群体，应给予适当的奖励，使其感受到自己的努力与成绩得到了肯定，从而更努力地工作，并能使周围的人学有目标。对不良行为，应酌情给予惩罚，使受罚者吸取教训，使周围的人产生社会心理影响。②以正强化为主，其他方式为辅。负强化、惩罚和自然消退都属于消极的行为改变手段，易使护理人员产生抵触情绪，从长远来讲不利于组织目标的实现。因此，要以正强化为主，引导护士的正性情绪，激励护士的行为朝向组织目标。

2．归因理论（attribution theory） 是由美国心理学家维纳（Weiner）提出的。归因理论认为，任何行为的发生或多或少与自身内部原因和外界环境因素有关。

（1）归因理论的主要内容：归因理论将成功与失败归因为 4 种可能性：①能力（稳定的内部因素）；②努力（不稳定的内部因素）；③任务的难度（稳定的外部因素）；④机遇（不稳定的外部因素）。

归因理论特别强调成就的获得有赖于对过去工作成功或失败的不同归因。不同的人对成功和失败有不同的归因，并导致不同情绪反应和行为表现。将成功归因于能力强，会增强个人信心和对工作的胜任感；将成功归因于个人努力会激发人的工作积极性。将失败归因于个人能力不足或工作难度太大，会使人产生不胜任感，对工作丧失信心；将失败归因于努力不够，会使人产生羞愧从而努力工作。

（2）归因理论在护理管理中的应用：①护理管理者在工作中要注意了解与分析护理人员对行为的不同归因，掌握其态度与行为方向；②引导护理人员将成功归因于个人的能力和自己的努力，增强她们的自信；③改变护理人员对失败的消极归因，调动下属的主观能动性，如将失败归因于机遇不佳或努力不够时，可能会使人产生更强的动机，从而更加努力争取达到成功的目的。

（四）弗鲁姆的期望理论

1．期望理论的主要内容 期望理论（expectancy theory）是由美国心理学家弗鲁姆（Victor Vroom）于 1964 年提出来的。期望理论认为：预测一个人想做什么和他投入多大的努力去做，取决于 3 个变量：①期望值（expectancy），指个体对自己的行为和努力能够达到期望结果概率的主观判断。影响个人期望值的因素有个体过去的经历、自信心、对面临任务难易程度的估计等。一个人如果相信自己有能力完成任务，他的期望值就高，反之就低。②关联性（instrumentality），是个体对于良好表现将得到相应报酬的信念，即工作成绩与报酬的关系，如工作绩效高，就应得到高报酬这样的一种相关性。③效价（value），指奖励对个人的吸引程度，即个人在主观上对奖励价值大小的判断，如果一个人认为奖励有价值，那效价就高，反之则低。激励水平（motivation）的高低可以用以下公式表示：

$$激励水平（M）= 期望值（E）\times 关联性（I）\times 效价（V）$$

从公式可以看出，激励水平的高低，取决于期望值、关联性和效价乘积的大小。只有当三者都高时，才能真正达到高水平的激励。若 3 个变量中有一项为零，则激励水平为零。例如：护士认为只要她努力练习就能在护理操作技能大赛中取得好成绩，这是期望值的问题。然后，她认为如果在护理操作技能大赛中取得好成绩，年终就可以被评为优秀护士，这是关联性的问题。最后，她又会想：假如我被评为优秀护士又怎样呢。对我究竟有什么样的意义呢，这是效价的问题。

2．期望理论在护理管理中的应用 ①设置科学的激励目标，人之所以努力工作，是因为他觉得经过努力可以完成工作任务、达到工作目标。科学的激励目标应既具有一定的挑战性，又具有良好的可行性，既能满足人们精神和物质的需要，又要考虑到被激励者的能力。②强调工作绩效与奖励的一致性，管理者应让护士认识到什么样的工作结果能得到奖励，以调动工作积极性。③为了提高激励，管理者应该明确每个护士的个体需要，如有人重视金钱、物质方面的奖励，但有人更重视领导的赞许和组织的认同等精神方面的鼓励，确保每个护士有能力和条件满足这些需要。④为激励护士积极提高自己的综合素质，对她们工作能力的要求应略高于她们的实际能力，以便最大限度调动她们的积极性和满足她们的要求。

（五）亚当斯的公平理论

公平理论（equity theory）是美国心理学家亚当斯（J. S. Adams）于1963年首先提出来的。该理论通过社会比较探讨个人所做的贡献与他所得的奖酬之间的比值是否平衡，主要研究工资报酬分配的合理性、公平性对员工积极性的影响，故也称为社会比较理论。

1．公平理论的主要内容　当一个人做出了成绩并取得了报酬以后，他不仅关心自己所得报酬的绝对量，而且关心自己所得报酬的相对量。因此，要进行种种比较来确定自己所获得的报酬是否合理，比较的结果将直接影响今后工作的积极性。如果得到了公平待遇，就会心情舒畅，保持旺盛的工作热情。反之，就会产生心理压力而影响工作情绪，即公平是激励的动力。

2．公平理论在对护理管理中的运用　①护理管理者在护理管理过程中，必须平等地对待每位护士，不管是分配工作任务，还是奖金分配方面，都应力争做到一视同仁、公平、公开、公正。②分配的原则和制度的规范将影响激励的效果，因为每个人的价值观不尽相同，对价值观的理解也不同。在分配的过程中，不仅要考虑到报酬的绝对值，还应注意报酬的相对值，必须杜绝严重的不公平现象。③要注意对被激励者公平心理的引导，使其树立正确的公平观，认识到绝对公平是不存在的，不要盲目或无理地攀比。④应当注意实际工作绩效与报酬之间的合理性，那些在工作中贡献较大的护士应该得到更多的奖励。

总之，不同的激励理论各有其侧重面，没有一种单一的激励方法能最大限度地增加护士工作的满意度，学习领导理论目的是增长激励方面的知识与能力，在实际运用中，我们应该根据具体情况而有所选择，从而激发护士去完成各项工作任务，并且把工作做得更好。

案例 6-2

某医院骨外科病区，每年护士节前夕，张护士长都会按惯例额外给每一位护士发500元的奖金。但几年下来，张护士长感到这笔奖金正在丧失它应有的作用，因为几乎所有的护士在领取奖金的时候没有任何兴奋的感觉，每个人都像平时领取工资一样自然，并且随后的工作也没有人会因为这500元钱而表现得特别努力。既然这笔护士节奖金起不到预先想象的激励效果，张护士长决定停发，这样做也可以减少科室的开支。但停发的结果却大出所料，科室上下几乎每一个人都在抱怨张护士长的决定，有些护士情绪低落，工作效率受到了不同程度的影响。

问题与思考：

1．用赫兹伯格的双因素理论解释，该案例中的奖金属于哪种因素？

2．发奖金的时候，护士为什么没人会为此表现得积极主动呢？

3．如果你是护士长，你会如何处理这笔奖金使其发挥应有的作用。

第三节 领导决策

领导决策（decision making）是整个领导工作的核心与关键，是领导者最重要的职责之一。决策是否科学，直接关系到护理事业的兴衰成败，科学的决策起着避免盲目性和减少风险的导向作用。因此，作为一个领导者，要想在管理活动中卓有成效，关键在于能否科学决策，并使其顺利付诸实践。

一、决策的概念

美国著名的心理学家西蒙（Herbert Simon）揭示管理的本质时指出：决策贯穿于管理的全过程，管理就是决策。系统学家认为：决策就是为了实现一个特定的系统目标，根据客观的可能性，在占有一定信息和经验的基础上借助一定的工具、技巧和方法，对决策的诸因素进行准确的计算与判断，对行动做出决定。管理学家认为：正确决策是指人们为了实现特定的目标，运用科学的理论和方法，系统地分析主客观条件，在掌握大量有关信息的基础上，提出若干预选方案，并从中选择出作为人们行动纲领的最佳方案。

关于决策的定义还有很多不同的描述，目前取得共识的是：决策是人们为了达到某种预定目标，用科学的理论、方法和手段，制订出若干行动方案、进行方案选择并准备方案实施的活动，是一个提出问题、分析问题、解决问题的过程。这是一个建立在环境和条件分析基础上，为未来行为确定目标，对实现目标的若干可行方案进行选择并决定一个合理满意方案的分析决断过程。

二、决策的类型

（一）按决策的层次划分

1．战略决策（strategic decision making）是指与组织发展和远景规划等有关重大问题的决策，常由高层领导者做出，具有全局性、长期性与战略性，通常包括组织目标的确定，组织机构的调整等，解决的是“干什么”问题，如医院的机构改革等。

2．战术决策（tactical decision making）是为完成战略决策所规定的目标，制订组织在未来短时间内的具体行动方案，常由基层管理者做出，解决的是“如何做”的问题，与中短期计划相联系。如为了配合医院的机构改革，护理部制订护理人力资源配置计划等。

（二）按决策条件的确定性划分

1．确定型决策（certain decision making）是指在稳定条件下进行的决策。决策者确切知道自然状态的发生，每一个方案只有一个确定的结果，最终选择哪个方案取决于对各个方案的直接比较。决策者应采用最优原则选择最佳方案。

2．风险型决策（risk decision making）在这类决策中，自然状态不止一种，决策者不知道哪种状态会发生，但能知道有多少种状态以及每种状态发生的概率。决策者需要周密考虑，并备好多种应对措施，以防可能发生的不测。

3．不确定型决策（uncertain decision making）指在不稳定条件下进行决策。在不确定型决策中，决策者不知道有多少种自然状态，即使知道，也不知道每种自然状态发生的概率。决策者应广泛收集信息资料，运用多种方案，灵活应变。

（三）按决策的主体不同划分

1．个人决策（individual decision making）是领导者个人做出的决策，其效果受决策者个人经验、价值观、专业知识、技术及自信心等因素影响。适用于日常事务性决策和程序化决策。

2．团体决策（group decision making）是由领导者组织集体做出的决策，如投票、举手表决等形式均属于团体决策。这类决策虽然组织比较复杂，但能集思广益，避免个人决策时出现的主观偏见。适用于所有决策活动，尤其是重大问题的决策。

（四）按决策问题的常规性划分

1．程序化决策（procedural decision making）又称常规决策，是指处理那些重复出现的、日常的管理问题，一般与战术决策相联系。越是基层管理者，程序化决策所占比重越大。

2．非程序化决策（non-procedural decision making）又称非常规决策，是指处理那些偶然发生的、不定因素多、无先例可循、无既定程序可依的管理问题，一般与战略决策有关。多见于高层管理。

三、决策应遵循的原则与基本要求

1．信息准全原则　准确、完备的信息是科学决策的基础。决策的正确性、科学性与信息的质量、数量是成正比的。当今社会向信息化发展时，决策者必须在全面正确掌握各类信息后做出决策，切忌“拍脑袋”“闭门造车”式的决策。

2．科学可行原则　决策是否可行，是衡量决策正确与否的标志。管理者应从实际出发，分析现有人力、财力、物力等主客观条件，研究可能出现的变化，预测决策实施后的影响，以保证决策可行。有的决策，从理论上讲，似乎理想，但客观条件并不允许。因此，在决策时，应立足现实。切忌片面强调需要，单纯考虑有利因素或不利因素。

3．系统分析原则　把决策对象看成是一个完整的系统，运用系统理论对决策进行系统分析，达到系统的完整与平衡。

4．对比择优原则　正确的决策，必须建立在对多种方案的对比之上。只有充分比较，权衡各自利弊，才能从中择优。因此，应制订两种以上的方案，以便管理者从多种方案中选择最优方案。

5．实效原则　领导决策的效力必须有一定的时间期限，否则将造成人力、物力、财力的浪费。因此，领导者要争取在最佳时段做出决策，在最佳时机执行决策，在最佳时间中取胜。

6．团体决策原则　为克服决策者在知识和经验方面的局限性，通常采用团体决策，充分发挥团体的聪明才智，集思广益。在集体决策中，要正确处理好集权和分权、集中和民主的关系，充分发扬民主作风，调动决策参与者及执行者的积极性和创造性。

四、决策制定的程序

1．发现问题　是科学决策的前提，没有问题就没有决策。问题即指现状与目标之间的差距。领导者必须善于在纷繁复杂的矛盾中，发现关键问题，并找出产生问题的主要原因和相关因素，集中精力解决这类问题。

2．确定目标　目标是决策所要达到的预期结果。明确的目标是有效决策的前提。合理的目标应当内容明确，有时间规定、责任人和可操作性的指标，并切合实际。

3．拟订方案　目标明确以后，就应拟定实现目标的各种备选方案。多方案比较是科学决策的基础。常用拟订方案的途径有两条：一是经验，来自决策者的直接经验或他人的间接经验；二是创造，充分发挥创造力，拟订一个独到、新颖、适应未来发展趋势的方法。

4．评估方案　是指对方案进行分析或论证，以利决策者挑选最有效、最满意的解决问题的方案。评估的内容有：①方案实施的可行性，包括是否具备实施的条件，准备这些条件需付出的成本等。②方案实施可能带来的影响，包括长期的与短期的、有形的与无形的、好的与坏的等。③方案实施的风险，应权衡比较各种方案，排列优劣顺序，为选择方案做好准备。

5．方案选优　这是决策过程中最为关键的一步，是在各备选方案中选出最优方案，要做到合理选择，必须具备科学的选择标准和方法。最优的决策需要符合3个标准：①全局性标准，即考虑全局效益。②适宜性标准，决策不单纯追求最好结果，还要求过程合理适宜，即要适合我国国情，因地制宜、因时制宜。③经济性标准，以最少的投入获得最大的产出，对于风险型决策，还要注意动态性标准。

挑选方案最有效的方法包括：①经验判断法，根据个人经验和才能，对各种备选方案反复论证、比较、筛选，逐步缩小选择范围，最后确定最优方案。这是一种最常用、最容易使用的方法，常用于以定性为主的决策选择。②研究与分析法，它是一种定量分析法，其目的是运用数学方式简化问题及分析过程。③模拟实验法，如实验室实验、计算机模拟实验等。选择方案时，要充分发挥专家、智囊团的作用。

6．实施方案　方案实施是领导活动的最终目的。为确保决策的顺利实施，应做到：①做好实施的组织工作，有时还须在全面推行前进行局部试点。②做好思想动员，并解释、说明和宣传方案实施的目的、意义、原则、方法和要求等。③对实施方案的过程进行及时有效地控制和监督，及时发现问题，纠正偏差。

7．追踪评价　决策实施后，检验和评价实施的结果，检查是否达到预期目标，总结经验教训，为今后的决策提供信息和借鉴。

决策是解决问题、达成目标的管理过程，正确的决策会带来工作的高效率、高质量。护理管理者要掌握科学决策的理论，运用自己的智慧和经验，结合护理工作实际，做出正确决策。

五、群体决策

群体决策（group decision making）是指由两个人以上的群体完成的决策方式。在群体决策过程中，领导者虽然仍处于中枢地位，可能是决策过程的组织者和指挥者，但他们只是决策中的一个角色，任何决策的有效性都受到决策群体内其他成员的制约。常用的方法有以下几种。

1．头脑风暴法（brain storming）也称思维共振法，由英国心理学家奥斯本（A. F. Osborn）创立。原则是鼓励一切有创见的思想，禁止任何批评。方法是：成员围桌而坐，群体领导者以一种明确的方式向所有参与者阐明问题，成员在一定时间内“自由”提出尽可能多的方案，敞开思路，畅所欲言，不允许任何指责，所有的方案都被当场记录下来，留待稍后讨论和分析。头脑风暴法是产生创造性方案的相对简单的方法。最适合于比较单一、明确的问题，对于较复杂、因素众多、牵涉面广的问题，则不宜采用此法。

2．德尔菲法（Delphi technique）　又称专家意见法，由美国兰德公司的研究者于1969年提出。使用的前提是要求参加决策的成员都是专家或内行，专家之间不得互相讨论。实施步骤：①确定问题，设计解决问题的问卷。②每一位专家匿名、独立完成第一组问卷。③每一组问卷的结果集中在一起编辑、誊写与复制。④将汇总的结果复制反馈给各位专家。⑤在分析第一轮结果的基础上，再次请专家提出自己的方案。⑥重复④、⑤步骤，直到意见基本一致。适用于重大复杂问题的决策，不用于日常事务的决策。

德尔菲法的优点是：避免了面对面地争论，有利于提出新的意见和看法；避免了崇拜权威现象的发生，有利于每个专家畅所欲言。其缺点在于：决策时间长，信息处理的工作量较大，且不利于直接交流。

3．名义群体决策法（nominal group technique）　特点是小组成员独立思考，互不通气和协商，小组只是名义上的。实施步骤：①召开群体会议，组织者把要解决的问题告诉参与者。②所有成员独立思考，写出自己的意见。③将想法提交给群体。④成员按次序逐个公开说明自己的想法，全体成员阐述完之前不做讨论。⑤开始讨论，鼓励对各种想法作出评价。⑥每位成员独立把各种想法排序，综合排序最高的想法就是该次的决策方案。这一方法的优点是鼓励成员独立思考，防止屈从压力。此法与德尔菲法的本质是一样的，其优缺点也基本相同。

4．电子会议法（electronic meeting）　是利用现代计算机技术改善群体决策的一种方法，计算机将问题显示给决策参与者，每个成员将自己的意见输入计算机，个人的评论和统计票数都投影在屏幕上。电子会议的主要优点是匿名、诚实和快速。此项技术刚处于起步阶段，将来的决策会大量地应用电子会议技术。

六、危机决策

危机决策（crisis decision making）是指决策者在有限的时间、资源等约束条件下，确定应对危机的具体行动方案的过程。危机决策作为一门新兴的管理科学，已经进入西方企业经营管理领域，在应对商务危机方面颇具实用价值。近来也已应用于医院护理管理领域。作为护理领导者，经常会遇到一些突发的公共卫生事件，尽管属于典型的“小概率事件”，一旦出现则后果可能是难以估量，甚至是致命性的。此时，领导者应有条不紊、高效地启动并运转危机管理程序，制订并实施紧急应对方案。领导者应当在第一时间亲临现场指挥救援，稳定公众情绪，态度要坦诚、务实；同时，救援工作一定要坚持“以人为本”的人道主义理念，将抢救人的生命放在头等重要的位置。

正常情况下应急工作分为应急准备、临战预备、战时应急 3 个阶段。应急准备是戒备状态，临战预备是待命状态，战时应急是实施阶段。领导者在危机决策时应遵循以下程序。

1．迅速了解突发事件的初始情况与动态发展的变化情况，主要是地点、原因、伤亡与当地医疗机构的具体情况。

2．有关人员或全体人员进入临战状态，终止休假和正常休息，迅速集结，做好出发前的一切准备。

3．检查待用和储备的应急医疗设备、器械、药品、车辆、通讯器材和生活保障用品等。

4．各级领导和有关部门针对事态发展、上级要求和伤亡情况等，按照应急预案的基本原则和要求做出相应决策和具体部署。

5．各部门、各单位根据职责、分工或按照指令，实施应急预案，在实施过程中要注意相互配合。

6．及时了解、反馈、上报应急预案和抢救工作开展情况及存在问题，根据情况及时调整有关工作。

7．应急工作结束之后要及时清理归位，统计上报和总结讲评，恢复到正常状态或预备状态。

通常，危机决策时由于情况紧急，往往是将权威决策者的决定作为最后的决策结果。在决策的过程中一定要做到“因时而定”“因地而宜”“因事而论”，防止两种极端的出现。一种是照抄照搬以前的决策结果，产生南辕北辙的现象；另一种是有病乱投医的现象，要么在危机面前乱了手脚，要么是优柔寡断下不了决心，延迟耽误了最佳的决策时机。护理领导者要有“透过危机勇决可胜”的胆略，果断、冷静地做出决策。

案例 6-3

某二级甲等专科医院，面对日益激烈的市场竞争，医院如何谋生存、求发展成为了医院管理者的课题。医院的护理管理者们为此做了大规模的护理工作现状调查，了解护理人员对工作现状的态度、目前的需要、对管理者的期望等，广泛搜集相关信息，决定护理服务启动“3H”规范化服务工程，其具体内容包括实行医院（Hospital）个性化护患沟通服务、推行宾馆式（Hotel）的礼仪服务、实行家庭式（Home）的温馨服务。要求各科室根据自身特点制订实施办法。工程实施以来，收到了明显的效果。患者满意度调查结果显示，患者对护理服务的满意率为 100%，树立了该院的护理服务品牌，为医院的生存发展助了一臂之力。

问题与思考：

1．你怎样评价该院护理管理者的决策？

2．领导作决策时应遵循哪些原则？

第四节 护理领导艺术

一、领导艺术的概念

（一）领导艺术的概念

领导艺术是管理者在一定知识和经验的基础上，能够驾驭实际工作的各种技巧、手段和特殊方法；是管理者智慧、才能、经验和胆略的综合体现；是管理者运用知识、经验和智慧去做好管理工作的一种能力。精湛的领导艺术是管理者实现管理目标，取得最佳管理效果的重要手段。

（二）领导艺术的功能

1．有利于提高管理的效能　管理效能是以实现最佳组织目标的程度为尺度的。管理活动所追求的是最佳的管理效能，而领导艺术的高低，直接影响着管理活动的效果。因此，护理管理者必须掌握领导艺术的基本功，运用其学识和实践经验解决实际问题，提高管理效能。

2．有利于提高护理的质量　护理工作责任重大、技术性强、事务繁杂，管理工作是否正确，能否取得成效或成效的大小，取决于护理管理者是否能科学地运用领导艺术。面对管理工作中出现的某些不确定的、偶然的、随机的事情，护理管理者只有运用领导艺术，抓住主要矛盾，兼顾次要矛盾，灵活机动地及时处理，才能取得较好的效果，提高工作质量和管理水平。

3．有利于调动员工的积极性　管理工作的对象是有思想、有意志的人，要想充分调动他们的工作热情，发挥他们的主动性和创造性。在很大程度上，管理者的领导艺术起着决定作用，可以直接影响员工对组织的向心力和凝聚力，影响着组织目标的实现。因此，护理管理者必须掌握领导艺术，最大限度调动护士积极性。

（三）领导艺术的特点

1．多样性　是由管理活动的多样性和管理者的不同特点决定的。不同的管理领域、不同的管理层次需要不同的领导艺术。同一层次管理者由于个人的学识、才能、经验和胆略的不同，对客观事物的了解与掌握的程度不同，在处理同类问题时，所采取的方法、手段和策略也有所不同；同一管理者在不同的时间、地点和条件下，面对不同的管理对象、管理环境、或者出于不同的动机和目的，处理同类事情也往往采取不同的解决方法。这就体现了领导艺术的多样性。

2．灵活性　是指对具体问题的具体分析、具体处理。管理工作除了有规律性外，还有某些偶然性、不确定性；有程序化的决策，还有非程序化的决策；有正常任务，还有预料不到的突击性任务。这些随机性的不确定因素，就决定了管理者要依据不同的时间、地点和条件，随机应变地认识和处理随机事件，以实现较为理想的领导效果。因此说领导艺术是一种非模式化的技能，具有高度的灵活性。

3．经验性　领导艺术不是天生的，是管理者实践经验的总结和升华。同一领域的领导艺术由不同的管理者来把握，其表现、效果不会完全一样。

4．创造性　是科学思维方式在实践中的标新立异，是衡量领导艺术水平的一个重要标志。在管理活动中，对于反复出现的常规性事件，可以按固定的方法、程序去处理，而领导艺术更多地体现为“非程序化”“非模式化”的动态过程。面对工作中不断出现的错综复杂、非规范化、非程序化的新问题，管理者要靠个人的聪明才智创造性地处理新问题、新情况。因此，领导艺术不是拘泥于传统经验、墨守成规的结果，而是创造性思维的产物。

5．综合性　管理活动最显著的特点表现为对全面工作的指挥和协调，以及对工作整体发展的驾驭。因此，一个高明的管理者总是善于胸怀全局，综合平衡和处理工作中各个方面的问题，具有较高的综合艺术水平。

二、护理管理者的领导艺术

领导艺术指管理者具有创造性的领导才能、技巧、艺术和方法。护理管理者常用的领导艺术有决策艺术、指挥艺术、协调的艺术、激励艺术、授权艺术、创新艺术、用人的艺术等。下面重点介绍授权艺术与创新技术。

（一）授权艺术

授权（delegation）是指领导者授予下属一定的权力与责任，使下属在一定的监督下，有适当的自主权，去完成被授予的任务。授权的实质是领导者将部分任务与职权分解给下属，使其在适当的范围内承担一定的责任，行使一定的职权，完成原本属于自己的事情，而领导者仍有监督、控制权和最终的责任。当然，授权不等于分权，授权后领导者仍承担所授任务的主要责任，权力在完成后可以收回。

1．授权的意义　授权是领导者成就事业的分身术，对于领导者、下属和组织都有着重要的意义。

（1）对领导者意义：有利于领导者从繁琐的事务性工作中解脱出来，集中精力做更重要的事情。

（2）对下属的意义：一方面，有利于激发下属的工作热情，增强下属的荣誉感和责任心，调动下属的积极性和创造性。另一方面，有利于发挥下属才干，培养下属的工作能力。

（3）对组织的意义：通过授权使领导和下属之间的命令、指示、要求及反馈回路简化，沟通渠道缩短且通畅，从而提高工作效率；也有利于建立一个合理的管理层次和管理幅度，从而提高管理效率；同时，可加强组织的整体力量，增强组织的群体合力。

2．授权的原则　领导者合理授权，能够提高工作效率，事半功倍。但授权不得力，其负面影响较大。所以，授权必须坚持以下原则：

（1）视能授权原则：这是授权最根本的一条准则。一切以被授权者的才能大小和知识水平的高低为依据。因此，授权前，授权者应对被授权者进行严格的考察，力求将权力和责任授予最合适的人。

（2）逐级授权原则：管理者只能在纵向系统上逐级授权，下授一级，即只能对自己的直接下属授权，绝不可越级授权。既不可代替自己的上级把权力授予自己的下属，也不可将自己的权力授予给下级的下级，否则就混淆了管理层次及权力纵向隶属关系，极易引发矛盾。

（3）带责授权原则：一方面，领导者授权并非卸责，权力下授，并不能减轻管理者的责任，还要把责任留给自己；另一方面，被授权者必须明确自己的责任，即在行使权力过程中遵循规则的责任和对活动结果负有的责任。这样不仅可以有力地保证被授权者积极主动地完成所承担的任务，而且可以避免上下推卸责任、争功诿过。

（4）可控授权原则：领导者授权，不是放权，授权之后，必须进行控制。表现在两个方面：一是要保留某种控制权，不能对下属放任不管，把握授权的主动性和灵活性。二是在授权之前要建立一套健全的控制制度，制定可行的工作标准和适当的报告制度，以及能在紧急情况下进行补救的措施。

（5）信任授权原则：领导者一旦授之以权，就要充分信任，做到用人不疑。授权是否有效，在很大程度上取决于对下属的信任程度。要充分信任下属，放手让下属工作，避免想授权又不敢授权，授权后又干涉、授权后又收回等情况，这些都是不信任的表现。

（6）宽容授权原则：领导者应当宽容下属的失败，不过分追究下属的责任，要同下属一起承担责任，分析原因，总结教训。对下属的宽容，可以在更大程度上激发其工作的主观能动性，但是宽容不等于纵容，对下属工作中所犯原则性错误一定要及时指出，给予批评，促其改正。

3．授权的步骤　在组织活动中，系统地按照步骤进行，有助于合理、有效地授权。授权包括以下 6 个步骤：

（1）确定授权的工作：专家认为：主管 80% 的工作都是可以授权的，他只需做事关组织命运和前途的 20% 的工作即可。一般情况下，能够授权的有：日常事务性工作、重复性工作、具体业务工作、专业技术性工作、一般性的接待等。应保留的权力有：事关本部门的重大决策权、直接下属和关键部门的人事任免权、危机问题、对下属工作的监督和协调权、直接下属的奖罚权以及上级领导者要求亲自处理的事情。

（2）确定授权对象：管理者必须仔细思考确定授权对象，既要考虑授权对象的知识、技能和能力，也要考虑授权对象的兴趣。有能力胜任，并且有工作热情和意愿的人，应该是授权的首选对象。

（3）明确授权内容：即授权的工作项目、职责、权力、完成任务时限及可利用的资源。

（4）帮助被授权者排除工作障碍：在授权前，提醒被授权者在工作过程中可能遇到的困难，使其有充分的心理准备；授权时，充分考虑授权的原则，按原则给予授权；授权后，要进行必要的控制。

（5）建立上下沟通渠道：要求被授权者定期向领导汇报进展，以掌握执行进度。了解被授权者对接受责任的感受与要求，听取反馈信息。

（6）检查与监督：按预先制定的标准对工作进度和结果进行检查与监督，肯定成绩，指出需要改进的地方，并将评价、验收结果与奖罚、晋升、提职、扩大授权等挂钩，以增强被授权人的责任感和成就感。

4．授权的方法　领导者授权，应根据工作任务和授权对象的实际情况进行，常用的授权方法有以下几种：

（1）刚性授权法：也称硬性授权，对所授权力、责任、完成任务的要则、时间和质量等均有明确规定，被授权人照章行事，不得有任何逾越。对工作难度较小和被授权者能力较弱的，应采取刚性授权法。

（2）弹性授权法：同刚性授权法相反。领导者授权时不必做过多的交代，只需让被授权者清楚问题的重点及任务的目的，为下属提供了较大的自由空间，让下属有较大的自主权，随机应变地处理工作中遇到的问题。对工作难度大、任务复杂多变或环境条件多变时，应采取弹性授权法，授权给精明强干、应变能力强的下属。

（3）回归式授权法：在一定的条件或时限内，把已经授出去的权力收回来。比如为完成某一特定任务，领导者将权力授予下属，待任务完成，领导者即将权力予以收回。

（4）逐渐授权法：是领导者把应该授予下属的权力分阶段地授予，而不是将权力一步到位地授予。主要因为领导者对被授权人的工作能力不完全了解，需要进一步观察，就可以逐步授权，先在小范围内授权，根据工作成效逐步扩大，避免失误造成较大的损失；或是领导者对完成任务的环境及客观条件还没有足够的认识，一般采取逐渐授权法。

（5）制约授权法：当管理者的管理跨度大，任务繁重，精力不足时，将某项任务的授权，分解成两个或若干部分，分别授权不同的个人或部门，并使之相互制约，可以有效地防止工作中的疏漏。

5．授权的注意事项　在授权时，常需注意以下几个问题。

（1）慎重选择授权对象：是授权工作的基础和关键。通常授权对象应具有高尚的职业道德，有创新能力及集体合作精神，头脑敏锐，精通业务，善于机智地完成任务。

（2）防止“弃权”现象：即授权过度，领导者拥有的决策权、奖惩权、监督权，在任何时候都不能放弃。作为领导者不仅拥有权力，同时也负有一定的责任，对下属完全放任不管，就不能把握工作的进展和完成任务的效果。

（3）防止授权不足：由于领导者怕担风险，怕失去地位与权力，怕下属能力有限，而没有给予下属足够的权力，这样，下属因未得到充分授权，事事谨慎，无所适从，领导者也被杂乱琐碎的事务所困扰，感到负担压力过重。

（4）防止越权：即下属行使了上司的职权。表现为：先斩后奏，做了事才向领导汇报；片面反映情况，设好圈子让上级领导钻，出了问题上级负责任；斩而不奏，封锁消息，自己说了算；多头或越级请示。

（5）防止反向授权：是指下级不愿意承担责任或能力较差，以致什么事情都往上级领导身上推，以致领导者难以应对。这种反向授权已经背离了授权的主旨，是组织结构不健全、授权艺术失败的必然结果。

总之，护理领导者唯有授权，才能让自己和护理团队获得提升，领导者才有更多的时间思考护理事业的远景方向。能否科学正确地授权，已成为领导者工作是否有效和领导者素质的重要标志。

案例 6-4

某三甲医院的心胸外科共有病床 50 张，有护士 18 人，其中有正副护士长各一人。2004 年 3 月成立心胸外科重症监护室，护理部派副护士长和一名护士外出进行学习各三个月，而恰巧这段时期患者特别多，每天加床近 10 张，但护士长并未向护理部提出增员申请。5 月进行一次全院护理质量大检查，将检查结果在“5·12”国际护士节庆典会上予以总结与表彰。护士长对此十分重视，但本月护士人手少，患者多，要在本次护理质量检查中取得好成绩实不容易，于是，组织本病室护士开会，学习护理质量标准，并对照标准，分解任务，分别将护理安全管理、基础护理质量管理、护理服务满意度的管理、护理文件记录管理等授权给护士张芳、李露、刘玉明、王丽华进行预检和把关。经过一周时间的精心准备，在本次护理质量检查中，该病室取得了较好的成绩，护理部准备表彰该病室的护士长。可就在“5·12”的前几天，该病室有多起患者及家属到护理部或院办公室投诉护士的服务态度不佳，或护理工作出现差错，如一名护士在给 25 床患者更换输液瓶时，错将 23 床患者的药液（10% 葡萄糖 500ml+ 维生素 K 140mg）接上了。

问题与思考：

1．为什么该病室在护理质量检查中取得了较好的成绩，而患者投诉增加？

2．护士长能否将护理质量管理工作授权给护士？为什么？

3．如果你是该病室的护士长，遇到此情况，将怎样处理？

（二）创新艺术

创新（innovation）是一个民族进步的灵魂，是一个国家兴旺发达的不竭动力。创新也同样是 21 世纪护理管理者的灵魂。作为护理管理者，学会创新管理，才能不断探索我国护理专业发展的新思路。

1．创新的含义　企业家将创新定义为生产要素的新组合。管理学将创新定义为有意识地引进和运用相对于组织来说新的思想、产品或工作流程，而这些新思想、新方法等的应用对组织、群体和个人都是有利的。教育学和心理学则将创新视为创造力或创造性的主要表征，核心是创新思维。

一般来说，创新是指超越旧事物、旧理论、旧方式，创造新事物、新理论、新方式。狭义的创新不等同于创造。创造是建立在独创之上，创新是建立在已经创造出来的东西之上，创新是一种批判与传承基础上的衍生、推展，是在从前的创造活动之上结出的新成果。广义的创新，包括

“原创”和“后创”。原创是指前人没有做出过的第一次新的创造与新的发明；后创是指对前人和他人，也包括对自己原有的思维、理论进行调整或修正，形成符合时代特征和现实需要的新的科学思维和理论。

2．创新的理论基础　1912 年美籍奥地利人、经济学家熊彼特（Joseph A. Schumpeter）首次从经济学角度系统地提出了创新理论。他认为创新过程就是建立一种新的生产函数，即要把一种从来没有的关于生产要素和生产条件的“新组合”引入到生产体系中。

3．创新的内容　管理创新是指创造一种新型的、有更高效率的资源整合的范式。管理创新包括以下几方面：①思路创新，即提出一种新的运行思路并加以有效实施。②组织创新，即创设一种新的组织机构，并使之有效运转。任何组织机构经过合理设计并实施后不是一成不变的，必须随着外部环境和内部条件的变化而不断地进行调整和变革。③技术创新，是组织把新技术创造性地应用于生产经营活动，以获得预期的经济效益和社会效益的过程。随着科学技术的不断发展和市场竞争的日益激烈，技术创新成为构成组织核心竞争力的首要因素，包括引进新技术、改进旧技术等。④制度创新，是指创立或引入新的制度，护理制度大的创新如国家护理管理体制、护士法等，小的创新如医院或科室护理工作运行机制等。⑤管理方式创新，是指把各种生产要素整合起来，创造一种更新、更有效的资源整合管理模式。

4．创新的基本步骤　多数专家致力于创新管理的研究，提出了创新 5 个步骤，具体如下所述：

（1）收集素材：积累和收集各种有用的信息与素材是进行创新的必要前提。该阶段需要广泛的探索，研究与问题有关的一切事物，这是一个积累的过程。

（2）深思熟虑：此阶段要克服各种思想障碍，发挥思维的灵活性，运用多种思维方法进行思考。此阶段也会闪现灵感，经过时间的孕育，也能发展为创新思想。

（3）酝酿储备：当某种新思想偶尔浮现时，或许它是以初级、粗糙的形式出现，需要进一步琢磨、充实和完善。在该阶段需要把原始数据信息和思考时发现的新资料通过加工整理，进行酝酿构思。

（4）领悟发现：这是做出创造性发现的阶段。在该阶段，直觉、灵感、想象等非逻辑思维起着决定性作用。在继续深思熟虑和酝酿储备的基础上，一旦出现思维的飞跃，就会最终产生新的认识和见解。

（5）确立完善：通过修正、扩充、提炼，对创新思想加以完善，并运用评估能力加以检验与抉择。

在实践中，创新过程并不是一个规则的过程，各阶段并非截然分开或固定模式。有时酝酿期较长，可能在较长的时间中无明显进展；有时会在不曾预料的时机突然出现飞跃。作为未来的护理管理者，理解创新基本过程既有助于充分发挥自身的创造性，也有助于激励他人的创新能力。

5．常用创新技术　创新技术源于一门新兴学科——创造学。该学科对人在创造性活动中的心理过程特征及心理障碍做了研究并在此基础上提出了一些创新技术和方法。

（1）发散思维法和聚合思维法：发散思维又称辐射思维、立体思维、求异思维、多路思维。它是由美国心理学家吉尔福特（J. P. Guiford）于 1959 年提出的。这种思维方式打破思维定势，破除思维障碍，充分发挥人们的联想力，由点到面，天马行空，异想天开，通过调动大脑已知的各种信息、形象、观念来相互联系、重新组合，从而由熟悉的已知领域达到陌生的未知领域，产生新的想法与创意。

聚合思维，又称收敛思维、集中思维、汇合思维等。它是吉尔福特在提出发散思维的同时提出的，他对聚合思维的定义是，“从已给的信息中推出一个正确的答案，或者引导出一个公认为最好的或常规的答案”。这种思维方法与发散思维呈相反状态，一个是由面到点，一个是由点到面，一个是由分散到集中，一个是由集中到分散。

发散思维和聚合思维是相辅相成的两种思维方式，两者缺一不可。没有发散思维，就不可能产生各种新奇的思想，先进的发明创造，人类思维的广阔性、开放性就被禁锢，但只有发散思维而没有聚合思维，那思维就变成一盘散沙，没有系统，漫无边际。因此需要在发散想象之后，通过聚合思维筛选、集中、消化、完善那些存在缺陷的想法，使创意得以最终呈现。

（2）形态方格法：也称信息交合术或形态分析法，由美国加州理工大学茨维基（Zwicky）博士首创。其核心思想是：许多发明创造的成果并不是全新的事物，而是一些旧事物的新组合。因此，如能对问题加以系统地分析和组合，便可以大大提高创新成功的可能性。

（3）综摄法：是以类比思考为核心的著名创新技术，由戈登（W. J. Gordon）最早提出。综摄法主要运用两大操作机制：①对不熟悉的事物用熟悉的事物和知识去分析；②对熟悉的事物和知识以不熟悉的态度来观察分析，从而启迪出创造性的设想来。分析问题和提出可能的答案主要运用类比和隐喻。

三、护理领导者人格魅力与素质要求

（一）领导者的人格魅力

在许多场合，我们常常可以看到，有些领导者哪怕貌不出众，语不惊人，甚至矮小虚弱，疾病缠身，在部属眼中也无比高大魁梧，魁伟挺拔，受到众星捧月般的包围，拥有无数忠实的追随者；甚至“不动而疾，不告而知，不为而成，不召而至”，散发出特有的魅力，具有丰富的内涵和韵味。是什么使得他们如此与众不同？是什么造成他们对群众那种无法抗拒的吸引力和向心力？其中很重要的一点，就是有人格魅力。

所谓人格魅力是指管理者权力以外的，如品德、才学、业绩、资历和感情等非权力因素的影响力，也就是个人威信。它是由管理者本人的素质和行为造成的，自然影响他人的心理和行为，通过潜移默化的过程成为他人的内驱力。护理领导者的人格魅力表现在以下几个方面：

1．道德品行　英国教育家的洛克（John Loeke）说“没有什么事情能够像榜样这么温和而深刻地打进人们心里”。作为一个护理管理者，不仅是组织者、指挥者，更重要的是要带动一班人，这就需要管理者自身言行能起到潜移默化的作用。所以护理管理者必须做到以身作则、谦虚谨慎、正派公道、能容人之长、容人之过、容人之个性，护士才能信其言、遵其令、感其行。同时，护理工作是集素质、知识、才能、爱心、责任于一体的特殊服务行业。护理管理者本身要具备崇高的事业心，强烈的责任感和全心全意为人民服务的思想，无私奉献的精神；在平凡工作中能体现自己的人生价值、观念，树立自己良好的领导形象。一方面使人产生崇敬心理而去效仿，形成一种潜在的说服力；另一方面，对一些在工作中有过错误认识和行为的同志，能起到一种无言教诲的作用。

2．业务能力　作为21世纪的护理领导者，既要熟悉护理基本理论知识和技术操作规程，掌握护理质量考核标准、专科疾病护理知识和专科疾病护理常规要求，又要了解护理专业发展动态。优秀的护理领导者应具备的管理学知识包括：人力资源管理与开发、财务管理与控制、临床信息系统、质量管理、卫生政策、卫生保健成本控制、资金预算和患者的经费管理、卫生保健和医院急救管理、人际关系学和一定的外语水平等。如果护理领导者做到了护理技术操作的娴熟与精湛交相呼应，危重患者救护的神速与沉着渗透融合，管理工作中人性化和规范化的完美结合，影响力和发言权就会越大，个人威望就会越高，会形成独特的人格魅力。

3．管理能力　在护理管理实践中，管理者应立足于管理人性化，质量控制标准化，管理企业化和决策科学化，不仅要掌握医学、护理学相关技术和知识，还要学习质量管理学、人际关系学、心理学、卫生政策法规等相关学科的知识，善于运用“人本管理”思想，发挥每个人的主观能动性，积极做好用事业留人、用感情留人的拴心留人工作，稳定护理队伍。在实施人性化管理的过程中应实现3个转变：一是由“以工作为中心”向“以人为中心”的管理模式转变；二是由管住人、控制人向激励人、发展人的管理策略的转变；三是由单纯追求管理效率向促进人的发展、实现人的最大价值的管理目标的转变。树立“两个中心”：以患者为中心和以护士为中心。投入两份情感：对患者的关爱和对护士的关心。明确两种责任：为患者创造人文关怀的医疗环境和为护士提供发挥潜能的舞台。确立两个目标：提高患者对护理服务及护士对管理工作的满意率，减少投诉率，以此作为人性化管理效果评价的“金标准”，确立满意度评价指标，用“金标准”规范管理者的管理行为。实行公开管理，将科室质量控制、护士带教、抢救药品及器械的管理、消毒隔离、落实基础护理等护理管理工作分工到人，让护士人人学会管理，人人参与管理，尊重护士的参与权、知情权，护士参与管理的意识增强，人人出谋划策，科室管理水平将会大大提高。

4．情感因素　人际关系是构成管理者非权力影响力的关键因素，良好的人际关系是做好任何工作的催化剂。护理管理者不仅要擅长医术，还要具备一定的交流沟通技巧，有良好的“情商”，善于与各类人员进行有效沟通，积极营造良好的社会环境，建立良好的护理群体关系。管理者要做到知人善任，善与人同，不仅要管好护士，更要激活整个护理团队精神，既要看到自己在群体中所处的地位及承担的责任，又要在实践中注重发挥“霍桑效应”，让广大护士参与管理。护理管理者充分调动人的积极性、主动性、创造性，努力创造和维系一个有效的激励体系，培育学习与创新、团结与协作的可持续性创新模式，激发护理人员的工作热情，共同分担工作压力，使大家从被动执行变为主动参与，使个人与集体配合默契，形成群体合力，让有限的管理要素达到最优运转。

5．亲和力（affinity）　是领导干部综合素质的集中反映，是领导艺术、道德修养和人格魅力的集中体现，它与学历层次和技术等级的明显区别在于：既不能靠教育培训来提升，也无法用考核指标来量化，而需要长期的修养和锻炼。这既是领导者自身发展的需要，更是时代发展的需要。

（1）学会尊重和包容：始终把自己当成护士的一员，站在平等的地位，与护士多交流、勤沟通，充分尊重护士的首创精神，给予信任和支持。要有海纳百川的宽阔胸怀，容纳与自己不尽相同或相异的个性，做到能容、能忍、能让、能放、能忘和用人不疑。充分了解护士的性格特点，注意其情绪变化，理解她们在工作、生活等方面存在的问题和困难，在安排休假、工作时尽量做到合情、合理；充分肯定她们在工作中的成绩，真心实意地关心、爱护护士，积极为她们的成才创造条件，使每一位护士在群体中有归属感、亲切感和信任感，从而激发出护士们热爱护理工作的主动性和创造性，不断增强团队凝聚力和战斗力。

（2）学会诚实和信用：诚实守信既是传统美德，也是社会公德，要想得到护士的拥护和爱戴，取信于民至关重要。因此护理领导者要把诚信作为立身之本，言出必行，守信如玉。

（3）学会自律和垂范：严于律己、率先垂范是领导干部的政治品质。要想得到护士赞成，群众拥护，护理领导者要保持清醒的头脑，不断加强觉悟修养，淡泊名利，光明磊落，勿以善小而不为，勿以恶小而为之。当护士迷惘的时候给予希望，困惑的时候给予光明，遇到困难时给予温暖。

（二）护理领导者的素质要求

素质（diathesis）是指人在先天的基础上，受后天环境、教育的影响，通过个体自身的认识和社会实践，形成的比较稳定的基本品质。领导者的良好素质需要在实践中不断积累和提高，并在实践中接受锻炼和考验。护理领导者应具备的素质要求包括以下5个方面。

1．政治素质　包括思想品德和道德标准。良好的政治素质是一个护理领导者必须具备的最基本、最重要的素质，护理领导者要保持清醒坚定的政治立场，明辨是非，与时俱进，树立正确的人生观、价值观、权利观、荣辱观，全心全意为人民服务，必须具有高度的责任心和高尚的品德。高度的责任心是管理者搞好工作的前提，一个合格的护理管理者要勇于负责，敢于负责，护理管理者不仅要对上级负责，同时要对下级、对医院、对患者及社会负责。高尚的品德是管理者必不可少的素质，榜样的力量是无穷的，要求他人做到的自己要先做到。护理管理者品德必须高尚，要忠于职守、公正无私、清正廉洁、诚实守信、谦虚好学、平易近人，以实际行动影响和团结下属。

2．业务素质　护理领导者业务素质高低，直接影响领导工作和领导艺术。护理领导者应拥有“T”型知识结构，既是精于本专业管理的“专才”，又是博学识广的“通才”。也就是说，护理领导者不仅要具备精深的本专业知识、精湛的护理操作技能，还要具备相关的医学、社会学、心理学等学科的知识，也要掌握管理学、经济学、计算机应用等知识，才能增加护理人员的信任感，提高自己的非权力性影响力，达到有效的领导。

3．能力素质　护理领导者能力素质的高低，决定着领导活动的有效性。护理领导者的能力素质，主要体现在：预测能力、筹划决策能力、组织指挥能力、协调控制能力、应变适应能力、人际交往能力、培养下属能力、激励能力、改革创新能力、综合判断能力、评判思维能力、信息获取能力等。

4．身体素质　包括体质、体力、体能、体型和精力。没有健全的体魄和良好的身体素质，护理管理者就失去获得事业成功最起码的条件。现代护理领导者，必须具有强壮的身体，能够抵抗疾病，适应各种艰苦环境，精力充沛、思维敏捷，以满足不断吸取知识和承担繁重的体力和脑力工作的需要。

5．心理素质　护理领导者面临的管理对象和管理环境复杂，要应对来自各方面的压力，需要具备良好的心理素质和稳定的情绪，能够正常发挥自己的思维、智力、能力和创造力，能够自觉进行心理调适，应对各种心理压力，既能经受得住荣誉、地位、利益等各种诱惑的考验，又能经受得住各种挫折的考验，以乐观积极的心态对待工作中的各种困难，以取得良好的领导效果。

案例 6-5

某医院各病房护理专业技能和服务水平差别较大，为提高全院护理质量，该医院提拔了一批具有较高的个人素质、较好的业务能力和较强的个人感召力的护士长取代不称职或工作热情低的护士长。这批护士长上任后，积极组织病房护理人员学习业务知识，巩固服务理念，鼓励护理人员团结协作，公正、公平、公开地对待人和事，经过一年时间的实践，大幅度提高了病房的护理工作质量。

问题与思考：

这个案例中，新任护士长是如何发挥她们的领导力的？护士长怎样才能巩固和发扬她们的工作成绩？

自测题

1．解释名词：领导、决策、激励、授权。

2．领导工作的原理是什么？要求有哪些？

3．勒温的领导方式论将领导行为归纳为哪些类型？各型的特点是什么？

4．决策制订的程序有哪几个步骤？何谓群体决策？

（雷芬芳）

第七章　控制职能

学习目标

通过本章内容的学习，学生应能：

识记：

1. 正确描述控制职能的含义。
2. 正确叙述控制的重要性及基本原则。
3. 正确阐述控制的基本过程及方法。
4. 正确列出控制在护理管理中的应用。

理解：

1. 正确描述并解释下列概念：控制、风险管理、护理安全、成本管理。
2. 对比不同类型控制的优缺点。
3. 正确分析控制在风险管理、护理安全管理及成本管理中的应用。
4. 正确理解护理安全管理的方法。

应用：

1. 根据所学知识，在护理管理中运用不同控制类型。
2. 正确识别护理风险并进行护理风险管理。
3. 正确实施护理安全管理方法。
4. 举例说明如何实施成本管理。

控制职能是管理活动的基本职能之一，是对组织内部的管理活动及其效果进行衡量和校正，以确保组织的目标以及为此而拟订的计划得以实现。控制过程是管理过程的最后一个阶段，对组织实施过程能否与计划方案相一致起保证和监督作用。控制的有效与否，直接关系到管理系统能否在变化的环境中实现管理决策及计划制订的预期目标。有效的控制能使整个护理管理过程得以顺利运转、循环往复。

第一节　控制职能概述

一、控制的概念

控制是“控制论”中的一个概念。控制论是由美国数学家、生物学家维纳（Norbert Wiener）于 20 世纪 40 年代创立的一门新的科学理论。发展到了现在，控制论已形成了以理论控制论为中心的4大分支，即工程控制论、生物控制论、社会控制论和智能控制论。控制论是一门跨学科的具有方法论性质的交叉学科，已被广泛应用于社会各个领域。

控制（control）是指按照既定的目标和标准，对组织活动进行衡量、监督、检查和评价，发现偏差，采取纠正措施，使工作按原定的计划进行，或适当地调整计划，使组织目标得以实现的活动过程。这一概念包含3层含义：①控制是一个过程；②控制是通过监督和纠偏来实现的；③控制的目的是保证组织目标的实现。

控制与其他管理职能是一个相辅相成，有机结合的整体。五项管理职能中，计划是前提，组织是保证，领导、决策是关键，控制是手段。在护理管理中，控制就是护理管理者对下属的工作进行监督和检查，发现是否按预定的计划和方向运转，如有偏差，领导通过控制系统所反馈的信息分析原因，及时制定纠正措施，有可能对原计划进行修改或确立新的目标，提出新的计划和决策，甚至改变原来组织结构，以保证既定目标的实现。如此循环反复，并开始新一轮的管理活动，要求组织活动有所创新，提出和实现新的目标，从而使组织活动达到一个新的高度。

二、控制的重要性

任何组织活动都离不开控制，控制工作始终贯穿在管理活动的全过程。在护理管理中起着尤为重要的作用。

1．控制工作在管理中起关键作用　控制是管理者的重要职能之一，控制与其他管理职能紧密联系，构成一个相对封闭的循环，使管理循环过程顺利进行。控制本身需要组织机构做保证，控制活动是按一定的组织层次进行的，各层次都有不同的责任要求才能保证控制系统的正常运转。任何组织活动都难以避免偏差的出现，关键在于及时地获取偏差信息，及时有效地采取纠偏措施，减少偏差给组织带来的损失。如果没有控制，就无法知道组织运行情况和成效如何。所以控制不仅可以维持其他职能的正确活动，而且在必要时可以改变其他职能的活动。由此可见，控制在管理工作中具有关键的作用。

在护理管理中，控制是一个循环的过程。护理管理者要不断地监督、检查各项护理活动是否符合预期目的，并作出反应，通过各项管理活动和有效措施及时纠正偏差，修改计划，实现预期目标，确保护理工作的正常运转。护理管理中的控制工作是护理主管部门对护理工作进行控制和调节的过程。为了使患者接受高质量的护理，促进疾病康复，领导对下属的工作进行有效地控制，包括深入分析、核对、检查、评价，必要时调整计划，消除影响因素，挖掘护士的最大潜能，充分调动积极性，进行最佳的护理活动，保证实际工作与预期目标的统一性。

2．控制工作在管理中起着保障作用　管理的根本任务就是保证组织目标的实现，而控制又是管理工作的一个重要环节。建立组织目标后，组织内部和周围环境会发生许多变化，特别是护理管理工作，由于护理管理领导层次多，管理者本身素质、知识、技能、经验等因素影响，在制订计划时可能不完全准确、全面，也可能由于护理工作复杂多变，患者有新的需求，护理人员发生重大的变动等，这些都会导致不同程度的偏差，对组织实现目标产生影响。这时只有通过建立有效的控制系统帮助管理者指导和监督业务活动的进行，包括纠偏活动、补救措施的制订与落实等，促进组织更好的生存和发展。因此，一切组织活动管理者都必须依靠控制系统来发现问题，并予以解决。

3．控制工作能使组织超越现状　控制与管理的其他4项职能密切结合，形成有机的管理工作循环，在其充分发挥各项职能的基础上完成管理任务，达到预期目标，这既能保证管理活动正常运转，又能在必要时通过纠正偏差改变其他职能的活动。这种循环周而复始呈螺旋式上升，每一次循环的完成都把管理工作推向了一个新的高度。管理者的责任就是有效地运用控制职能来监督、检查、调整计划，实现预期目标。从而不断地推动这种循环向前发展，使组织超越现状，以达到更美好、更卓越。因此，在管理工作中，控制不仅是监督、纠偏，还包括持续改进的意义。

4．控制工作有利于实施合理授权　有效的管理者应该注意合理授权给下属，然而经常会出现管理者不愿意授权的情况，主要是管理者害怕下属犯错误时，需要自己承担责任，因而宁愿自己做事来规避风险。如果形成一种有效的控制系统，管理者既可以为被授予了权力的下属提供工作成效的信息和反馈，又可以监督上级的权力是否被滥用，还可以督促下属，就能保证组织顺利到达目标。

三、控制的类型

管理控制的类型很多，不同的控制系统因其条件和外部环境各不相同，控制的方法也是不相同的。可按不同依据将控制分类：按控制的作用环节划分，可分为前馈控制、过程控制、反馈控制（图 7-1）；按业务范围划分，可分为生产控制、质量控制、成本控制、资金控制等；按采用的控制手段划分，可分为直接控制和间接控制；按控制的对象划分，可分为局部控制和全面控制；按管理者的控制方式划分，可分为集中控制、分散控制；按控制源划分，可分为正式组织控制、非正式组织控制、自我控制；按控制活动的性质划分，可分为预防性控制和更正性控制。上述分类方法不是绝对的，有时一个控制可能同时属于几种类型。

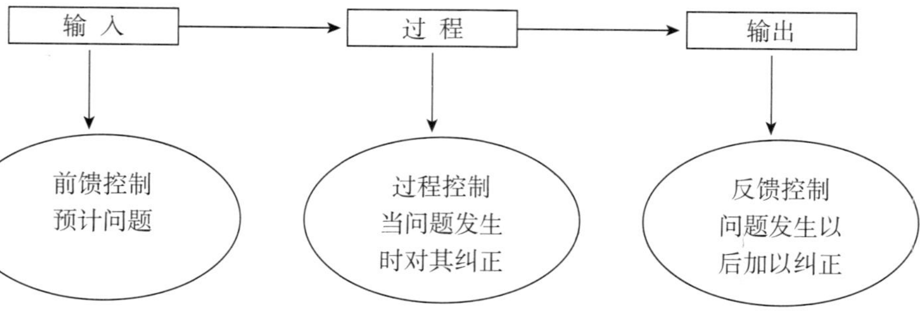

图 7-1　控制的基本类型

下面重点介绍按控制的作用环节划分的前馈控制、过程控制和反馈控制 3 种类型：

1．前馈控制（feedforward control）　又称为预先控制或预防控制，是指在活动开始之前就对结果进行认真的分析、研究、预测，并采取必要的防范措施，使可能出现的偏差在事先就得以制止的控制方法。它是管理者运用所获得的最新信息，包括上一个控制循环中所获得的经验教训，对可能出现的结果反复进行预测，然后将它同计划要求进行比较，从而在必要时调整计划或控制影响因素，以确保目标的实现。预先控制的工作重点是防止所使用的各种资源在质和量上产生偏差，而不是控制行为的结果。它能起到较好的预防作用，可以使一些失控的情况在开始之前就得到消除。护理工作中制订的护理差错事故防范预案就属于预先控制。

2．过程控制（process control）　又称同步控制或环节质量控制，是指在管理过程中，为了很好地完成计划目标，管理者对正在进行的各种具体的工作方法和过程进行检查、指导、监督和纠正的控制方法，这种控制方法的特点是在执行计划的过程中采取一些纠正措施。

过程控制是基层管理人员所采用的一种主要的控制方法。病房护士长经常使用这种控制方法进行病房管理，如护士长监督护士的工作以保证护理工作任务的完成，一旦发现护理工作出现偏差立即采取纠正措施，检查各班护士执行护理规章制度的情况等。过程控制的有效性在很大程度上取决于管理者的个人素质、工作作风、管理能力，以及下级对指示的理解程度。在过程控制中，管理者的言传身教起到了很大的作用。

3．反馈控制（feedback control）　又称事后馈控制或结果控制，是指活动结束后，对计划的执行结果进行检查，并对照标准，找出偏差，分析发生偏差的原因及对未来的影响，及时采取防范措施，防止偏差继续发展或再度发生的控制方法。在护理管理中，护理部每月护理质量分析会议就属于结果控制。通过指出过去的错误来对历史做出评价，以此来指导改进未来的工作。这种控制方法的特点是控制位于活动过程的终点，把好最后一关，才不会使错误事态扩大。结果控制要求信息的反馈灵敏、及时、准确，因管理过程中的各种信息都会直接影响控制结果。结果控制的致命缺陷在于整个活动已经结束，活动中出现的偏差在系统内已造成损害，所以，从这一点来说，结果控制并不是最好的控制方法，具有滞后性弱点。为了更好发挥控制的作用，就必须要求反馈的速度大于控制对象的变化速度。

四、控制的原则

1．计划性原则　计划是实现控制工作的依据，控制的任务是保证组织按预期的计划进行，取得预期成果，并使组织的每一次活动都有所创新，上升到一个新的高度。因此，控制工作应围绕计划进行，计划越明确、越完整，控制就越有效。管理者会更有效地采取各种手段和措施，实现预期的目标。

2．客观性原则　控制是通过人来实现的，再好的管理者也会受到主观或客观因素的影响，因此，有效的控制要求用客观、准确的标准去评价工作成果，其标准可以是定量或定性的考核方法。

3．关键性原则　关键性原则是一种管理艺术，管理者在控制工作中，面面俱到是不可能的，因为各部分、各环节、各种因素在实现计划目标中所起的作用和地位是不同的，如果管理者关注计划执行中的每一个细节，既浪费时间也没有必要。因此，管理者应将控制重点放在对完成工作目标有重要意义的关键环节、重点部分和重点因素上。

4．灵活性原则　控制是通过纠正活动中出现的偏差，使被控制系统按原计划执行，以实现计划目标的过程。但在现实管理活动中，可能会出现原计划是错误的，或因突发事件改变了原来的条件，使下属无法执行原计划，这就要求管理者灵活地控制，立即修改计划，采取特殊措施，避免造成更大的损失和严重的后果。

5．及时性原则　及时性控制主要是及时发现偏差并及时纠正偏差，保证控制活动取得良好的成果。其目的是避免事态进一步恶化，造成更大的失误。由于组织活动是复杂的，受多种因素制约，许多潜在因素尚未显露，其发展态势难以预测。因此，管理者需要及时收集和传递信息，在多种方案、手段、途径中进行比较，反复权衡调整计划，选择快捷的方式对组织活动进行有效控制，实现组织目标。

第二节　控制的基本过程、方法

一、控制的基本过程

控制过程（control processes）包括建立控制标准、衡量偏差信息和采取矫正措施3个关键步骤，它们相互关联，缺一不可。其中，建立控制标准是控制工作的前提；衡量偏差信息是控制工作的重要环节，不掌握偏差信息，控制就无法继续开展；采取矫正措施是控制工作的关键，矫正措施是根据偏差信息，做出调整决策，并付诸实施。

（一）确立标准

标准是人们检查工作及其结果的规范。标准是控制的基础，是衡量实际工作绩效的依据和准则。标准的类型很多，它的建立取决于所需要衡量的绩效和成果领域。管理控制的首要环节就是拟定一些具体的标准。所谓标准，是一种模式或测量单位、具体的尺度。制定标准不仅要抓住关键点，还要使标准便于考核，具有可操作性，将计划中的目标分解为一系列可操作的控制标准。在实际工作中也尽量采用可度量的方式对标准加以量化处理，不宜量化的，提出易操作的定性标准。

护理系统常用的控制标准有以下几种：①时间标准——完成一定数量的护理操作或做好某一项护理服务工作所限定的时间，如为新入院患者铺备用床规定时间是应在7min内完成。②质量标准——保证护理符合各种质量因素的要求，或服务方面需要达到的工作标准，如护理文书书写规范。③程序标准——根据操作过程所制定的流程标准，如口腔护理、静脉输液等各项护理操作流程。④行为标准——对护理人员规定的行为要求，如医德医风、行为规范、服务用语、仪态仪表要求等。

（二）衡量绩效

对照标准衡量工作绩效，是了解下属的执行是否与上级指令、计划相一致的过程。通过评估、考核、检查等活动，发现计划、方案与实际工作之间的偏差，认真分析和研究造成偏差的原因，采取有效的纠偏措施，保证组织目标的实现。衡量绩效的过程是在信息收集的基础上，建立有效的信息反馈系统。因此，管理者必须做到以下几点：

1．选择合适的衡量方法　管理者对衡量绩效应做出具体合理的安排。选择好衡量项目，对决定实际工作好坏的重要特征进行衡量；选择好衡量对象，包括自己、上级、同事、下级等人员；选择好衡量频率，衡量过多，会增加控制成本形成浪费，衡量过少，不能及时发现偏差易造成过多损失；选择好衡量方法，可通过个人观察、书面报告、抽样调查、召开会议等方法获取真实全面的信息。

2．建立有效的信息反馈系统　控制的目的不是单纯为了衡量绩效，而是为了达到预定的目的。对实际工作情况进行衡量是为了提供有用的信息，为纠正偏差提供依据，因此，要建立有效的信息反馈系统。衡量绩效的主要问题是如何及时收集适用、可靠的信息，并将其传递到对某项工作负责而且有权采取纠偏措施的主管人员手中，并能够将纠偏措施的指令迅速传到相关操作人员，以便对出现的问题做出及时地处理。

获得信息的根本途径是通过反馈。实现有效反馈的措施有：①建立工作汇报制度，要求下属及时准确地将执行上级指令的情况及遇到的问题反映上来，使上级部门及时了解下属的执行情况。②建立监督检查机构，进行检查监督。因为受下属的素质及其自身利益的限制，有时不能及时、全面、如实地反映情况，因此必须有专门的监督检查机构了解情况，及时向管理者提供信息。③管理者要亲自监督检查某些重要决策的执行，如果执行中发生了一些重大事件，管理者就要亲临现场指挥以及时发现偏差，解决问题。

在控制过程中要预测可能出现的偏差。有些活动出现一些偏差是难免的，但要确定可以接受的偏差范围，如基础护理合格率控制范围是90%以上，低于90%则不能接受，这样可以避免出现大的偏差，以减少不必要的损失。

收集、整理信息时，管理者应注意以下几点：①信息的时效性。要及时收集、加工、传递信息，否则信息就降低了使用的价值。②信息的准确性。要准确、真实、可靠地收集信息，以便做出正确的决策。③信息的实用性。要对信息进行整理分析，提供合适的、有用的信息，以免加重管理者的负担。

（三）纠正偏差

偏差是控制系统中绩效标准与实际结果的差异。在衡量绩效后，如果发现了偏差，管理者就需要立即采取纠偏行动，尽量使绩效与标准相符。在控制过程中，出现偏差的原因可能是复杂的，这就需要管理者分析造成偏差的真正原因，针对偏差原因产生的不同所采取的纠偏措施也不同。管理者可采用重新制订计划或修改目标的方法，也可利用组织手段对组织机构、补充授权、人员配备等进行调整的方法，还可以通过改善领导方式、增加物质鼓励等方法来纠正偏差。无论采用什么措施，管理者都要注意以下几点：①要找出偏差产生的主要原因，做到有的放矢地采取具体的纠偏措施。②要确定被纠正的对象，它可能是衡量绩效的标准，也可能是组织进行的活动，还可能是在实施的计划。③要选择正确的纠偏措施，以最少的投入和解决偏差效果最好为目标，使纠偏方案达到最佳，实现真正目标。

控制是一个连续的过程，它使管理工作成为一个闭路系统。在多数情况下，实施控制既是一个管理过程的终结，又是一个新的管理过程的开始。控制绝不是仅限于衡量计划执行中出现的偏差。控制的目的在于通过采取纠正措施，把那些不符合要求的管理活动引回到正常的轨道上来，使管理系统稳步地实现预定目标。因此，控制不仅是实现计划的保证，而且可以积极地影响计划的制订。正是由于这个原因，控制活动成为一条贯穿于整个管理活动始终的主线。只要有管理，就必然要有控制。随着管理活动的发生、管理系统的运行，控制过程也不断地、周而复始地连续展开。

二、控制的基本方法

控制技术（control skills）可分为硬技术和软技术。控制硬技术是指实施控制所采用的技术设备、装置和仪器等。控制软技术是指控制方法。只有两者相互适应，才能使控制更为科学和有效。

管理活动中采用的控制方法很多，一般将控制方法分为预算控制方法和非预算控制方法。预算控制方法是指根据预算规定的收入和支出标准来检查和监督各部门的生产工作情况，保证各部门、各项活动在实现利润的过程中对资源的利用。如医院用金额反映病房财政收支计划等。非预算控制方法分为质量控制和数量控制。质量控制是用语言评价绩效，包括管理审核、内外部审核、个人观察、绩效评估等方法；数量控制是用数字评价绩效，通常采用甘特图、盈亏平衡分析、管理成本分析、偏差分析、决策树等。

在护理管理中常用的控制方法有如下几种。

（一）行为控制法

管理控制中最主要的方面就是对人员的行为进行控制，这是因为在任何组织当中最重要的资源是人，任何高效的组织都配备着有能力高效地完成指派任务的优秀人才，这可以从周围许多组织的情况得到证明。怎样选择人员、怎样使员工的行为更有效地趋向组织目标，这就涉及人员行为的控制问题。行为控制包括直接监督、目标管理和行政控制。

1．直接监督　是行为控制最直接、最有效的方式。通过这种方式，管理者可以根据需要监督下属的行为，告诉他们哪些是合适的行为或不合适的行为，并采取纠正措施进行干预。护士长或带教老师对新上岗的护士、实习生、进修生的控制多采用此种方式。通过个人监督进行控制，能有效地激励员工和提高效率。当然，此种方法管理成本高，不利于下属创造性的发挥。

2．目标管理　是一种为提高效率而进行的系统化的目标设定过程，也是对下属实现特定组织目标或业绩标准、执行运营预算的能力进行评估的系统。目标管理作为一种控制方法，其特点是目标清晰、明确，各级管理者容易做出判断。由于整个组织或系统的目标分解成为各个子系统的目标，如果各个子系统能达成目标，就能够确保整个组织达成目标，这在某种程度上可以说提高了控制的可靠程度。

3．行政控制　是一种由规则和标准操作程序组成的综合系统进行的控制，其目的是塑造和规范组织和员工个人行为。规则和标准操作程序能指导员工的行为，并对员工在碰到需要解决的问题时应该做什么作详细的说明。制定规则和操作程序是管理者的职责。当员工遵守管理者制定的规则时，他们的行为是标准化的，即行为是以相同的方式一遍遍重复进行。行政控制也有不利的方面，首先，可能使组织变得官僚主义，对环境变化反应迟钝；其次，可能使员工变得墨守成规。如果组织和员工将注意力放在错误规则上的话，即过度标准化，将会使组织偏离轨道。因此，管理者必须对自己使用行政控制的方式始终保持一种敏锐的洞察力。当组织行为是程序化的且容易理解时，行政控制非常有用；当管理者必须对环境变化作出快速反应时或作出非程序化决策时，不宜用行政控制。

（二）组织文化与团体控制法

组织文化是指组织在长期生存和发展过程中所形成的价值观、群体意识、工作作风、行为标准的总和。团体控制是通过分享价值观、规范、行为标准和共同愿望，对组织内个人和群体施加控制。组织文化不是通过外部强制发挥作用的约束系统，而是通过员工内化价值观和规范，进而由这些价值观和规范约束指导自身行为的。组织文化通过建立价值观、社会化过程、仪式和典礼以及故事和语言等形式传递给组织成员。例如对新护士进行授帽、宣誓等仪式均属于此种控制。

在护理管理过程中，哪种控制方法最有效，不能生搬硬套，需要具体问题具体分析、具体处理。

三、实施控制应注意的事项

1．及时获取实时信息，提高控制时效　控制是整个管理过程中的一个十分重要的环节。控制的效率关系到管理的效率，能否及时发现计划执行中的偏差，采取措施给予纠正对于实现计划目标，提高管理效率至关重要。但是控制时效的提高取决于管理者能否及时地得到下属执行计划情况的信息，尤其是实时信息。实时信息就是指事件一发生就被管理人员及时掌握的信息。在护理管理中，有的管理人员为了本单位的利益，不及时向上级主管部门汇报计划执行中出现的问题，有意隐瞒，使上级部门和管理者不能及时了解情况，无法实行有效控制；也有些管理者素质偏低，管理意识不强，思想不敏锐，对执行中发生的问题视而不见，听而不闻，无动于衷，这两种情况都是控制工作中应该避免的。管理者应该经常与下属保持联系，及时地掌握实时信息，迅速采取控制措施，把损失减少到最低限度，以实现组织目标。

2．控制工作应具有全局观念　在护理管理组织结构中，各个部门、科室等基层单位都是护理管理系统的子系统，虽然各部门都有自己的目标，并为自己的局部目标而活动着，但是他们必须注重系统的总目标。护理管理中，经常出现管理者进行控制工作时，只注重自己本部门的局部目标，而忽视组织的总目标。因此，必须加强对这些人员的全局观念及团结合作意识的教育。教育他们将各自的局部目标与总目标协调起来，从整体利益出发来实施控制。

3．控制工作应当面向未来　控制工作面向未来有两层含义：一层是指一个真正有效的控制系统应该能预测未来，预见计划执行中会出现的问题，针对可能出现的偏差，预先采取防范措施。另一层是指要有先进性、科学性，尤其在制订计划、控制标准和控制指标时不能停留在已有水平上，也不能仅限于目前水平，而应该面向未来，赶超世界水平，不断寻求发展，实现新的腾飞。

案例 7-1

某医院患者李黎明，男，47 岁，咳嗽、咳痰 10 余年，近日加重，临床诊断为右上肺鳞癌，住院治疗，被安排在第 13 床。化疗后第 6 天，进行支持疗法，给予静脉滴注（10% 葡萄糖溶液 500ml 加维生素 C 500mg）。在 2006 年 7 月的一天，液体即将滴完，家属按响床头铃，护生刘玲观看显示屏上的床号后，拿药液进行更换，但输液瓶上未注明床号，换上液体后进行了操作后的查对，发现错拿 3 床章华的液体（10% 葡萄糖溶液 500ml 加维生素 C 500mg），加给了 5 床李黎明。5 床患者李黎明虽然无任何输液反应，但其家属发现此事后立即到医院吵闹，要求医院给予适当的经济补偿，从而影响了医院的正常秩序。

问题与思考：

1．结合本案例，请你谈谈控制有哪 3 种类型？护生刘玲在操作前是否要进行控制？

2．5 床患者李黎明无任何输液反应，家属为什么要吵闹？本案例对你有何启示？

3．在护理工作中如何实施控制？实施控制的注意事项包括哪些？

第三节 控制在护理管理中的应用

控制是管理的重要职能之一。控制职能是质量管理的基础。控制贯穿于护理工作的全过程，涉及各级护理人员。因此，在护理管理中，对护理安全、护理成本、护理质量（包括要素质量、过程质量、结果质量）和护理缺陷等全方位的控制尤为重要。

一、风险管理

风险管理（risk management）是指通过识别风险、衡量风险、分析风险，从而有效控制风险，用最经济的方法来综合处理风险，以实现最佳安全生产保障的科学管理方法。

（一）风险的概念

风险（risk）构成了风险管理理念的基础。目前，经济学家、金融学家、统计学家和保险学者等均未能给风验下一个适用于各个领域并被一致公认的定义，都只是从自身的研究视角进行描述和刻画。尽管每一种风险定义都包含不确定性，但是不同的风险定义在看待不确定如何影响风险的发生方面存在差异。归纳起来有以下 4 种观点：①风险就是不确定性；②风险是损失种类的不确定性；③风险是某种损失可能发生的不确定性，即使人们知道哪些种类的损失将会发生，还存在这些损失是否会发生的确定性问题；④风险就是不确定性水平。

（二）风险管理的概念与内涵

在医学界，风险管理是指对患者、工作人员、探视者可能产生伤害的潜在风险进行识别、评估、采取正确行动的过程。风险管理是以问题为重点，目的在于对那些会导致上述人员损伤的潜在危险因素进行确认、评估以及采取正确的措施，从而建立一个计划来减少这些事件和伤害发生的频率和强度。风险管理是一个持续的、日复一日的发现、教育和干预的过程。

风险管理和安全管理两者间关系虽然密切，但也有区别。其区别主要体现在：①管理的内容上，风险管理不仅包括预测和预防事故及灾害的发生、人际系统的管理等这些安全管理所包含的内容，而且还延伸到了保险、投资，甚至政治风险领域。②管理的目标上，安全管理的目标是将安全生产与人际工程相结合，给劳动者以最佳的工作环境。而风险管理的目标是为了尽可能地减少风险的经济损失。由于两者的着重点不同，也就决定了它们控制方法的差异。

（三）风险管理的目标

首先是鉴别显露的和潜在的风险，处置并控制风险，以期预防损失；其次在损失发生后提供尽可能的补偿，减小损失的危害性，保障组织安全生产和各项活动的顺利进行。

（四）风险管理的意义

为组织发展、项目建设提供风险管理的整套科学依据，有助于全面识别、衡量、规避风险，用最小的代价将风险损失控制到最小，尽可能维护组织和项目投资的收益，成为组织和项目成功的有力保障。没有风险管理，组织和项目将暴露在诸多不确定因素之中，处于被动和消极接受的状态。而制订和实施风险管理计划之后，组织、项目有了对各种情况的分析及其对应措施，虽不能保证全面安全，但至少可避免较大损失，化被动为主动。

（五）风险管理的程序

风险管理的程序为 4 个阶段：识别风险、衡量风险、选择风险管理工具、实施风险管理与评价风险管理后果。

（六）风险管理技术

风险管理技术包括：回避、预防、减轻、隔离、结合、转移等。

（七）护士在风险管理中的角色

1．风险的报告者　护士是临床第一线的哨兵，常常最先发现不同于日常状态的异常情况，也常常最先发现存在风险的危险因素。护理人员保持警觉，发现异常及时报告，可避免或减少患者受到伤害。

2．风险管理的实施者　护士是风险管理计划真正的实施者。护理管理者必须致力于风险管理计划，成为降低风险的计划组织实施者。

3．参与风险管理的在职教育者　护理管理者通过帮助工作人员从患者的角度看待疾病和健康来降低风险性，还要特别重视患者家属对护理的不满，一个愤怒的、不满的和充满抱怨的患者是一个高风险因素。

4．风险管理成效的评价者　护理人员可以通过和患者、家属的接触，了解风险是否“化险为夷”，护理人员可以通过对高危因素的评估，评价风险管理的成效。

二、安全管理

（一）医院安全管理

1．医院安全（hospital safety）　是患者在接受医疗服务过程中和医务人员在实施医疗中不受到任何意外的伤害。这一概念至少包括以下内容：

（1）患者在接受各种医疗服务期间不会因为医务人员的过失而发生各种缺陷、差错、事故和医院感染，甚至危及生命安全。

（2）患者不会因为住院环境的安全防护措施不力而造成患者摔倒、坠床、失窃等。

（3）不会因管理制度不完善造成患者的标本、患者已付款的药品及其他财物丢失。

（4）保证医务人员的职业安全。

2．医院安全管理（hospital safety management）　医院安全管理是近几年来医院管理领域中发展最快的一个分支，特别是在经历SARS感染和HIV快速蔓延这样的高危害性公共卫生事件后，医院安全管理被赋予了更多的内涵和外延。传统的医院安全管理包括消防（防火、防水）、人身安全（防伤）、财产安全（防盗）以及突发性事件处理（防灾、防震）等。随着“以患者为中心”的医疗模式的逐步建立和患者自主意识的提高，在推进医院科学化管理的过程中，医院安全管理有了更多、更新、更高的要求，涉及医院空间动态规划、设备仪器保养、耗材物资补充、信息系统安全等因素，贯穿诊疗过程、手术安全、感染管理、血液安全、用药安全、膳食供应等多个环节，囊括了患者从入院到出院的整个医疗过程所涉及的人、物、信息、事等全部要素。安全管理已逐渐成为医院管理的核心内容，其中预防和减少患者及医护人员在诊疗过程中的不良事件是关键。

（二）护理安全管理

1．护理安全（nursing safety）　是指在实施护理服务全过程中，患者不发生法律和法定的规章制度允许范围以外的心理、人体结构或功能上的损害、障碍、缺陷或死亡，它包括了一切护理缺陷和一切不安全的隐患。涉及参与护理活动的每个人员及各个环节。

2．护理安全与护理风险的关系　护理风险是指可能会发生的护理危险，是一种职业风险。有学者认为护理安全与护理风险有因果关系：护理风险意识低，护理风险系数高，护理安全系数低，反之，护理安全系数就高，护理安全保障可靠性大。因此，护理管理者要确保护理安全必须首先提高护理人员护理风险意识。

3．护理安全管理（nursing safety management）　包括患者安全管理和护理人员职业防护，是护理质量管理的重要内容，也是医院安全管理的一部分。

（1）患者安全：是指在医疗过程中采取必要的措施，避免或预防患者出现不良的结果或受到伤害，包括预防错误、偏差与意外。医疗、护理安全注重的是医务人员自身的安全，通常是指医疗护理过程中有无过失、差错、事故，对患者的安全考虑较少；患者安全，是以患者为中心，从患者的角度出发，从医院的行为、流程、设备、环境、建筑等各方面考虑是否存在有危害患者安全的因素，体现医院对患者的人文关怀。

（2）患者安全管理：目的在于使患者免于由于医疗照护过程中的意外而导致不必要的伤害。提升患者安全管理的重点在于降低系统中不安全的设计、操作及行为。发达国家医院的做法如下：①建立国家患者安全管理中心，其任务是制定患者安全目标并追踪其进展情况、制订研究计划、定义典型的安全系统，开发、宣传并评价医疗错误的识别和分析工具，开发教育公众有关患者安全的办法，并提出相关建议等。②健全医疗错误的报告系统。为了识别医疗错误并从中吸取教训，设立全国性强制性报告系统，同时鼓励医疗从业人员发展并参与资源报告系统。对于强制报告，政府应当收集导致患者死亡或严重伤害的不良事件的有关信息，并及时作出反应。自愿报告系统是强制报告系统的补充，关注更为广泛的医疗错误，主要是那些没有造成患者伤害或只造成很小伤害的事件，对通过自愿报告系统收集的信息加以保密，不得作为患者在法庭上抗辩的依据。③制定保证患者安全的操作规范。通过管理机制（如注册、认证和鉴定），制定并执行保证患者安全的操作规范。④实施安全计划，执行操作规范，以保证患者安全。医疗机构应当发展“安全文化”，工作重点是提高医疗行为的可靠性，以保证患者安全。医务人员应当树立“安全第一”的观念，医疗机构必须建立连续监测患者安全的系统。

（3）护理人员的职业防护措施：①针刺伤预防。全面处理针头，禁止双手回套针帽、处理针头时勿匆忙；不将手指伸入容器内；手持针头和锐器时不要将锐利面对着他人，以免刺伤他人；为不配合的患者注射时，应取得他人协助；将用过的针头丢入合适的防刺穿的容器内；针头用过后及时处理，勿刺伤自己及他人；不徒手处理破碎的玻璃。②噪音预防。对新建工作间应从声学设计角度考虑采用隔音设施；对仪器、设备定期普查、检修、上润滑剂，尽量减少其推、拉次数，减少异常噪音。③麻醉废气的管理。包括降低麻醉剂污染，加强麻醉废气排污设备及工作人员自身防护。如选择密闭性能好的麻醉机进行定期检测，防止气源管道漏气，加强麻醉废气排污设备管理，改善手术室通风条件，加强工作人员自身防护，特别是孕期或哺乳期的妇女。④消毒灭菌剂预防。甲醛消毒灭菌，在无菌箱中进行，消毒后开窗通风，去除残留的甲醛气体。戊二醛应存放于有盖的容器内，且室内通风好，以减少与有害气体的接触，接触戊二醛应戴橡胶手套，防止溅入眼内或吸入。⑤化疗药物预防。医疗机构制订严格的防护方案并提供安全的防护用品和设备。遵守抗癌药物操作规程。配药前洗手，穿隔离衣、戴一次性口罩和帽子、双副手套；操作台面铺一次性防护垫；割安瓿前应轻弹其颈部，使附着的药物降至瓶底，打开安瓿时应用无菌纱布围绕其颈部，以防划破手套；溶解药物时，溶液沿管壁缓慢注入瓶底；瓶装药物稀释及抽取药液时，应插入双针头以排除瓶内压力，防止针栓脱出造成污染；抽取药液后，在瓶内进行排气后再拔针，以免药液排于空气中。污染废弃物处理：用过的废安瓿、小瓶、一次性注射器、输液器要放入有特别标记的密封的厚塑料袋或防漏容器，防止蒸发污染空气并及时焚烧。对污染的分泌物、排泄物如尿液、粪便等处理时，须戴口罩、帽子、手套，为防止呕吐物污染病室，给患者专用容器与塑料袋，用后严格消毒处理。⑥精神缓解。管理者引导护士善于保持积极向上的愉悦心境。注重培养护士对挫折的承受能力，鼓励其学习心理学知识，摆脱心理困扰，以更大的热情投入工作。为护理人员创造一个舒心的工作环境。

护理安全管理是护理质量管理的重要组成部分，加强安全管理是保证患者生命安全的必备条件，是切实维护护患双方正当权益的前提。目前，护理安全管理还没有形成一套完整的系统评价指标体系。今后，护理安全管理应重点探讨护理风险对医疗护理风险的认识与不安全事件发生概率的关系，构建一套系统的、有效的并具科学性、实用性、可操作性的护理安全质量评估体系，形成标准化的护理安全质量管理，提高临床护理人员风险意识，更新护理管理人员安全质量管理观念等。

三、医院成本管理

（一）成本与成本管理概念

成本（cost）是生产过程中所消耗的物化劳动和活劳动价值的货币表现。医院中的成本是指在提供医疗服务过程中物化劳动和活劳动消耗的货币表现。医院医疗服务成本主要包括6大类：劳务费、公务费、卫生业务费、材料费、低值易耗品、固定资产折旧及大修理基金提成等。

成本管理（cost management）是以成本信息的产生和利用为基础，按照成本最优化的要求有组织地进行预测、决策、计划、实施、反馈、分析和考核等一系列的科学管理活动。成本管理是一项系统工程。

（二）影响成本管理的主要因素

1．医疗服务质量和数量　医疗服务质量是医院生存发展的基础，患者对医院的满意度是医院经营活动的本质，增加医疗服务数量可以减少服务量成本的固定费用，从而降低服务成本。

2．科室成本核算　科室是医院成本管理的基本单位，科室成本核算可直接调动医护人员的工作积极性，所以，医院要对科室成本核算提出具体要求。

3．医学技术创新　医学技术日新月异，医疗新技术的研发往往需要大量投入，而一旦新技术应用于临床就会大大降低全社会的成本费用。

4．医院、职工和患者利益　医院实施成本管理，进行成本核算是为了“实现用比较低廉的费用提供比较优质的医疗服务”的卫生改革目标，调动职工增收节支的积极性，降低患者医药费用。

（三）护理成本管理的内容

1．建立护理成本核算模式，确定护理成本核算内容 。

2．体现护理工作劳动价值，使护理成为收益中心。

3．强化人力成本管理，满足患者日益增长的护理要求 。

4．加强医疗设备的成本管理，发挥卫生资源更好的效益。

5．注重易耗品的管理，从点滴见效益。

6．关注患者住院费用的管理，进行实时监控。

（四）成本管理的程序

医院成本管理贯穿于医疗护理服务活动的全过程，体现了成本管理的成本预测、成本决策、成本计划、成本控制、成本核算、成本分析和成本考核职能。

1．成本预测　是成本管理的起点。通过成本预测，掌握未来的成本水平及其变动趋势，有助于减少决策的盲目性，使经营管理者易于选择最优方案，作出正确决策。

2．成本决策　是根据成本预测及有关成本资料，运用定性与定量的方法，选择最佳成本方案的过程。

3．成本计划　是经营总预算的一部分，它以货币形式规定在计划期内耗费、各种成本水平、相应的成本降低水平以及为此采取的主要措施的书面方案，属于成本的事前管理，是经营管理的重要组成部分，是推动医院实现责任成本制度和加强成本控制的有力手段，是评价考核医院及部门成本业绩的标准尺度。

4．成本控制　医院为公益单位，治病救人、救死扶伤为根本宗旨，不仅仅要追求经济效益降低成本，同时要保障服务质量，注重社会效益。因此，医院的成本控制不同于一般企业。应遵循全面介入、例外管理、经济效益、因地制宜的原则。

5．成本核算　医疗成本核算（medical cost accounting）是指医院遵循一定的成本核算标准，对医疗服务过程的人力、财力和物力进行控制，有效配置有限卫生资源的过程。目的是提高医院全体员工的成本意识，减少浪费，从而提高医院的社会效益和经济效益，为公众提供优质、高效、低耗的医疗服务产品，在一定程度上成本核算的含义已扩展至成本管理。

6．成本分析　是利用成本核算及其他有关资料，分析成本水平与构成的变动情况，研究影响成本升降的各种因素及其变动原因，寻找降低成本途径的分析方法。

7．成本考核　是指定期考查，审核成本目标实现情况和成本指标的完成结果，全面评价成本管理工作的成绩。成本考核的作用是，评价各责任中心特别是成本中心业绩，促使各责任中心对所控制的成本承担责任，并借以控制和降低各种经营成本。医院内部的成本考核，可根据医院下达的分级、分工、分人的成本计划指标进行。

（五）成本管理实施方法

医院一般实施院、科两级核算，在进行成本核算和控制以前，各级管理者应做好以下各项成本管理的基础工作。

1．清产核资，摸清家底　清产核资包括资产清查、产权登记、价值确认、资产核实等。资产清查是指对医院或科室占用使用的土地、固定资产、库存物资、无形资产等资产进行全面清理、核对和查实；产权界定是指对各单位占有使用的资产依法确认产权归属关系，应遵循“谁投资谁拥有产权”和“实事求是、公正、公平”的原则；价值确认是指医院各单位在资产清查、产权界定的基础上，对所清查资产的价值进行确认，并登记入账；财产核实是指对清查登记的各项资产确认其真实价值，核定各单位占用资产的价值总量。医院独立核算单位所占用医院的资产，没有进行计价核算的，应由资产使用单位清查登记，资产主管部门确认。管理者要对资产进行全面清查，摸清家底，并建立健全资产管理明细账卡。

2．做好定额、预算的制订和修订工作　定额是医院在医疗服务过程中，要求人力、物力、财力消耗和利用所要达到的数量、质量、时间等方面的标准，是预算的基础。长期以来，医院盈利主要靠的是药品和检查，护理服务收费远低于成本。大多数医院护理收费侧重于护理材料成本、护理设备折旧费等，对级别护理、静脉注射、插胃管、灌肠等多数护理操作的收费仅收取材料中的耗材费，忽略了不同病种的护理要求和护理成本，使护理成本的投入得不到相应回报，降低了护理人员的工作积极性。因此，制订定额既要防止过高，造成资源浪费，又要防止过低而影响护理质量。

3．建立原始记录　原始记录记载着医疗服务活动最初的直接记录，能够及时准确反映医疗服务活动情况、审批审核、业务量、药品材料、物资消耗、工时消耗、各种费用开支等情况，是成本管理、核算、分析的重要内容。

4．建立健全物资的计量、收发、领退、盘点制度　做好医院财产物资的计量、验收、领发和清查工作，是正确计算成本的必要条件。

5．制定费用开支标准和审批权限　医院各相关部门制订统一内部价格，按内部价格和领用数量计入科室成本。

案例 7-2

一位老年男性患者因前列腺肥大在医院行经尿道前列腺切除术，术后第二天护士长夜查房时发现其挂在输液架上的行膀胱冲洗用的盐水瓶是患者家属自己更换的，回到护士站，护士长问，是怎么回事，护士回答：患者没有呼叫告知。护士长当场对该护士进行了批评教育。

问题与思考：

1．这个案例说明了什么问题？

2．请从管理层面加以分析。

自 测 题

1. 名词解释：控制、预先控制、过程控制、结果控制、风险管理、安全管理、成本管理。
2. 控制的原则有哪些？
3. 控制有哪些基本步骤？常用的基本方法是什么？
4. 控制在护理管理中的应用有哪些？联系实际举例说明。
5. 简述护理成本管理的内容。
6. 如果你是护士长会怎样分析办公物品的使用情况？

（蒲　雁）

第八章　护理质量管理

学习目标

通过本章内容的学习，学生应能：

识记：

1．正确描述护理质量管理的含义。

2．正确叙述护理质量管理的基本原则。

3．正确列出常用的质量评价统计方法。

理解：

1．正确解释全面质量管理、标准化管理、护理缺陷的概念。

2．分析不同护理质量管理模式的优缺点。

3．举例说明预防护理缺陷的措施。

应用：

1．正确应用质量管理的含义和护理质量评价，预防护理缺陷的发生。

2．正确实施护理业务技术的质量管理。

3．举例说明如何进行护理质量评价。

质量是组织生存发展的基础，是医院管理的核心工作。随着医疗管理制度的逐步完善，社会人群健康需求日益提高，质量管理更成为衡量管理水平的关键指标。护理质量是护理管理的核心，医院质量的重要组成部分，在保证医疗护理服务效果中占有重要地位。护理质量管理是一个不断完善、持续改进的过程。坚持质量第一，强化护理质量管理是护理管理的核心内容和永恒的主题，是为患者提供优质、安全的医疗服务必不可少的重要保证，是提高医院核心竞争力的重要举措。

第一节　概　述

一、质量管理概念与意义

（一）质量管理相关概念

1．质量（quality）　又称为品质。这个词常用于两个不同范畴：一个是指“度量物体惯性大小的物理质量”或“物体中所含物质的量”；另一个是指产品、过程或服务满足规定要求的优劣程度。在管理学中是指第二种含义。国际标准化组织对质量的定义：“质量是反映实体满足明确和隐含需要的能力的特性总合”。在医疗护理服务中，既有技术服务质量，也有为患者的其他社会服务质量。

质量一般包含3层含义，即规定质量、要求质量和魅力质量。规定质量是指产品或服务达到预定标准；要求质量是指产品或服务的特性满足了顾客的要求；魅力质量是指产品或服务的特性远远超出顾客的期望。

2．质量管理（quality management） 是组织为使产品质量能满足不断更新的质量要求达到顾客满意而开展的策划、组织、实施、控制、检查、审核及改进等有关活动的总和。质量管理的核心是制定、实施和实现质量方针与目标，质量管理的主要形式是质量策划、质量控制、质量保证和质量改进。它是全面管理的一个中心环节。早期的质量管理强调终末产品质量把关，仅局限在事后检验环节。然而产品质量的形成与许多因素有关，单靠终末质量检验无法解决废品问题。后来经过管理学家们的研究和发展，把质量管理从结果推进到原因，即关注生产的输入环节—操作过程—终末结果3级结构，形成了全过程的质量管理，做到以防为主，防检结合。

3．质量体系（quality system） 指为实施质量管理所建构的组织结构、实施程序和所需资源的总和。它是全面质量管理的基础。

4．质量策划（quality planning） 是确定质量目标和要求以及采用质量体系要素并规定必要运行过程和相关资源的活动。

5．质量控制（quality control） 指为达到质量要求所采取的贯穿于整个活动过程中的操作技术和监视活动。

6．质量保证（quality assurance） 是为了向服务对象提供足够的信任，表明组织能够满足质量要求，而在质量体系中实施并根据需要进行证实信任度的全部有计划和有系统的活动。

7．持续质量改进（continuous quality improvement，CQI） 指增强满足要求的能力的循环活动。

（二）质量观演变

质量观（quality concept）是人们对质量的认识与看法。人们对质量的认知是一个发展变化的过程，它经历了4个不同的阶段。

1．符合性质量阶段 这一理念始于20世纪40年代，其基本观点是，质量是以符合现行标准的程度作为衡量依据，符合标准就是合格的产品质量，符合的程度反映了产品质量的水平。只有被定义出来产品的规格标准可以被有效的检查，才能确定其产品的符合度。由此，使用符合性质量概念更适合描述产品的标准化程度，正如商店里出售的每一种货物和产品，都可以用一个显性的规格定义并明确其应该达到的技术指标。这个阶段只局限于以产品本身的指标而衡量之。

2．适用性质量阶段 这一理念始于20世纪60年代，其基本观点是：质量应该以适合顾客需要的程度作为衡量的依据，这是从使用产品的角度定义产品的质量。从符合性到适用性，反映了人们对质量的认识过程中，已经开始把顾客需求放在首要位置。两者最根本的区别是：前者可以用明确的规格而显性地定义出来，并把它作为生产过程中检查的标准；而后者则存在一个问题，即客户的需求并不能被完整地转化成为规格定义，也就是说衡量产品最终的质量标准不能仅仅是产品的规格，还应该包括客户隐含的期望。

3．满意性质量阶段 20世纪80年代，质量管理进入到全面质量管理阶段，这一时期所提出的全面顾客满意概念又将质量管理带入一个新的阶段。如果说符合性质量和适用性质量都是为了防止顾客不满意，满意性质量则是创造顾客满意。全面质量管理的理念是组织应该以全面顾客满意为核心，它涉及组织运行的全部过程，组织的全体员工都应具有质量管理的责任。全面质量满意首先体现在产品整个生命周期中用户的满意，用户的满意取决于其需求度，不同用户有不同需求，用户共同的基本需要包括产品功能、价格、服务、产品责任、可靠性、价值观等。其次，全面质量满意应包括组织本身的满意，应与自然、社会环境相适应。组织的满意主要指一般员工、管理者以及老板或股东3种人的满意。

4．卓越性质量阶段 卓越性质量这一理念产生于20世纪90年代。摩托罗拉、通用电气等世界顶级企业相继推行6个西格玛（6 Sigma）管理，逐步确定了全新的卓越质量观念，即顾客对质量的感知远远超出其期望，使顾客感到惊喜，质量意味着没有缺陷。它的衡量依据有3项：一是体现顾客价值，追求顾客满意和顾客忠诚；二是降低资源成本，减少差错和缺陷；三是降低和抵御风险。

（三）质量管理过程

1．质量策划 质量策划活动是针对特定的产品、服务、项目或合同而进行的，策划要从人员、设备、材料、工艺、检验和试验技术、生产进度等全面考虑，策划的结果要以质量计划（quality plan）这一文件表现形式表达。

质量策划包括：

（1）服务策划，即对服务质量特性进行识别、分类和比较，并建立其目标、质量要求和约束条件；

（2）管理和作业策划，即对实施质量体系进行准备，包括组织和安排；

（3）编制质量计划和做出质量改进规定。

2．质量控制 目的在于以预防为主，通过采取预防措施来排除质量形成的各环节、各阶段产生问题的原因，以达到控制偏差和提高质量之目的。质量控制的具体实施主要是对影响产品质量的各环节、各因素制订相应的监控计划和程序，对发现的问题和不合格情况进行及时处理，并采取有效的纠正措施。质量控制强调满足质量要求，着眼消除可能发生的偶发性问题，使产品和体系保持在既定的质量水平。

3．质量保证 是一种特殊的管理形式，其实质是组织机构通过提供足够的产品和服务信任度，阐明其为满足顾客和服务对象的期望而作出的某种承诺。质量保证分第一、二、三方保证。①第一方质量保证：是指产品生产者或服务提供者的质量声明和自我质量保证。②第一方对第二方的质量保证：是指产品生产者或服务提供者对特定顾客所作的特别质量保证。③第三方质量保证：是指社会上具有权威性的、客观公正的第三方（通常是专业或行业组织、独立检验试验机构、质量认证机构），通过对产品进行检验、试验、测量，对产品的生产体系或服务体系进行检查、评审，对符合要求的出具有关文件（颁发证书），证明产品或体系符合某种规定的标准要求。质量保证强调得到顾客的信任，着眼于体系、过程及产品的有效性，即确保体系运行有效，过程稳定可靠，产品质量合格。

4．质量改进与持续改进 质量改进涉及以下主要方面：①产品质量改进，包括老产品改进、新产品开发，以及服务产品的改进；②过程质量改进，包括采用新技术、新方法、新工艺、新材料、新设备，进行技术改造和技术革新，实施更科学、更严格的过程质量控制方法和手段；③体系质量改进，包括采用ISO9000质量管理体系标准和借鉴其他管理体系标准；④增强顾客满意，增强质量保证能力，提升服务信誉和组织信誉，提高顾客满意度，培养顾客忠诚；⑤提高质量经济效益，包括增强质量效益和降低质量成本。持续改进是指质量改进不是一次性的活动，而是长期的、不间断的改进过程和活动。它不仅强调提高体系、过程及产品的有效性，同时还着眼于提高体系、过程及产品的效率。

二、全面质量管理

全面质量管理（total quality management，TQM）是以美国人戴明（W. Edwards Deming）为代表的一些质量管理专家掀起的一场质量革命。

（一）全面质量管理的含义

全面质量管理是一种由顾客需要和期望驱动的管理哲学，其目标是建立组织对持续改进的承诺。"顾客"一词的含义包括每一个与组织的产品和服务打交道的人，包括内部和外部的。例如医院外部顾客主要是患者，内部顾客是指为其服务的下一部门或岗位的人员。供应室的顾客即为临床各科室领取物品的人员；手术室为施行手术服务，医生则是手术室的顾客；治疗班护士为责任护士静脉输液做准备工作，责任护士即为顾客等等。上一部门、岗位或程序为下一部门岗位或程序提供服务并与之发生相互作用。

质量包括广义的概念，它不仅与最终产品有关，还与生产和服务过程中上道程序对下道程序的服务有关，例如，与如何回答服务对象的问题、如何有礼貌的回答电话、为服务对象准备的环境或条件等均有关。

全面质量管理的含义包括：

1．强烈地关注顾客 “顾客”不仅包括外部购买产品和服务的人，还包括内部顾客。

2．持续不断地改进 是一种永不满足的承诺，非常好还不够，质量总有改进的余地。

3．改进组织中每项工作的质量 TQM采用广义的质量定义，它不仅与最终产品有关，并且与生产过程全部活动有关。

4．精确地度量 TQM采用统计技术度量组织生产中的每一个关键变量，然后与标准比较，发现问题，找到根源予以解决。

5．向员工授权 TQM吸收生产一线的职工改进质量，采用团队形式发现问题、解决问题，使人人参加质量管理。

全面质量管理的基本理论和指导思想是把质量管理看成一个完整的系统，将整个管理过程和全体人员的全部活动均纳入提高质量的轨道，以向顾客提供满意的产品和服务为目的，以组织中的各部门和全体人员为主体，以数理统计方法为基本手段，充分发挥专业技术和科学管理的作用，保证和提高质量。它使质量管理从单一角度转变为多角度，成为全员参与的全过程、全方位的质量管理，使质量管理从总体控制和深化程度上均达到了新水平。

（二）持续质量改进

持续质量改进是全面质量管理的重要组成部分，其本质是持续地、渐进地变革。戴明博士1986年推出了14项质量管理要点，涵盖了持续质量改进的重要概念。这些概念的主要内容包括：①强调了顾客的需要，应以诚信来长期维系主顾关系，而不应以金钱来论定绩效；②强调了全员参与和力争形成一种文化，通过教育和训练，帮助职工掌握解决问题、参与磋商、统计分析和团队建设等技能；③强调工作指标是动态的持续性提高的，绝对不要对自己的产品质量自鸣得意；④强调质量是制造出来的，不要再依赖核检提高质量；⑤强调对员工尊重、引导、激励、授权，而不是监督与控制等；⑥强调CQI是对质量持续、渐进的提高、改进过程。可以采用持续、渐进的变革基本步骤开展CQI，推行全面质量管理。

三、护理质量管理

护理质量（nursing quality）是指护士为患者提供各项服务的效果，即满足规定要求的优劣程度。护理质量首先要以满足患者的需求为目的。随着医疗水平的进步，医学模式的转变和个体需求的多样化，人们对护理服务的期望值也在不断提高。

护理质量管理（nursing quality management）是指按照护理质量形成的过程和规律，对构成护理质量的各要素进行计划、组织、协调和控制，以保证护理服务达到规定的标准、满足和超越服务对象需要的活动过程。

（一）护理质量管理基本任务

护理质量管理旨在使护理人员的业务行为活跃、职业道德规范、护理服务过程各方面都符合质量的客观要求并满足患者的合理需求。通过质量控制，阻断和改变某些不良状态，使其始终处于对工作和患者有利的、良好的符合质量标准要求的状态，用最佳参数、最短时间、最好技术、最低成本，达到最优化的护理效果。

护理质量管理基本任务：

1．建立质量管理体系 护理质量是在护理服务活动过程中逐步形成的。要使护理服务过程中影响质量的因素都处于受控状态，必须建立完善的护理质量管理体系，明确规定每一个护理人员在质量工作中的具体任务、职责和权限。只有这样，才能有效地实施护理管理活动，保证服务质量的不断提高。护理质量管理体系是医院质量管理体系的一部分。一般护理质量管理体系应与医院质量管理体系同步建立。

2. 进行质量教育　质量教育是质量管理一项重要的基础工作。护理管理者应加强质量教育，不断增强全体护理人员的质量意识，使护理人员认识到自己在提高质量中的责任，明确提高质量对于整个社会、医院的重要作用，自觉地掌握和运用质量管理的方法和技术，提高管理水平和技术水平，不断地提高护理工作质量。

3. 制订护理质量标准　护理质量标准是护理质量管理的基础，也是规范护士行为的依据。护理管理者的一个重要任务就是建立护理质量标准，只有建立科学的护理质量标准体系，才能达到规范之目的。

4. 进行全面质量控制　对影响质量的各要素、各个过程进行全面的质量控制；建立质量可追溯机制，利用标签、产品编号等对产品及其检验、加工状态进行唯一标志，以防产品误用和出现问题时能追查原因。

5. 持续改进护理质量　质量持续改进是质量管理的灵魂，树立第一次就把工作做好，做不好是不正常的，只能不断改进，不能安于现状，追求卓越的意识，力争对护理质量进行持续改进。

（二）护理质量管理的基本原则

1. 以患者为中心原则　患者是医院医疗护理服务的中心，是医院赖以存在和发展的基础。临床护理工作必须以患者为中心，为其提供基础护理服务和护理专业技术服务，密切观察病情变化，正确实施各项治疗、护理措施，提供康复和健康指导，保障患者安全。为此，护理管理者必须时刻关注患者现存的和潜在的需求，以及对现有服务的满意程度，以此持续改进护理质量，最终满足并超越患者的期望，取得患者的信任，进而提升医院整体竞争实力。

2. 领导作用原则　领导作用的体现：一是确定组织宗旨和方向；二是善于协调。护理部主任和护士长是医院护理工作的领导者。首先，要让全体护理人员清楚地认识到为患者提供安全、优质、高效、经济的护理服务的根本目标。其次，是通过其领导作用及采取的各项措施，创造一个能使全体护士充分参与的良好的内部环境，因为只有在这种环境下，才能确保护理质量管理体系得以有效运行。

3. 全员参与原则　护理服务是护理人员劳动的结果，各级护理管理者和临床一线护理人员的态度和行为直接影响着护理质量。因此，护理管理者必须重视人的作用，对护理人员进行培训和开发，增强护理人员的质量意识，引导每一位护理人员自觉参与护理质量管理工作，充分发挥全体护理人员的主观能动性和创造性，不断提高护理质量。

4. 过程方法原则　过程方法即系统识别和管理组织内部所采用的过程，特别是这些过程之间的相互作用，以此提高质量。因为所有的工作是通过过程来完成的，通常一个过程的输出将是下一个过程的输入，为使每个过程有序运行，应合理安排过程的顺序，明确过程的衔接关系。一个组织的质量管理体系就是通过对各种过程进行管理来实现的。对护理管理者来说，不仅要识别患者从来院就诊、住院到康复出院的全部服务过程，而且要对护理服务质量形成过程的全部影响因素进行管理及控制。不仅要注重终末质量管理，同时要重视过程质量管理，把服务的目标放在满足并超越患者需求和期望上。如手术这一服务，应重点做好手术前、手术中和手术后 3 个环节的控制与衔接，只有这样，才能确保手术患者的需求和期望得到满足。

5. 系统方法原则　所谓系统方法是以系统地分析有关的数据、资料或客观事实开始，确定要达到的优化目标，然后通过设计或策划为达到目标而应采用的各项措施和步骤，以及应配置的资源，形成一个完整的方案；最后在实施中通过系统管理而取得高效率。医院是一个系统，由不同的部门和诸多的过程组成，它们是相互关联、相互影响的。ISO9000 标准强调系统作用，强调从医院整体上考虑问题。在护理质量管理中采用系统方法，就是要把护理质量管理体系作为一个大系统，对组成护理质量管理体系的各个过程加以识别、理解和管理，才能达到实现质量方针和质量目标的要求。

6．基于事实的决策方法原则　基于事实的决策方法就是指组织的各级领导在做出决策时要有事实依据。这是减少决策不当和避免决策失误的重要原则。有效的决策必须以充分数据和真实的信息为基础，以客观事实为依据，应运用统计技术，分析各种数据和信息之间的逻辑关系，寻找内在规律，比较备选方案优劣，只有这样，才能做出正确抉择。护理管理者要对护理过程及服务进行测量和监控，如检查各项护理措施实施记录、护理差错事故报告表、患者和家属投诉表等，从中分析得到患者满意和不满意情况、患者要求的符合性、护理过程、护理服务的进展情况及变化趋势等，利用数据分析结果，结合过去的经验和直觉判断对护理质量体系进行评价，做出决策并采取行动。

7．持续改进原则　持续改进是指在现有水平上不断提高服务质量、过程及管理体系有效性和效率的循环活动。为能有效开展持续改进，首先在出现护理问题时，不是仅仅简单处理这个问题，而是采用PDCA循环模式，循序渐进，调查分析原因，采取纠正措施，并检验措施效果，总结经验并形成规范，杜绝类似问题再次出现，以实现持续质量改进。其次要强化各层次护理人员，特别是管理层人员追求卓越的质量意识，以追求更高过程效率和有效性为目标，主动寻求改进机会，确定改进项目，而不是等出现问题再考虑改进。

（三）护理质量管理的特点

护理工作乃健康所系，生命相托，进行质量管理意义重大。管理者应当看到，护理质量管理既是医院质量管理的重要组成部分，又有其自身的专业特点。

1．特殊性与复杂性　护理服务的对象是一个特殊的群体，他们具有不同的背景、不同的价值观、不同的个性特点、不同的能力。他们除了具有生物学特点外，还具有心理和社会特征。在护理活动中，不同的服务对象因其素质、经历和对护理服务的期望值不同，而对护理服务的感觉和评价各异，同样的服务也会有不同的感觉和评价。护理服务对象的特殊性，决定了护理质量管理更需具科学性、严谨性。同时，护理质量管理涉及的环节多、流程多、人员多，决定了管理的复杂性。只有遵循全面质量管理的思想，建立和实施护理质量体系，才能保证护理质量。

2．广泛性与综合性　护理质量管理的范围广泛，具有有效服务的工作质量、技术质量、基础服务质量、心理护理质量及环境管理、生活管理、协调管理等各类管理质量的综合性。在医院的服务质量管理中，几乎处处都有护理质量问题，事事都与护理质量管理相关。这充分体现了护理质量管理在医院服务质量管理中的主体地位。

3．协同性与独立性　护理工作与各级医师的诊断、治疗、手术、抢救等医疗工作密不可分，同时也与各医技科室、后勤服务部门的工作有着密切的联系。大量的护理质量在与各方协同操作、协调服务中表现出来，因此需要加强各系统协同质量管理。护理工作同时又自成体系，具有相对的独立性。

4．程序性与联系性　护理工作是整个医院工作中的一个大的环节。在这个大环节中，若干护理工作环节具有独立的程序，而相当一部分工作与医疗、医技等系统的工作程序相连接，如手术患者的术前、术中护理是手术治疗中的重要程序组成，影响着手术质量。这就要求在整体医疗护理质量管理中，要使各项程序质量有保证，必须重视各系统间连续的、全过程的管理。

（四）护理质量管理的作用与意义

1．有利于更好地满足患者的需求　护理质量管理就是使所有护理活动的质量得到保证，并在此基础上不断提高。其最终目的是满足患者的健康需求，追求顾客满意度的不断提高。

2．有利于提高组织的市场竞争力　护理质量管理是医院提高社会效益和经济效益的重要保证。质量管理有助于组织内部的持续质量改进，为组织树立形象，创造品牌效益，提高市场竞争力打下良好的基础。

随着医疗市场竞争的日益加剧，医疗护理质量受到人们的普遍关注，社会对医疗护理服务质量提出了更高的要求。只有坚持一切以患者为中心，把社会效益放在第一位，用一流的技术、高质量的服务和尽可能低的成本费用，去获得患者的满意，才能在获得社会效益的同时取得经济效益。

3．有利于护理学科的发展　管理者通过分析评价护理工作现状，为持续质量改进提供依据，并可作为人力资源管理、护理模式改革、护理设备更新、护理工作环境改善等有关决策的参考，推进护理学科不断发展。

4．有利于护理队伍建设　优良的护理服务是以优秀的护理团队为基础的。护理质量管理注重护士人人参与，强调树立质量意识和质量创新观念，它通过培养和造就优秀的护理人才队伍，达到维持高质量的护理服务的目的。

四、ISO9000 系列标准

ISO 是国际标准化组织（International Organization for Standardization）的缩写，是非政府性的各国标准化团体组成的世界性联合会，下设许多专业技术委员会（TC），各专业技术委员会负责起草标准。其标准是在总结世界发达国家先进质量管理和质量保证经验的基础上编制发布的一套实用而有效的管理标准。

ISO9000 系列标准是指 ISO/TC176（国际标准化组织 / 质量管理和质量保证技术委员会）制定的全部国际标准。

ISO9000 系列标准提供的是一种标准化的质量管理制度，可以为护理质量管理提供目标，明确划分为质量职能、人员培训、仪器设备质量、护理服务质量、质量监控、预防护理缺陷、质量评价、质量改进与奖惩、质量文件与记录等 10 个方面的管理标准。

我国政府十分重视 ISO9000 系列标准，1988 年宣布等效采用，1992 年改为等同采用，并发布了 GB/T19000《质量管理和质量保证》国家标准。质量管理体系获得质量体系认证证书，证明具有提供高标准服务的能力，是对顾客持续的质量保证，可增加医院无形资产，也更好地保护患者的利益。我国已有许多医院获得了带有国家认可标志的质量体系认证证书。采用国际标准，经过咨询认证，可使医院收到以下益处：①医院有了一套正规的质量管理体系文件；②全员经受了国际标准培训；③中层管理人员掌握了现代质量管理的程序与方法；④部门质量职责明确，相互协调配合；⑤管理流程化，运转顺畅；⑥以患者为关注焦点，体现在重视需求调研和让患者满意；⑦服务缺陷下降，医院效益良好，实现优质低价目标；⑧对发生的质量问题，易于追溯查证，能有效地处理。

（一）ISO9000 系列标准的基本要求

ISO9000 系列标准虽然从不同侧面、不同角度对质量管理和质量保证提出了具体要求，强调使用者在贯彻实施过程中应根据自身的具体需要选择质量体系要素或在标准内加以剪裁。但作为一个国际通用标准仍有 8 项共同的基本要求是必须遵循的。

1．强调建立质量体系　要求参照 ISO9004-1《质量管理和质量体系要素第一部分：指南》，选出适合的、需要加以控制的要素，建立质量体系，并有效运行。

2．强调质量管理职责　主要包括制定使顾客满意的质量方针，明确质量目标，规定质量职责和职权，负责管理和评审。

3．强调全过程控制　运用科学的管理方法和程序，使质量形成的全过程都处于控制之中。

4．强调全员参与　不断进行全员教育培训，使员工明确建立和实施质量体系的目的、意义、作用和方法，从而自觉参与质量管理。

5．强调预防性活动　以避免发生问题且一旦发生问题有及时纠正的能力。

6．强调质量体系文件化　使其成为进行质量管理、衡量质量保证能力的重要依据。质量文件包括：质量手册、质量程序、质量计划和质量记录等。

7．强调质量体系审核、评审和评价 在一定的时间内，对质量体系实施的结果不断进行修正，确保质量体系运行持续、有效。

8．强调持续质量改进 要求对影响质量的因素具有敏锐的洞察能力、分析能力和反省能力，结合服务类型和特点，开发适宜的质量改进过程，不断改进质量。

（二）我国实施 ISO9000 系列标准情况

据文献报到，1997 年世界上第一个通过 ISO9000 标准质量体系认证的医院是以色列 Western Galilee 医院。我国政府于 1988 年等效采用 ISO9000 系列标准，1992 年改为等同采用并发布了 GB/T19000 系列质量管理和质量保证标准。1994 年根据 ISO9000 修订版，对 TB/T19000 系列标准作了相应的修订，于 1994 年 12 月发布了 GB/T19000-ISO9000；1994 版《质量管理和质量保证》系列国家标准，于 1995 年 6 月 30 日开始实施。同时，等同转化 ISO9004-2《质量管理和质量体系要素第二部分：服务指南》为国家标准 GB/T19004-2，为国内服务行业实施 ISO9000 系列标准提供了指南。国务院颁布的《质量振兴纲要》（1996—2010 年）明确要求，包括医疗卫生在内的服务行业全面推行服务质量国家标准，初步实现服务质量的制度化、程序化、标准化，到 2010 年服务质量基本达到国家标准。

为了推动 GB/T19000 系列标准的实施贯彻，国家先后成立了“国家质量管理和质量保证标准化技术委员会（CSBTS/TC151）”和“中国质量体系认证机构国家认可委员会（CNACR）”等机构，有力地促进了系列标准在我国的贯彻实施。至 1997 年 10 月底，全国已有 2934 家企业获得了带有国家认可标志的质量体系认证证书，获证企业涉及全部 39 个专业中的 32 个专业，在地域上涉及了 31 个省（自治区、直辖市）和香港特别行政区。

（三）ISO9000 标准与护理质量建设

为患者提供满意的医疗护理服务既是由医院的服务性质所决定的，也是社会和患者对医院的要求。医院的质量管理在一定程度上决定了医院的生存与发展，而护理质量管理是医院管理的重要组成部分，涉及医院的各个部分和医疗工作的各个环节，与医院的发展息息相关。近年来，为保证医疗行业质量达到患者满意的目标，国外医疗服务行业相继开展了 ISO9000 认证。随着我国改革开放的不断深入，医疗市场竞争日趋激烈，高品质的服务质量成为医院赖以生存的基础。

国内护理管理者认为，目前我国的护理质量管理与先进国家医院相比较，还存在一定差距：①护理质量体系还不健全，运行不够有效。表现在质量职责和权限不明确；质量教育的广度和深度不够，未达到全员教育、培训及全员参与；质量体系文件不规范，质量记录过于繁杂；质量评价制度不健全，评价方法有待改进。②超前管理意识不强，质量缺陷不能做到消灭在其形成过程之中。③对护理服务全过程的控制措施不完善，质量改进偏重于头痛医头，脚痛医脚，因而在护理过程中会出现失控的状态，致使护理缺陷时有发生。

也有护理管理者认为，在医疗改革与发展中，护理管理有其自身的优势。第一，我国的护理质量管理体系在医院的质量管理中相对比较完善；第二，我国护理质量管理的组织、职责、程序以及监控、评价方法与医院的其他方面相比，最接近于 ISO9000 标准；第三，我国护理管理者的质量观念正在不断强化、更新。

国内的护理管理者努力吸收国外先进的管理经验，不断完善护理质量管理、质量保证体系，在实施 ISO9000 方面进行了较深入的探讨，提出了与国际接轨的思想并进行大胆的尝试。在已经试行的医院中，其护理质量管理的经验和效果已充分证明，护理质量管理有条件和能力实现规范化、现代化和国际化，在医院的全面建设和发展中起到积极的作用。医院护理系统贯彻和实施 ISO9000 系列标准不仅必要，而且具有十分重要的意义。

1．有利于落实以患者为中心的整体护理，提高护理服务质量 整体护理的开展，使护理服务中的文化成分增加，形成所谓魅力质量。护理服务给予患者的已不仅是生活上的照顾和生理上的需求，而是心理和个性的满足。然而，护理质量受各种因素的影响，实现高质、低费的质量目标有赖于对护理质量形成全过程的全部因素的有效控制。控制越有力，质量就越有保证。系列标准的基本要求就是强调全过程控制，要求医院建立既符合标准要求又适合自身具体情况的质量体系，对产品或服务质量形成全过程的、全部影响因素的有效控制，达到满足患者对医疗护理明确和隐含的服务需求。在实施护理过程控制中，护理人员站在患者的立场上不断了解分析患者的需求，识别护理过程，确定护理服务质量的特性，确定患者对服务和技术满意的标准，将患者的需求转化为质量要求，实施持续质量改进，提供优质服务。写我们所应该做的，做我们所写的，记录我们所做过的，检查其效果，纠正其不足是对整个质量体系运行过程的最通俗的描述，也是实行 ISO9000 标准管理的最终目的。

2．有利于梳理全体护理人员的质量意识，提高护理管理水平　据国内外文献报道，对 380 名护理管理者现状调查结果分析认为，我国多数护理管理者管理知识相对不足，缺乏管理理论与现代医院管理技术和方法，导致护理管理低水平运转。系列标准的实施有利于促进护理管理者更新观念，学习和运用先进的管理理论和方法，不断提高护理管理水平。ISO9000 系列标准的贯彻实施，是建立在自愿的原则基础上，出于管理者对自身质量问题的清醒认识和迫切要求。由过去上级管理部门制定质量标准，员工被动按标准去做，改进为按顾客（患者）的需求去设计，按设计去做，使员工认为我应该这样做。因此，可调动护理人员的积极性，体现全员参与的管理思想，不仅有助于护士在临床护理过程中注重服务的系统性，而且有助于护士对临床护理质量的自我反馈式检查，在落实标准中培养护士的质量意识。

3．有利于规范护理人员的工作行为，保障医疗护理安全　新的医疗事故处理条例的实施，使护理行为和护理过程的规范化问题成为当务之急。护理管理有必要对护理技术和服务过程中的各个环节进行设计，将行之有效的法规、法律、制度等转化为系统的约束条件，形成有效文件，采取积极的预防和纠正措施，通过科学的、先进的质量管理体系运作、内部审核来检测护理行为的合法规范性，保障护理安全。这既有利于提高护理工作的整体水平，也有利于保护护理人员的职业权利，提高护理人员的法律意识。

4．有利于促进护理服务质量改进，提高医院的社会效益和经济效益　医院要保持良好的经济效益和社会效益，首先要有良好的社会信誉去吸引患者，使他们满意。有调查表明，如果有一个患者不满意，他们会把这种不满意告诉其他 9 个人，因而院方要比以前多付出 5 倍的资金开辟新的“客户”。因此，要是社会和患者对医院的医疗护理质量满意，就需要开展相应的质量保证活动，而实施系列标准正是质量保证的重要依据。其次，要降低消耗，以适宜成本达到所期望的质量，就必须加强人员和物质资源管理，以最低消耗获取最佳的效益。

系列标准是宝贵的管理资源，充分利用好这一资源，还可以在服务对象心理上形成良好的质量信誉，扩大医院知名度，获取社会效益和经济效益的双丰收。

第二节　护理质量标准与管理模式

一、护理质量管理标准

（一）护理质量管理标准相关概念

1．标准（standard）　是为在一定范围内获得最佳秩序，对活动或其结果规定共同和重复使用的规则、准则或特性文件。它以科学技术和实践经验为基础，经有关方面协商同意，由公认的机构批准，以特定形式发布，具有一定的权威性。

2．标准化（standardization） 是为在一定范围内获得最佳秩序，对实际的或潜在的问题制定共同的和重复使用的规则的活动。这种活动包括制定、发布、实施和改进标准的过程。这种过程不是一次完结，而是不断循环螺旋式上升，每完成一次循环，标准水平就提高一步。标准化的基本形式包括：简化、统一化、系列化、通用化和组合化。

3．国家标准（national standard） 是指由国家标准机构通过并公开的标准。《中华人民共和国标准化法》第六条规定“对需要在全国范围内统一的技术要求”，应当制定国家标准。国家标准由国务院标准化行政主管部门制定。

4．行业标准（professional standard） 是指由国家有关行业行政主管部门通过并公开发布的标准。《中华人民共和国标准法》第六条规定对没有国家标准而又需要在全国某个行业范围内统一的技术要求，可以制定行业标准。行业标准由国务院有关行政主管部门制定，并报国务院标准行政主管部门备案，在公布国家标准之后，该项行业标准即行废止。

5．地方标准（provincial standard） 是指在国家的某个地区一级标准化行政主管部门通过并公开发布的标准。

6．企业标准（company standard） 是对企业范围内需要协调统一的技术要求、管理要求和工作要求，由企业制定并由企业法人代表或其授权人批准、发布的标准。

（二）标准的分类和级别

标准的分类方法很多。按性质分强制性标准和推荐性标准。按习惯分技术标准、管理标准和工作标准。按对象分基础标准、产品标准、过程标准、试验标准、服务标准和接口标准等。《中华人民共和国标准法》规定，我国的标准分 4 级：国家标准、行业标准、地方标准和企业标准。

（三）护理质量标准

1．定义 护理质量标准（nursing quality standards）是依据护理工作的内容、特点、流程、管理要求、护理人员及服务对象特点、需求而制定的护理人员应遵守的准则、规定、程序和方法。一般由一系列具体标准组成。《中华人民共和国护士管理办法》（附录一）、《综合医院分级管理标准（试行草案）》及《医院管理评价指南（2008 版）》（附录三）均是正式颁布的国家标准。

2．重要性 护理质量标准是护理管理的重要依据，它不仅是衡量护理工作优劣的准则，而且是指导护士工作的指南。建立系统的、科学的和先进的护理质量标准与评价体系，有利于提高护理质量和护理管理水平，有利于护理学科的发展和护理人才培养。

3．分类 护理质量标准目前没有固定的分类方法。依据使用范围一般分为护理质量标准、护理管理质量标准；根据使用目的分为方法性标准和衡量性标准；根据管理过程结构分为要素质量标准、过程质量标准和终末质量标准。

（1）要素质量标准：要素质量是指构成护理工作质量的基本要素。要素质量标准既可以包括护理技术操作的要素质量标准，同时也可以指管理的要素质量标准。每一项要素质量标准都应有具体的要求。例如基础管理方面具体要求：①建立健全护理工作制度、护士的岗位职责和工作标准、各科疾病的护理常规和技术操作规程。有健全的护理工作制度、岗位职责、护理常规、操作规程。各护理岗位护士明确岗位职责和工作标准。②制订并落实护理质量考核标准、考核办法和持续改进方案。建立并实施基础护理质量评价标准，建立并实施专科护理质量标准；建立质量可追溯的机制，定期与不定期对护理质量标准进行效果评价，并体现在持续改进的过程中；按照《病历书写基本规范（试行）》进行护理文件书写，有定期的质量评价；有重点护理环节的管理、应急预案与处理程序。

（2）过程质量标准：过程质量是各种要素通过组织管理所形成的各项工作能力、服务项目及其工作程序或工序质量，它们是一环套一环的，所以又称为环节质量。在过程质量中强调协调的医疗服务体系能保障提供连贯医疗服务，连贯的医疗服务主要是指急诊与入院的衔接、诊断与治疗的衔接、诊疗程序的衔接、科室之间的衔接和院内与院外衔接。

(3) 终末质量标准：护理工作的终末质量是指患者所得到的护理效果的综合质量。它是通过某种质量评价方法形成的质量指标体系。这类指标包括技术操作合格率、差错发生率、患者及社会对医疗护理工作满意率等。

要素质量、环节质量和终末质量标准是不可分割的，一般将三者结合起来构成综合质量标准。

4．常用的护理质量标准

(1) 护理技术操作质量标准：护理技术操作质量标准包括基础护理技术操作和专科护理技术操作。总标准：严格三查七对；正确、及时、确保安全、省力、省物；严格执行无菌操作原则及操作程序，操作熟练。每一项护理技术操作的质量标准可以分为3个部分，即准备质量标准（包括患者和工作人员的准备，物品和环境的准备）、过程质量标准（包括操作过程中的各个环节）、终末质量标准（即操作完毕时所达到的效果）。

(2) 临床护理质量标准：临床护理工作体现人性化服务，要体现患者知情同意与隐私保护的责任；基础护理与等级护理的措施到位；护士对住院患者的用药、治疗提供规范服务；对实施围手术期护理的患者有规范的术前访视和术后支持服务制度与程序；提供适宜的康复和健康指导；各种医技检查的护理措施到位；密切观察患者病情变化，根据要求正确记录。

(3) 护理病历书写质量标准：护理病历包括体温单、长期医嘱单、临时医嘱单、入院患者评估表、一般患者护理记录、危重（特殊观察）患者护理记录单、手术护理记录单及患者健康教育评估表。

(4) 护理管理质量标准：为了进行质量管理，需要针对有关的计划、决策、控制、指挥等管理职能制定相应的标准，即护理管理质量标准。总体要求认真贯彻执行国家有关法律、法规和规章制度，健全医院各项工作制度，加强科学管理，保证医院正常执业活动，不断提高医疗质量，确保医疗安全，改善医疗服务，提高运行绩效，促进医院健康、可持续发展。

其中应包括：依法执业，专业技术人员具备相应岗位的任职资格，不得超范围执业。护理人力资源管理标准，护理人员的数量与梯队（含年龄和学历层次）结构合理，满足保证护理质量的需要（病房床位与病房护士比例1：0.4）；质量责任制管理标准（规定质量责任制应达到的要求）护理业务管理标准（业务范围、职责权限、工作制度、工作程序、工作方法及这些方面应达到的要求和考核方法）；护理技术管理标准；护理质量管理方法标准（如质量检查、控制、评价等）。

（四）护理质量标准化管理

护理质量标准化管理，就是制定护理质量标准，执行护理质量标准，并不断进行护理标准化建设的工作过程。

1．制定护理质量标准的原则

(1) 可衡量性原则：没有数据就没有质量的概念，因此在制定护理质量标准时，要尽量用数据来表达，对一些定性标准也尽量将其转化为可计量的指标。

(2) 科学性原则：制定护理质量标准不仅要符合法律法规和规章制度要求，而且要能够满足患者的需要，有利于规范护士行为，有利于提高护理质量，提高医院管理水平，有利于护理人才队伍的培养，促进护理学科的发展。

(3) 先进性原则：因为护理工作对象是患者，任何疏忽、失误或处理不当，都会给患者造成不良影响或严重后果。因此，要总结国内外护理工作正反两方面经验和教训，在充分循证的基础上，按照质量标准形成的规律制定标准。

(4) 实用性原则：从客观实际出发，掌握医院目前护理质量水平与国内外护理质量水平的差距，根据现有人员、技术、设备、物资、时间、任务等条件，定出质量标准和具体指标，制定标准值时应基于事实，略高于事实，即标准应是经过努力才能达到的。

(5) 严肃性和相对稳定性原则：在制定各项质量标准时要有科学的依据和群众基础，一经审定，必须严肃认真地执行，凡强制性、指令性标准应真正成为质量管理法规，其他规范性标准，也应发挥其规范指导作用。因此，需要保持各项标准的相对稳定性，不可朝令夕改。

2．制定护理标准的方法和过程　制定护理标准的方法和过程可以分为3个步骤：

（1）调查研究，收集资料：调查内容包括国内外有关标准资料、标准化对象的历史和现状、相关方面的科研成果，实践经验和技术数据的统计资料以及有关方面的意见和要求等。调查方法要实行收集资料与现场考查相结合，典型调查与普查相结合，本单位与外单位相结合。调查工作完成后，要进行认真的分析、归纳和总结。

（2）拟订标准并进行验证：在调查研究的基础上，对各种资料、数据进行统计分析和全面综合研究，然后着手编写关于标准的初稿。初稿完成后要发给有关单位、人员征求意见，组织讨论、修改形成文件。须通过试验才能得出结论的内容，要通过试验验证，以保证标准的质量。

（3）审定、公布、实行：对拟订的标准进行审批，须根据不同标准的类别经有关机构审查通过后公布，在一定范围内实行。目前我国各级医院的质量标准体系形成于20世纪90年代初期，一方面是以疾病为中心的护理模式为主要依据，偏重于基础质量和终末质量，缺乏对环节质量的控制，不能主动地去控制护理质量的结果，而只能通过终末质量标准反馈来指导临床护理工作，使护理工作处于相对被动状态。另一方面，护理质量标准未能形成自己的体系，标准确切性不够。近来有学者和卫生行政部门已关注此问题并进行初步研究。成翼娟等采用质性研究方法将我国护理质量标准与评价体系分为3大部分：医院护理的结构与组织、医院护理实践、医院护理质量绩效评价指标，共11个方面53个条目。王建荣等用层次分析法构建护理过程质量标准。该体系分为1级标准4项，2级标准12项，3级标准5项，见图8-1。

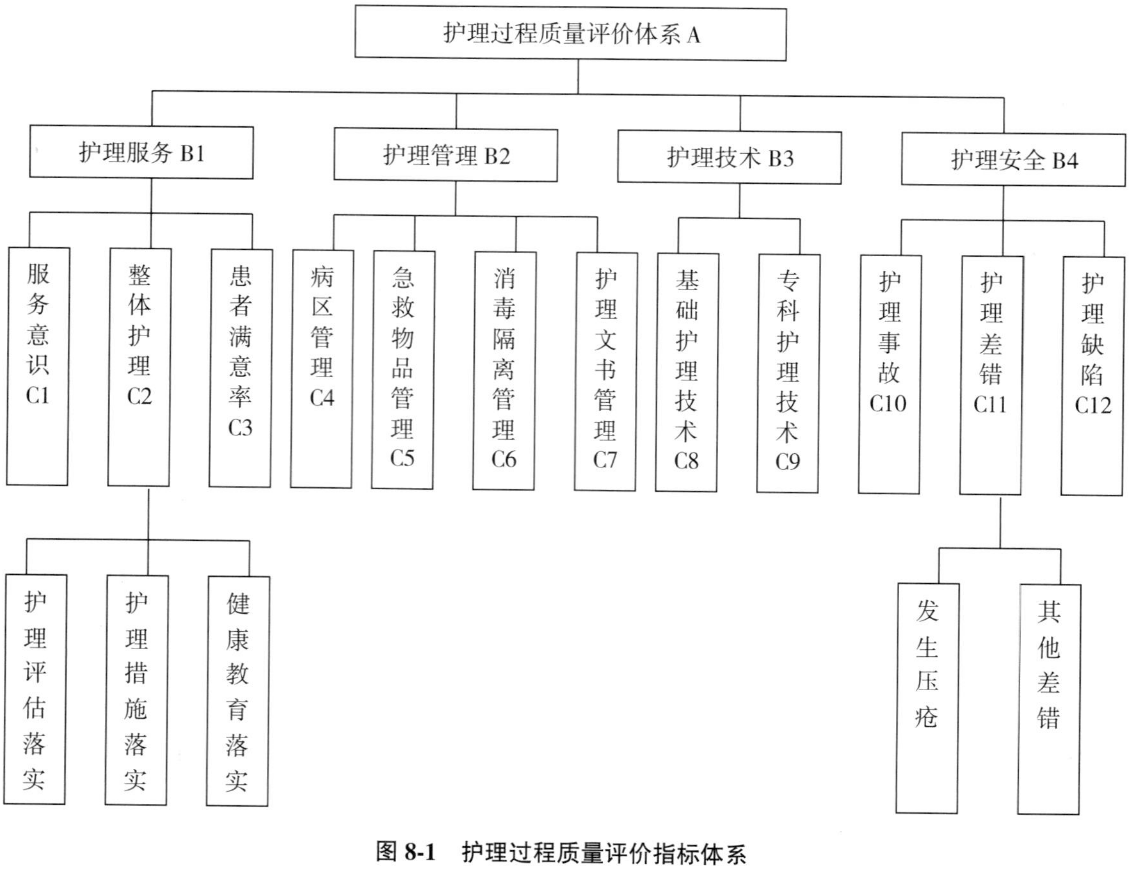

图8-1　护理过程质量评价指标体系

2008年原卫生部印发了《医院管理评价指南（2008版）》（详见附录三）。从中可以看出，第二期的医院评审工作与以往不同，首先是评审的定位不同，这轮评审不是评比，不是评优，而是医院保障质量、安全的条件和措施的认证；第二是评审的重点不同，本次的重点是质量和安全，不设分等标准，强调持续质量改进、医疗安全和连贯的医疗护理服务，使质量管理的内涵进一步深入。

二、护理质量管理模式

护理质量管理常用的方法有 PDCA 循环（也称“戴明环”）、DXTXA 模式、QUACERS 模式、以单位为基础的护理质量保证模式和质量管理圈活动等。其中 PDCA 循环是护理质量管理最基本的方法之一。

（一）PDCA 循环管理

PDCA 循环管理是美国休斯敦质量管理专家戴明（CW.Edwards Deming）提出的，被称为“戴明环”。PDCA 是英语 Plan、Do、Check 和 Action 四个词的缩写，它是在全面质量管理中反映质量管理客观规律和运用反馈原理的系统工程方法。

1．PDCA 循环基本工作程序：每一次 PDCA 循环都要经过 4 个阶段，8 个步骤（图 8-2）。

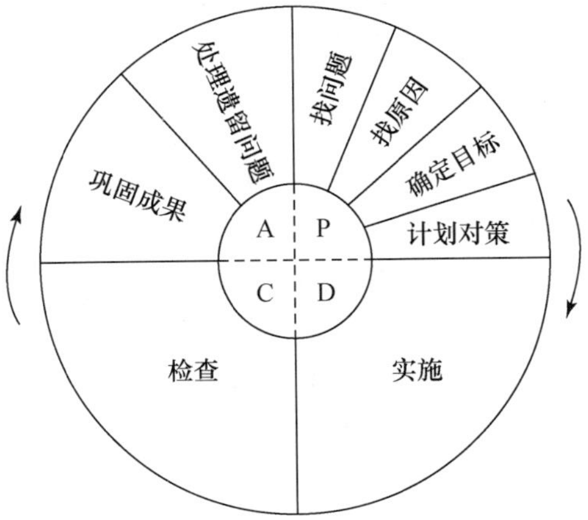

图 8-2　PDCA 循环 8 个步骤

（1）计划阶段：包括制订质量方针、目标、措施和管理项目等计划活动，明确计划的目的性和必要性。这一阶段包括四个步骤：第一步，分析质量现状，找出存在的质量问题；第二步，分析产生质量问题的原因或影响因素；第三步，找出影响质量的主要因素；第四步，针对影响质量的主要原因研究对策，制订相应的管理或技术措施，提出改进行动计划，并预测实际效果。

（2）实施阶段：按照预定的质量计划、目标、措施即分工要求付诸实际行动。此为 PDCA 循环第五步。

（3）检查阶段：根据计划要求，对实际执行情况进行检查，将实际效果与预计目标作对比分析，寻找和发现计划执行中的问题并进行改进。此为 PDCA 循环第六步。

（4）处置阶段：对检查结果进行分析、评价和总结。具体分为两个步骤进行。第七步把成果和经验纳入有关标准和规范之中，巩固已取得的成绩，防止不良结果再次发生。第八步把没有解决的质量问题或新发现的质量问题转入下一个 PDCA 循环，为制订下一轮计划提供资料。

2．PDCA 循环的特点

（1）完整性、统一性、连续性：PDCA 循环作为科学的工作程序，其四个阶段的工作具有完整性、统一性和连续性的特点。在实际应用中，缺少任何一个环节都不可能取得预期效果，只能在低水平上重复。比如计划不周，给实施造成困难；有布置无检查；不注意将未解决的问题转入下一个 PDCA 循环，工作质量就难以提高。

（2）大环套小环，小环保大环，相互联系，相互促进：作为一种科学的管理方法，PDCA 循环适用于各项管理工作和管理的各个环节。整个医院质量体系是一个大的 PDCA 循环，大循环所套着的层层小循环即各个部门、各科室及病区质量体系的动态管理。护理质量管理体系是整个

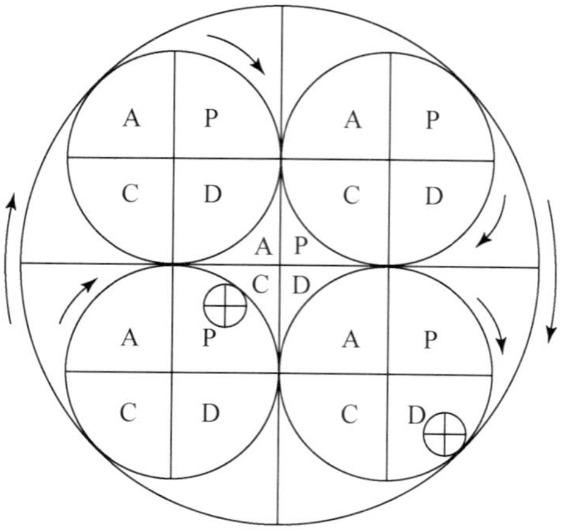

图 8-3 大环套小环示意图

医院质量体系中的一个小的 PDCA 循环，而各护理单元的质量控制小组又是护理质量管理体系中的小循环。整个医院运转的绩效，取决于各部门、各环节的工作质量，而各部门、各环节必须围绕医院的方针目标协调行动。因此，大循环是小循环的依据，小循环是大循环的基础。通过 PDCA 循环把医院的各项工作有机地组织起来，彼此促进，如图 8-3 所示。

（3）不断循环，不断提高 PDCA 循环不是一种简单地周而复始，也不是同一水平上的循环。每次循环，都要有新的目标，都能解决一些问题，就会使质量提高一步，接着又制订新的计划，开始在较高基础上的新循环。这种螺旋式的逐步提高，使管理工作从前一个水平上升到更高一个水平，如图 8-4 所示。

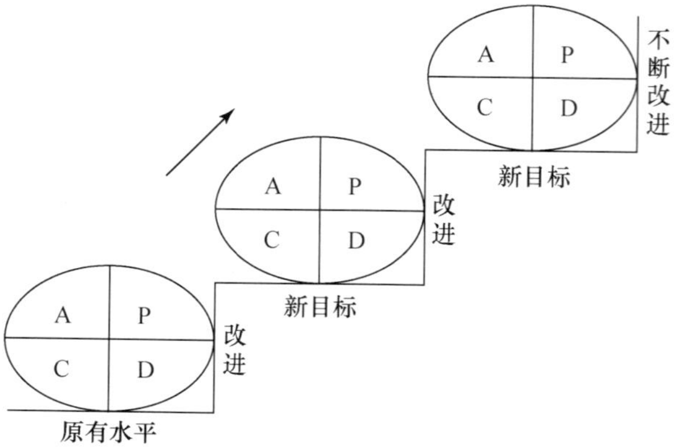

图 8-4 PDCA 循环螺旋式上升示意图

3．护理质量循环管理中的注意事项 护理质量管理是医院质量管理工作中的一个重要组成部分，是医院管理大循环中的一个小循环，并与医疗、医技、后勤、行政等部门小循环组成了医院管理的大循环。在护理质量的循环管理中应注意如下几点：

（1）PDCA 是一个循环而不是终结：PDCA 循环是一个不断发现质量问题，不断改进质量，不断提高质量的过程。循环结果无论是成功还是失败都是一个管理周期。如每年的护理质量管理计划，就是根据上一年质控的结果分析（患者投诉、差错事故、褥疮发生、患者满意度等），找出问题所在及原因，从而确定当年质量目标（能否降低或提高，指标是多少），制订质量计划和具体措施，再组织实施计划，落实措施，然后检查措施落实情况和效果。总结好的经验进行肯定，不恰当的标准进行修订，遗留的问题再进入下一年计划，循环往复，逐渐形成护理质量管理的循环体系，使整个工作程序化、整体化、规范化。

（2）注意各科室工作相互协调：全院护理质量管理是大循环，各科室是小循环，个人还有个人的工作管理循环。科室间因业务范围不同，PDCA 循环内容各异。如手术室 PDCA 循环着重要解决手术室的质量问题，如院内感染、手术配合质量、手术台次安排等。不同专业的 PDCA 循环要解决各自病室的质量问题，如患者的基础护理落实、护理记录的质量等。但各科室的 PDCA 循环都要围绕医院大循环，还要在大循环中注意各科室的协调。

（3）PDCA 循环和医院其他工作是一个整体不能独立。PDCA 循环不是一个独立的管理工作，它必须与医院的规章制度、标准化管理、行政手段、经济手段结合才能充分发挥其作用，PDCA 循环只是若干护理质量管理方法之一。

（二）质控圈

质控圈（quality control circle）是由同一现场工作人员或者工作性质相近的人员，利用自动自发互相切磋的团队精神，并运用简单有效的品质管理方法与理念，对自身的工作环境进行持续的改善。质控圈的活动依序以组圈、选定主题、现况分析、制订活动目标、检查对策、实施对策、确认成果及标准化 8 个步骤进行。执行时应遵守下列原则：

1．质控圈成员来自同一单位或仪器工作者，是自愿的，且可以轮换。

2．质控圈成员利用上班时间每周开会一次，或者每个月至少两次，每次 30min 至 1h。

3．遇有临时问题则随时开会，每次 20 ~ 30min。圈长应注意主持会议的技巧，利用指名发言、接力发言或反问等方式引导全体发言。

4．遵守有效开会的原则，准时到会，不做人身攻击，并尊重不同的意见。

5．质控圈成员应尽量学习并运用识别问题及解决问题的技巧。

6．一般由工作现场的督导者来辅导质控圈之进行，督导者的角色是激发员工的创意，而不是去指示员工该如何做。

7．质控圈需要高级管理者给予强有力的支持。

8．强调人员的发展和现场工作者所提供的创意，以提高生产力及效率。

（三）QUACERS 模式

QUACERS（the quality assurance，cost effectiveness，risk management and staff needs）模式即质量保证、成本效益、危机管理和员工需要模式，该模式重视护理质量管理的 4 个方面，并确保均衡发展（图 8-5）：①做好患者照顾的质量保证；②有效掌握医疗护理照顾的成本效益；③做好患者和工作人员的安全措施；④满足工作人员的需求，如晋升、提薪、学习与发展等。这个模式指出了护理管理的 4 个重要目标，有很大的使用价值，值得在实践中推广运用。

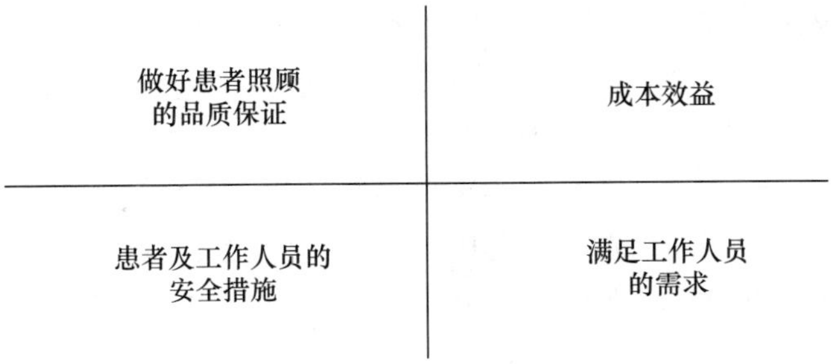

图 8-5　QUACERS 模式

（四）临床路径

1．临床路径的概念　临床路径是由临床路径发展小组（CPDT）内的一组成员，根据某种诊断、疾病或手术而制定的一种治疗护理模式，按照临床路径表的标准化治疗护理流程，让患者从住院到出院都按照此模式来接受治疗护理。

2．临床路径的组成要素　其对象是针对一组特定诊断或操作，如针对某个 ICD 码对应的各种疾病或某种手术等。路径的制定是综合多学科医学知识的过程，这些学科包括临床、护理、药剂、检验、麻醉、营养、康复、心理以及医院管理，甚至有时包括法律、伦理等，路径的设计要依据住院的时间流程，结合治疗过程中的效果，规定检查治疗的项目、顺序和时限。其结果是建立一套标准化治疗模式，最终起到规范医疗行为，减少变异，降低成本，提高质量的作用。

实施临床路径，要求在实际应用中，不断遵循疾病指南、循证医学的进展，调整路径的实施细则，使之符合医学科学的发展，从而提供给患者最新的治疗手段与最优化的治疗方案。实施临床路径，可以加强学科之间、医护之间、部门之间的交流；保证治疗项目精细化、标准化、程序化，减少治疗过程的随意化；提高医院资源的管理和利用，加强临床治疗的风险控制；缩短住院周期，降低费用。实施临床路径，还可以为无相关经验人员提供教育学习机会。同时，改善患者教育，提高患者及家属参与治疗过程的主动性也是实施临床路径的内容。

3．临床路径的管理　依据循证医学发展而来的疾病临床路径管理，是由组织内有临床经验或者专业成员根据某种疾病或某种手术方法制定的一种治疗模式，让患者由住院到出院都依此模式接受治疗。路径完成后，组织内成员再根据临床路径的结果分析和评价每一例患者的差异，以避免下一例患者住院时发生同样的差异或错误，依此方式来控制整个医疗成本并维持或改进医疗质量。

临床路径包含以下内容或执行流程：疾病的治疗进度表；完成各项检查以及治疗目标和途径；有关的治疗计划和预后目标的调整；有效的监控组织与程序。

4．临床路径在护理工作中的运用　20 世纪 80 年代由美国最先提出临床护理路径（Clinical Nursing Pathway，CNP）的概念。临床护理路径是以患者入院第一天至患者出院日的时间为横轴，以患者住院期间的入院宣教、诊断、检查、治疗、用药、护理、术前术后指导、饮食和活动指导、出院计划等理想护理手段为纵轴，由医护人员对某一种疾病或手术制定的适当的、有序的、整体的、综合的和严格的诊疗流程和计划，包括疾病的检查、治疗、康复和护理工作。此种护理模式为患者从入院到出院制订了详细的计划，并对诊疗护理工作进行详细统计说明与记录，不仅使医生、护理人员明确各种诊疗护理工作的流程，而且使患者明确进行检查、治疗和护理的时间，了解自身病情达到何种程度等，从而使患者得到最佳的护理照顾，并使得护理服务具有了服务的连续性、协调合作性、持续改进性、具有预期结果等性质。

正因为临床护理路径在护理服务的实施过程中发挥了缩短患者平均住院天数，降低患者平均住院费用，减少因护理人员理论和技术水平参差不齐导致的护理服务差异，从而起到为患者提供优质、高效的服务，减少护患纠纷，提高患者的满意度的作用，因此在不同国家的各个医院广泛推广，尤其广泛用于外科手术病例中。

国外的临床护理路径起源于工业质量管理体系，经过长时间的应用和摸索已基本完善成熟，1985 年美国马萨诸塞州波士顿新英格兰医疗中心（the New England Medical Center，NEMC）率先试行临床护理路径，在美国医学界受到了广泛的关注。截至 2007 年，美国的很多医疗卫生机构都实施或少部分实施了临床护理路径，临床护理路径的实施率达 80% 以上。1990 年后，应用临床护理路径的国家和地区逐渐增加，如英国、日本、新加坡、澳大利亚、中国香港、台湾等，纳入临床护理路径的病种也由外科向内科、由简单的医院管理向医院各个方面的管理不断扩展和增加。

目前，国内的一些医院也意识到了临床护理路径的优越性，逐渐开始应用、探讨和推行临床护理路径。自 2001 年起，国内一些城市的医疗机构随着原卫生部部署的管理工作以及医疗卫生费用支付制度的改革相继开展了临床护理路径的试行和试点工作，如北京、成都、浙江、广西、山西等城市的一些大医院，临床护理路径作为一种规范化的医疗护理模式和新型有效的医疗护理质量管理方法，因其可达到缩短患者住院天数、降低住院费用和提高医疗水平的作用正受到越来越多医疗机构管理者的广泛关注。

临床护理路径为医院管理提供了缩短住院天数、控制住院费用、提高患者满意度、有效控制医疗护理成本、改善医疗护理质量的途径，这种护理模式必将得到越来越多的关注和应用。

第三节　护理业务技术的质量管理

一、护理业务技术管理的概念与意义

（一）护理业务技术管理的概念

护理业务技术管理就是对护理工作的技术活动进行计划、组织、协调和控制，使这些技术能准确、及时、安全、有效地运用于临床，以达到高质量、高效率目标的管理工作。

医院护理业务技术管理的研究对象是医院基础护理工作和各不同专科护理工作的任务、特点、主要内容、技术要求和组织实施方法等。

护理业务技术管理要充分发挥护理技术力量和仪器设备的效能，使护理工作逐步做到管理制度化、工作规范化、操作程序化，更好地为患者服务。

（二）护理业务技术管理的意义

护理业务技术管理是护理管理工作中的重要内容，是衡量医院护理管理水平的重要标志，护理业务技术的质量直接影响医疗效果。因此，抓好护理业务技术管理对提高护理工作水平，促进护理学科的发展，具有重要的作用。其意义在于：

1. 护理业务技术管理是护理质量的重要保证　护理质量的保证是护理业务质量的保证，在医院工作中，护士不仅要与医院人员合作，而且要独立进行护理服务。护理工作不仅需要坚实的理论基础，还要有精湛的技术水平。加强护士的“三基”培训，提高专科业务技术水平，才能保证全院的医疗、护理质量。新业务、新技术是护理工作不断学习的内容。

2. 护理业务技术管理是医学科学管理发展的需要　随着医学的迅猛发展，高新医疗仪器的广泛临床应用，先进技术的陆续开展，对化疗技术协作的要求也越来越高，护理人员必须掌握先进的理论知识，才能保证护理人员在跨学科、多部门的合作中准确无误和协调一致。

3. 护理业务技术管理是护理教育管理的需要　护理人员业务素质和技术水平的提高，是护理教育培养合格护理人才的重要保证。

二、基础护理管理

基础护理是护理工作中各科室常规的、通用的，并带有普遍性的基础理论和技术操作。它是每个护理专业人员必须掌握的基本功，也是发展专科护理的基础和提高护理质量的重要保证。基础护理质量是医院等级评审的内容，是衡量医院管理和护理质量的重要标志之一。

（一）基础护理管理的内容

1. 一般护理技术管理　包括患者出、入院处置，各种床单位的准备，患者的清洁与卫生护理，体温、脉搏、呼吸、血压的测量，体温单的绘制，各种注射的穿刺技术，无菌技术，消毒隔离技术，洗胃法，灌肠法，导尿术，各种标本采集，口服、吸入给药法，尸体料理，护理文书书写管理等。

2. 常用抢救技术管理　主要包括给氧、吸痰、洗胃、止血包扎法、骨折固定、心电监护、心内注射、胸外心脏按压、人工呼吸机的使用等管理。

（二）基础护理管理的主要措施

1. 加强教育，提高认识　基础护理是提供满足患者基本需要的护理与服务，是护理人员的基本职责与基本工作内容。基础护理技术在护理工作中应用最多、最广泛。个别护理人员对此不够重视，要求不高，因此，应加强对护理人员的教育，不断提高对基础护理技术重要性的认识。教育应形成制度并与培训相结合，寓教于培训之中，不断提高教育效果。

2. 规范基础护理工作

（1）制定基础护理操作规程：制定基础护理操作规程，规范基础护理技术操作是基础护理管理的基本任务，目的是使技术操作达到规范化，便于护理人员学习和管理者检查、考核、评价。在制定操作规程时应遵循以下规则：①根据每项技术操作的目的、要求、性质和应该取得的效果，制定操作方法、步骤及注意事项；②技术操作的具体步骤，必须符合人体生理解剖及病理的特点，避免增加患者的痛苦；③严格遵守清洁、消毒和无菌的原则，防止医院内感染；④各项技术性操作必须有利于保证患者的安全；⑤必须有利于节省人力、物力、时间，使患者舒适，符合科学性原则；⑥文字应简单、明了，有条理，便于护士掌握并在临床上推广。

（2）加强培训、考核：制定操作规程后，应进行严格的训练和考核，目的是通过训练和考核使护士熟练掌握每项技术的操作规程并自觉地应用于护理工作中，实现操作规范化，提高效率和质量。

（3）加强检查、监督：为确保基础护理技术的应用效果，提高工作质量，应建立健全质量监控制度，并认真组织落实。监控的方法有定期检查、考核评价、交接班时检查、跟班检查，以及征求患者和医师的意见等，发现问题及时采取纠正措施，提高基础护理效果。

三、专科护理管理

（一）专科护理的概念及特点

专科护理是指临床各专科特有的基础护理知识和技术。专科护理具有以下特点：

1．专业性强　专科护理技术使用范围窄，专业性强，往往仅限于本专科，有的甚至只限于某一种疾病。

2．操作复杂　专科护理多配有仪器设备，技术复杂，操作难度大，要求高，护理人员除掌握专科基础知识和基础技术外，还要懂得仪器的基本原理和操作程序。因此，从事专科护理的护理人员必须经过专门的培训，才能胜任本职工作。

3．高新技术多　随着科学技术日新月异的发展，并向医学迅速渗透，大量高新尖的技术被用于临床诊断、治疗和护理，不仅增加了诊疗手段，而且提高了医疗护理质量。几乎每年都有新的技术用于临床，要求护理人员学习和掌握新的专科知识，这是专科护理技术的一个重要特点。

（二）专科护理的内容

1．疾病护理　疾病护理技术包括各种专科疾病如心肌梗死、脑血管疾病、糖尿病、皮肤病等，以及各种手术患者的护理技术。

2．专科一般诊疗技术　包括各种功能试验、专项治疗和护理技术，如机械通气气道护理技术、泪道冲洗技术、静脉营养技术等。

（三）专科护理管理措施

专科护理管理应根据护理技术的特点，抓好疾病护理管理和专科诊疗护理技术管理。

1．疾病护理管理　专科疾病护理技术常规是实施专科疾病护理的依据，也是专科疾病护理技术管理的基础工作。应根据专科疾病的特点分别制定专科疾病护理技术常规。制定专科疾病护理技术常规应遵循以下原则：

（1）科学性和先进性：疾病护理常规要以扎实的医学知识和临床护理实践经验为基础，根据疾病的病理生理改变，疾病的主要症状及不同的治疗原则，并参阅近年来国内外有关文献，使制定的常规既具有科学性，又能反映当代临床护理的先进技术。

（2）适应性和可行性：制定疾病护理常规既要考虑医院现有的条件，同时也要考虑医疗护理现代化的需要和医院今后可能的发展，使护理常规既切合实际，实用可行，又能满足技术发展的要求，具有一定的适应性。

（3）以患者为中心：疾病护理常规应有利于疾病的治疗及防止并发症与残疾的发生。还要有心理护理要求，便于落实以患者为中心的整体护理。

2．专科诊疗护理技术管理 专科诊疗护理技术管理必须与专科诊疗护理技术的特点相适应，重点抓好技术培训和技术规程建设。

（1）专科护理技术培训：是专科护理管理的重点。护理部应结合医院专科建设实际制订专科护理技术培训计划，并建立相应的管理制度，保证计划的落实，提高专科护理技术水平。

（2）制定各项专科护理技术规程：由于专科护理技术的专业性强，护理技术规范要各科室根据专科特点，组织技术骨干制定。操作规程的内容除规定适应证、禁忌证、方法及注意事项外，还要制订防范差错的措施。

四、医院感染管理

医院感染（hospital infections）亦称医院获得性感染（hospital-acquired infections，HAI），是指患者、探视者和医院职工在医院内受到感染并出现症状。其内涵包括：①感染获得或发生在医院内，不包括入院时即有的或已潜伏的感染；②包括一切在医院内活动的人群的感染，其主要对象是住院患者。

目前防止医院感染已得到越来越多的重视，许多国家将医院感染发生率作为评价医院管理水平的重要标志。医院感染的预防和控制，是医院管理的重要任务，也是护理业务技术管理的重要内容。

（一）护士在预防医院感染中的作用

自19世纪中叶南丁格尔倡导科学护理以来，清洁、消毒、灭菌、无菌操作和隔离技术等日益为护理界所重视。在预防远比治疗重要的思想指导下，更强调消毒、灭菌、隔离等技术措施和预防交叉感染的管理制度。护理人员是预防和控制医院感染的主力军，护理管理是关键。

预防和控制医院感染，贯穿于医院工作的各个环节，整体管理状况、职工重视程度、控制感染的技术水平等都对感染发生率有重要影响，医院感染管理是一门科学性、技术性很强的涉及多学科的组织管理科学。护理人员在护理患者过程中，细致观察患者病情变化、及时发现感染危险、采取严密隔离措施、有针对性地进行健康教育均是护理的重要职责。为此，将预防和控制感染列入护理系统的经常性议事日程，并作为业务技术管理和质量控制的重点工作，对于全院预防和控制院内感染关系重大。

（二）医院感染的管理措施

护理部主任（或总护士长）应是医院感染管理委员会（或小组）的主要成员之一，护理系统要积极贯彻全院性感染管理计划、政策、措施、制度，结合护理业务技术活动采取有效措施，从而最大限度地避免因护理工作失误而引起的院内感染。

1．健全组织机构，加强监督检查 护理部要在医院感染管理委员会的指导下，成立预防医院感染的消毒隔离管理小组和由护理部主任或副主任（或总护士长）担任组长，由护理部、消毒隔离小组、科护士长、病房护士长、监控护士（兼职）参加的医院感染护理管理组织系统。该机构负责制订预防医院感染的近期、远期计划，使管理有目标、有措施、有检查标准和考核评比的依据。通过定期检查、随时抽查等途径加强监控。

定期统计无菌操作感染率，了解医务人员及住院患者医院感染发生率，分析原因，建立感染发生的报告制度，还应制定统一的消毒隔离、无菌操作等质量检查标准和具体要求，并以此对护理人员进行强化和训练，使操作规范化、质量标准化。

2．合理布局，改善建筑结构，增添必要设施 在条件允许的情况下应根据需要适当改造或改建不适于预防感染的旧建筑，增添必要的专用设备及用具，如手术室、烧伤病房安装空气净化装置，使用一次性注射器等，以减少感染途径。

3．开展教育训练，完善规章制度 不断进行针对性的教育与专业培训是做好医院感染管理的基础和重要环节，使护理人员了解预防医院感染的重要意义、具体要求、实施方法，切实做到预防和控制感染的发生。培训护士长和监控护士的专业技术和组织管理能力，护士长和监控护士通过护理查房、消毒隔离操作讲课和考评等途径指导所属护理人员的工作。感染管理制度应不断健全、完善，使护理人员的行动有据可依，做到管理制度化、操作常规化、工作规范化。

4. 严格患者管理，重视健康教育　护理人员是健康教育的主力军。对医院的每项制度、每项护理操作的目的与要求均应通过健康教育取得患者合作。管理好病房环境和患者活动秩序，如空气清洁、控制陪住等，是减少患者感染机会的措施。可通过多种形式向患者宣传预防疾病及卫生学管理知识，需要隔离者明确隔离的意义。

5. 贯彻消毒措施，控制交叉感染　消毒是预防感染的基本手段，在实施消毒制度时应注意以下几点：

（1）专人负责：监控护士与护士长负责监督检查消毒隔离制度及无菌操作的实施。如发生感染或暴发流行，负责及时上报护理部及控感机构，并协同做好调查分析和有效控制。

（2）定期消毒：不论有无感染发生，均应按规定时间定期消毒、灭菌，一旦发生感染还应增加次数。除定期消毒的用具外，某些物品还必须做好随时消毒、预防性消毒、终末消毒。例如，餐具应每餐消毒，便器一用一消毒，患者床单位每日清洁消毒，被、褥、枕、床垫终末消毒等。

（3）按时检查：根据不同对象建立定期检查制度，明确规定年、季、月、日检查重点，做到每项制度有布置、有检查。检查项目的绝大多数，如洗手要求、口罩带菌情况、空气和物体表面的污染等，均应贯彻原卫生部《消毒管理办法》规定的统一标准，检查监测或获得科学数据，说明现状并找出感染因素和薄弱环节，有针对性的采取管理措施。

（4）定期鉴定：为确保消毒灭菌的有效性，对某些项目应定期鉴定。如对消毒液的有效成分与污染情况、含氯消毒液中有效氯的性能及各种消毒液的细菌培养等必须定期分析、鉴定。对于压力蒸汽灭菌器还必须定期进行生物与化学检测。病区治疗室、换药室、手术室、婴儿室、产房、重症监护病房等重点单位应按要求重点监测。

（5）开展评比：可结合各级卫生行政部门要求，对消毒隔离具体规定和制度，组织检查评比，以便发现问题，总结经验，激励先进，纠正不足。

五、护理信息管理

信息时代的到来是科学技术高度发展和进步的标志。信息与每个护理人员密切相关，护理系统内外的人际交流在很大程度上是信息的交流，护理人员的行为也受到信息的影响。护理管理者离不开与护士、医师、其他技术人员、患者、家属等进行交往，以便了解护理工作状态、患者的满意度、护理质量的高低、护理科研的进展等。因此，护理管理离不开对护理信息的管理。

（一）信息的概念和特点

1. 信息的定义　信息泛指情报、消息、指令、数据、信号等，通常用声音、图像、文字、数据等方式传递。信息是由事物的差异和传递构成的。信息源于物质及其运动，具有物质的属性，但它并不是物质，信息是现代社会一种极其重要的资源。从广义上说信息也是一种能量，它可以影响事物的变化，对人类社会产生巨大的创造力。一个系统的组织程度越高，它的信息量就越大。

2. 护理信息的特点

（1）来源广泛：护理信息有来自患者、家属、医生的，也有来自治疗、检查、化验的，还有来自药品、仪器、设备的。这些信息往往互相交错、互相影响。

（2）内容繁杂：护理工作与医技、药房、后勤、检验等部门均有广泛联系。护理工作自身包括业务技术、护理质量、护理人员及物品、护理科研等方面。这些来自护理系统外部和内部的信息各不相同，文字信息多，但能够量化的较少。

（3）随机性大：日常护理工作，带有突发事件性质，如急诊、出入院随时发生，患者病情随时变化等，均无规律可言，需要护理人员具备准确的观察、敏锐的判断和综合分析能力。

(4) 质量要求高：许多护理信息直接关系到患者的健康、生命，对完整、及时、准确、可靠性要求都很高，容不得一丝马虎。如在患者病情危重时，病情突变危及生命时，信息判断失误、处理失误，可造成不可挽回的损失。

另外，护理信息主要是与人的健康和疾病有关的信息，由于健康和疾病处于动态变化状态之中，护理信息因而还具有流动性和连续性的特点。

（二）信息管理及其发展

1．信息管理的含义　信息成为真正资源的必要条件是对信息整理的有序化过程。对信息进行整理，使其满足组织要求的过程就是信息管理的初始含义。由于存在对信息管理对象或范畴的不同看法，因而对信息管理也就有不同的解释。

(1) 狭义的信息管理：认为信息管理就是对信息的管理，即对信息进行收集、组织、整理、加工、储存、控制、传递、利用，并引向预定的目标。

(2) 广义的信息管理：认为信息管理不仅是对信息的管理，而且还要对涉及信息活动的各种要素（信息、设备、人员、资金等）进行合理的组织和控制，以实现信息及有关资源的合理配置，从而有效地满足对信息的需求。

比较以上两种信息管理的概念，后者比前者更全面、更深刻。前者强调信息自身的管理，后者强调信息管理对象不仅仅是信息自身，还应涉及与信息活动有关的各种要素，进行全方位的管理。

2．信息管理的发展阶段　以上对信息管理的两种不同认识，是信息管理发展中的不同阶段的标志。狭义信息管理观念对应着信息管理的技术时期，广义信息管理观念对应着信息管理的资源时期。

(1) 信息管理的技术时期（1950—1980 年）：该时期以狭义信息管理为基本观念，着重运用计算机技术，通过建立计算机信息系统，实现对信息自身的有效处理。在其发展的几十年中，随着计算机科学的发展，涌现了各种新的信息系统。包括 ES（专家系统）、DSS（决策支持系统）、OAS（办公自动化系统）、IRS（情报检索系统）、IMS（传输加工系统）、TPS（数据传输加工系统）和 CBIS（计算机信息系统）等。

(2) 信息资源管理（1980 年以来）：该时期以广义信息管理概念为基础，强调对信息的综合管理。一方面强调信息管理对象的综合化，强调对信息活动中的信息、人、设备、技术、资金等各种资源的综合化管理；另一方面强调管理手段和方式的综合化，不仅应用信息技术方法，而且还综合采用经济、人文的管理方法，对信息活动诸要素进行综合管理。由于该时期与技术时期的信息管理思想、目标和方式有明显的区别，被视为信息管理发展的新阶段，并于 80 年代初提出了“信息资源管理”的新概念。

（三）信息管理的作用

信息是信息社会的基本特征，信息管理是信息社会有序运转和发展的基本条件，信息管理在现代社会中具有十分重要的作用。

1．信息管理是企业现代化管理的基础　在现代社会里，由于信息的急剧增加，产生了“信息爆炸”。对如此庞大的信息量的管理和利用，必须借助于现代化手段——电子计算机。在物质生产和流通过程中，生产经营与流通始终贯穿着“物流”和“信息流”。“物流”是指原材料等资源的输入变为产品而输出，经历着形态和性质的变化。伴随“物流”而产生的大量数据，如设计图纸、工艺文件、计划定额、工时、原材料、能源消耗等数据文件，形成了“信息流”。“物流”的活动是在“信息流”活动的作用下进行的，要使“物流”即生产过程中沿着计划目标进行，就必须合理地管理和利用“信息流”，以便科学的计划、组织、调节，引导“物流”，使之按照客观规律进行运动。“信息流”的任何阻塞都会使“物流”失去控制，使生产和流通造成经济损失。

2．信息管理是生产力发展的需要　信息及其有效的管理，是社会进步和经济繁荣的先决条件，只凭过去低效率办公方式，文山会海，层层扯皮，很难适应生产力发展的要求，只有建立科学的信息管理系统，才有助于推动生产力发展的进程。

3．信息管理是企业管理人员智力结构变化的需要　我国各级管理人员平均知识和智力水平已有很大程度的提高，只有采用先进的信息采集、传输、处理、存储等手段，建立信息管理系统，才能使这种优势充分发挥。利用信息管理系统提供的数据，管理人员可以更客观、更科学地做出决策。同时，管理人员可以从繁杂的数据统计中解脱出来，去从事更高级的开拓工作。

4．信息管理是新技术革命挑战的需要　信息作为一种新型资源，它的重要作用逐渐为人们所认识。我们面临着新技术革命挑战的环境。有人说，“后工业社会”是信息社会。生产的发展主要不是依靠资本而是依靠信息、价值的增长，不再依赖体力而需要知识。信息和知识已成为生产力、竞争力和经济成就的关键。这就是说，不必增加多少资金和劳动力，只要掌握最新的信息，用先进的技术和科学管理，就能开创新局面，提高效益，以适应新技术革命的需要。

（四）护理信息管理的内容

1．住院患者信息管理系统　住院患者管理是医院管理的重要组成部分。耗用医院大量的人、财、物资源。护士需耗费大量的时间去办理收费、记账、填写各种卡片等间接护理工作。该系统是患者办理住院手续后，患者信息在病区护士站电脑终端显示，有利于及时准备床单位，患者到病区后即可休息；同时患者信息卡刷卡后可打印患者一览表卡、床头卡等相关信息，并与药房、收费处、病案室、统计室等相应部门共享，这样既强化了患者的动态管理，又节约了护士的间接护理工作时间。

2．住院患者医嘱处理系统　该系统由医生在电脑终端录入医嘱，在护士站电脑终端中显示，经核实医嘱无疑问后确认即产生各种执行积累单及当日医嘱变更单、医嘱明细表；确认领取当日、昨日、明日药后，病区药房、中药房自动产生请领总表及单个患者明细表；药费自动划价后与收费处联网入账；住院费及部分治疗项目按医嘱自动收费。该系统由医生录入医嘱，充分体现出医嘱的严肃性、法律效应性。

3．住院患者药物管理系统　本系统在病区电脑终端上设有借药及退药功能，在患者转科、出院、死亡及医嘱更改时可及时退药，并根据患者用药情况设有退药控制程序，避免人为因素造成误退药、滥退药现象。

4．住院患者费用管理系统　该系统根据录入的医嘱、诊疗、手术情况，在患者住院的整个过程中可以随时统计患者、病区费用的管理信息，如患者的费用使用情况，科室在某一时间段的入、出院情况，各项收入比例，有利于调整费用的结构，达到科学管理。

5．手术患者信息管理系统　该系统在外科各病区电脑终端输入手术患者的信息，如拟行的手术方式，是否需安排洗手护士，是否需特殊器械，手术时间、麻醉会诊邀请等。麻醉会诊后录入手术安排的时间，手术间号，麻醉、洗手、巡回人员名单，术前用药，特殊准备意见等，使病区与手术室之间紧密衔接。

6．护理排班信息系统　该系统上设有护士长排班系统。护士长录入密码后显示排班程序，进行排班、修改、打印，与护理部通过电子邮件保持联络，使信息沟通便捷。

护理信息系统在计算机专业人员和护理人员的共同努力下，将不断开发新的护理信息处理系统软件，使护士在护理信息处理中更方便、更科学、更完善。

（五）护理信息管理的类别

1．护理行政信息管理　病区护士长可利用计算机进行排班、查阅出勤情况、考核护理人员工作质量，同时可以了解患者情况、医药费用、患者动态。护士长要制定相应的护理信息管理制度及护理信息使用制度，维护护理信息的真实性、可靠性，同时还要对护理人员进行计算机的应用与管理培训，防止数据的丢失或损坏，如必要材料的备份、定期对系统进行维修与保养等。

2．护理业务信息管理　护理业务信息系统的内容有护理计划、患者病情、医疗计划、医嘱、患者饮食等，项目繁多，内容复杂，护理人员在输入护理信息时，一定要认真负责，按照统一规范的输入方法输入。要有专人负责定期对各系统进行整理，保证护理信息收集内容全面、格式正确。

3．护理质量信息管理 将护理质量评分标准输入计算机，建立数据库，将护士长、科护士长、医院护理质量控制小组、护理部各项检查、护理工作报表等数据输入计算机，使信息得到准确、及时的储存。利用计算机将储存的信息进行运算、统计、分析后，可将各科室护理工作质量以报告的形式输入，准确地评估护理工作强度和护理工作质量，便于护理管理，提高护理质量。

4．护理科研信息管理 护理人员通过计算机建立各种信息库，如将特殊病例、科研数据、科研成果、新业务技术等输入计算机并储存，应设立密码，防止他人窃取或删除。利用计算机管理护理人员的科技档案，如对个人学习经历、学习成绩、论文及著作、发明、专利、科研成果等进行记录和统计，了解护理的科研状态和护理人员的科研能力，为晋升、深造、选派科研人才提供有力的依据。

5．供应室信息管理 供应室是医院无菌器材的供应中心，主要承担清洁、消毒、保管和发放工作。利用计算机进行信息管理，可将物品的种类、数目、价格、发放情况、回收情况、使用后损坏情况输入，并提供有效的、可靠的管理信息。

6．重症监护病房信息管理 监护病室收住大型手术后及严重创伤的患者，病情变化大、变化快，需要建立一个能对人体重要的生理生化指标，有选择地进行经常性或连续性监护的系统。这个系统必须具有信息储存、显示、分析和控制功能。通过以计算机为核心的监护系统，及时发现病情变化并做出应急处理，同时也降低了护士的疲劳性观察，减少手工操作及主观判断造成的误差。

（六）护理信息管理的措施

1．提高认识 护理部应组织护理人员学习护理信息管理的有关知识和护理信息管理制度，加强对护理信息管理重要性的认识，自觉地参与护理信息管理。

2．建立护理信息管理体系 护理部应健全垂直护理信息管理体系，做到分级管理，实行护理部主任—科护士长—护士长负责制。保证信息的完整和真实，减少信息传送中不必要的环节，保证信息传递渠道的畅通，逐级上报。并建立切实可行的护理信息管理制度。

3．加强护理人员的业务学习 加强护理人员的专业知识、新业务、新技术的学习，提高护理人员对信息的收集与分析、判断和紧急处理的能力。如工作中遇到一个有心跳骤停可能的危重患者，护士一发现与心搏骤停有关的信息，应准确识别，马上汇报医生，迅速做出处理，不得有任何延误。另外，颅脑严重外伤的患者，往往病情变化很快，护士应对任何病情信息的变化有预测能力。

4．及时做好信息的反馈工作 各级护理管理人员应及时传递、反馈信息，经常检查和督促信息管理工作。对于违反信息管理制度如漏报或迟报信息而影响患者抢救，造成工作紊乱或经济损失者，应追究责任。

六、护理新业务与新技术的管理

护理新业务、新技术的概念有广义和狭义之分，广义的概念是指在国内外护理领域里近十年具有发展新趋势的新项目以及取得的新成果和新手段；狭义的概念则是指在本地尚未开展过的项目和尚未采用过的手段，其管理包括以下内容：

1．新业务、新技术的论证 对拟开展和引进的新业务、新技术，开展前应进行查新，详细了解原理、使用范围、效果、副作用及注意事项等，以保证引进、开展的新业务、新技术的先进性。

2．建立审批制度 护理新业务、新技术立项后先呈报护理部审批同意，再呈报相应学术委员会批准。本单位研究成功的新技术、新护理用具必须经过护理学术组和院内外有关专家鉴定，方可推广应用。对已确定开展的新业务、新技术，要制订实施方案，组织有关护理人员学习，通过培训明确目的、要求，掌握操作规程、注意事项等。

3．选择应用对象 选择合适的应用对象对新业务、新技术的推广应用至关重要。选择应用的对象应具备开展新业务、新技术的基本条件，包括对新业务、新技术的兴趣、技术水平、设备条件等。一个科室不能完成的应成立协作组，吸收有关科室人员参加，发挥集体的智慧。

4．建立资料档案　开展新业务、新技术的资料，包括设计、查新、应用观察和总结等，应及时进行整理并分类存档。

5．总结经验不断改进　在开展新业务、新技术的过程中，要不断总结经验，反复实践，逐步掌握规律，不断改进操作方法，在实践中创新，并逐步建立一整套操作规程或常规，供推广应用。

第四节　预防护理缺陷的管理

护理质量缺陷是引发医疗纠纷的重要原因，如何防范护理质量缺陷是护理管理者应思考的问题。随着新的《医疗事故处理条例》（详见附录二）的颁布与实施，护理管理者面对新的情况：新条例规定，患者有权复印病历资料，医疗机构不能有损患者的知情权；因医疗行为引起的侵权诉讼，由医疗机构就医疗行为与损害结果之间不存在因果关系及不存在医疗过错承担举证责任，即通常说的“举证责任倒置”；用“医疗事故”这一国际通用术语来评价诊疗过错行为，将以前的“差错”归为第四级医疗事故；医疗过失行为的责任程度不再分责任事故和技术事故。这些新情况对管理者提出新的要求，一方面要认真学习新条例，充分理解领会其实质，并在实践中执行，另一方面要制定新的管理规定应对新的变化。

一、护理质量缺陷相关概念

1．护理缺陷（nursing defectiveness）　指由于各种原因导致的一切不符合护理质量标准的现象和结果。这种现象或结果使患者产生不满意或给患者造成伤害，分为患者不满意、医疗纠纷或医疗事故 3 种。

2．患者不满意　不满意是患者得到的结果小于期望的恰当服务且超出容忍区所形成的一种心理状态。当患者对医疗服务质量产生不满意感觉时，一般有两种反应：一种是不抱怨，继续接受服务，但容忍区域变窄，期望值变高，或直接退出服务；另一种是抱怨，有私下和公开之分，如果问题得到迅速而有效的解决，就会维持或提高患者原有满意度，否则，就会发生纠纷。

3．医疗纠纷（medical dispute）　是指患者或家属就对医疗服务的过程、内容、结果、收费或态度不满而发生的争执，或是同一医疗事件医患双方对其前因及后果，处理方式或轻重程度产生分歧发生的争议。

4．医疗过失行为（medical defective action）　是指医务人员在医务活动过程中因违反了医疗卫生管理法律、行政法规、部门规章和诊疗护理规范、常规，不是主观故意而是客观上有过失造成患者损害的医疗行为。认定医疗行为是否有过失的关键在于医疗行为是否违反了有关医疗卫生管理法律、行政法规、部门规章、诊疗护理规范、常规和是否存在主观故意。医疗过失行为责任程度分为：完全责任，指医疗事故损害后果完全由医疗过失行为造成；主要责任，指医疗事故损害后果主要由医疗过失行为造成，其他因素起次要作用；次要责任，指医疗事故损害后果主要由其他因素造成，医疗过失行为起次要作用；轻微责任，指医疗事故损害后果绝大部分由其他因素造成，医疗过失行为起轻微作用。

5．医疗事故（medical malpractice）　是指医疗机构及其医务人员在医疗活动中，违反医疗卫生管理法律、行政法规、部门规章和诊疗护理规范、常规，过失造成患者人身损害的事故。

二、护理缺陷的影响因素

（一）管理因素

1．规章制度不健全　护理工作的规章制度不健全，职责划分不清，缺乏质量管理的监督系统。如未制定健全的各种查对制度、交接班制度、岗位责任制、各种技术操作规程，或在实施护理措施的过程中，监督管理不得力，执行制度不到位，以致发生护理缺陷。

2．管理者缺乏经验　护理管理者的管理水平有限，管理者缺乏工作经验，管理不力，监督不严，以致护理管理工作混乱。如抢救设备不齐全、抢救药品的管理不当，贻误抢救时机。

（二）护理人员因素

1．护理人员经验不足　在护理工作的过程中，护士的业务不熟悉，技术操作不规范，观察病情不到位，处理问题不及时，从而发生护理缺陷。

2．护理人员责任心不强　有的护理人员缺乏良好的医德医风，对患者缺乏同情心和责任心，工作态度不端正，技术未能精益求精。如不能按时巡视病房，患者病情变化未能及时发现，延误病情，从而造成严重后果。

3．违反操作规程　没有严格执行三查七对的制度及无菌技术；执行医嘱不当，服务态度不良，与患者沟通障碍；护理记录不完整及护理病案涂改。

（三）其他因素

1．后勤供应因素　设备维修管理及后勤保障供应不力，未定期维修保养各种设备，使之保持完整的备用状态。

2．卫生材料因素　医院采购卫生材料时没有严格按照国家招标的要求和程序，所采购的卫生材料质量不符合国家标准，以致患者发生不良反应，从而影响患者的治疗效果。

3．病区环境因素　医院的噪声、粉尘、潮湿、照明不足、昆虫、老鼠等均可引起院内感染。放射源的保管不当等，不仅会发生护理缺陷，还可能造成医疗事故。

4．时间因素　在节假日期间，由于上班的护理人员少、工作任务重、缺乏安全意识，护理人员在交接班时，没有遵守交接班制度，易发生护理缺陷。

5．护理服务的基础条件　护理基本设施、病室布局、护理工作量、医疗护理的配合和协调不良是发生护理质量缺陷的客观原因。护理工作量大，护士超负荷工作，必然造成接受信息迟缓、反应迟钝和精力分散。

三、预防护理缺陷的措施

1．完善规章制度　建立护理质量控制指挥和分层质控的管理制度，健全各项技术操作规程，各级护理人员要严格执行各项规章制度和技术操作规程，使操作程序化、规范化；建立护理缺陷等级报告制度，各科室要有护理缺陷登记本，由本人或发现者及时登记护理缺陷的发生经过、原因、后果，护士长要及时上报，并组织护理缺陷讨论与总结；建立护理人员的考核评价体系，运用奖惩手段，对护理工作进行经常性的督促和检查，以确保护理安全。

2．提高人员素质　护理部要经常对护理人员进行专业思想、责任心及普法的教育，帮助护理人员树立以患者为中心及防范护理缺陷的意识，提高护理人员的业务能力和技术水平，杜绝护理缺陷的发生。

3．严格操作规程　护理人员在医疗活动中，必须严格遵守医疗卫生管理法律、行政法规、部门规章和诊疗护理规范、常规。恪守医疗护理的职业道德，不断改善服务态度，提高服务水平和护理工作质量。

4．突出重点，抓好落实　对容易发生护理缺陷的薄弱环节要加强指导和监督，发现问题及时处理。如新调入护士的管理、节假日值班的护理人员责任意识、病区患者较多又有抢救患者时，要注意经常指导和监督，切实抓好各项护理工作的落实。同时，对护生的带教要保证质量，防止带教不尽力而发生的护理缺陷。

5．重视护理文书的管理　护理人员书写护理病历时，应做到护理记录的及时性、客观性、真实性、完整性，并及时分类和归档，确保护理病案的完整。

6．加强护理缺陷的管理　护理质量缺陷的控制关键在预防。预防为主是整个质量管理的指导思想，也是防止质量缺陷的关键措施。

（1）做好患者投诉处理：当患者因不满而投诉时，首先要耐心接待，认真受理并记录；其次，采取纠正措施，如解释说明、向患者道歉等；第三，对投诉问题进行调查、了解其原因，评估问题严重性，分清责任，做出适当补偿；第四，采取长效纠正措施，防止问题再次发生；最后，跟踪调查。

（2）正确对待医疗事故：医疗机构有义务正确地处理医疗事故，保护医患双方的合法权益，把医疗事故造成的损害减小到最低限度。要正确、及时、稳妥地处理医疗事故，首先，必须制订处理医疗事故预案。处理医疗事故的预案是指在出现医疗事故后明确处置医疗事故、防止损害扩大的领导机构和承担具体工作的部门，以及各部门的职责和应采取的措施的一种方案。其次，按照程序处理医疗事故。

（3）加强医疗事故预防：要做到有效防范医疗事故，除了设立医疗质量监控部门，加强医疗质量监督管理，建立预警机制，做好风险管理，提高医务人员技术水平，改善服务态度以外，还应制订切实可行的防范医疗事故预案。医疗事故预案是在医疗事故出现之前制定的一系列应急反应程序，明确应急机制中各部门及其人员的组成、具体职责、工作措施以及相互之间的协调关系。

发生护理缺陷后，要及时有效地护理，积极采取措施以减少或消除由于护理缺陷所造成的影响及不良后果。实事求是，总结经验，吸取教训，发生护理缺陷的各种有关记录、检查报告及造成事故的药品、器械等均应妥善保管，不得擅自涂改、销毁。应保存完整资料，以便鉴定使用。

案例 8-1

某患儿，2岁半，因咳嗽发热而住院，诊断为小儿肺炎，医嘱静脉滴注青霉素，护士甲为患儿做皮试，结果为阴性，遵医嘱输注青霉素。该患儿输注青霉素后第二天下午出现皮疹，医嘱停止青霉素输注，炉甘石洗剂20ml外洗患处。护士乙将炉甘石洗剂发给了患儿的母亲，其母将洗剂误给患儿口服。晚班护士丙发现后立即报告值班医师，值班医师本意是让患儿口服50%硫酸镁导泻，医嘱误写为：50%硫酸镁静脉推注。护士丙执行医嘱，静脉推注50%硫酸镁不到10ml，患儿出现抽搐，随即呼吸抑制死亡。

问题与思考：

1．护士甲、乙、丙是否存在过失行为？为什么？

2．在这起医疗事故中，护士甲、乙、丙是否该承担责任？为什么？

3．如果你是护士长，应如何加强预防护理缺陷管理，杜绝医疗事故的发生？

第五节　护理质量评价

护理质量评价是护理质量管理中的控制工作之一。评价一般指衡量所定标准或目标是否实现或实现的程度如何，即对一项工作成效大小、工作好坏、进展快慢、对策正确与否等方面做出判断的过程。评价贯穿工作的全过程中，不应仅在工作结束之后。

护理质量评价是一项系统工程。评价的主体是由患者、工作人员、科室、护理部、医院、院外评审机构等构成，评价的客体是由护理项目、护理病历、护士行为、科室和医院构成的系统绩效。评价的过程是收集资料，将资料与标准比较并做出判断的过程。

一、护理质量评价的内容

（一）护理人员的质量评价

护理人员的素质、行为表现直接影响护理质量的优劣，故应经常或定期对其进行评价。护理人员的评价内容一般包括人员素质、护理行为、护理服务结果等3个方面。

1．基本素质评价　从政治素质、业务素质、职业素质3个方面来综合评定基本素质，从平时医德表现及业务行为看其政治素质及职业素质，从技能表现、技术考核成绩、理论考试等项目来考核业务素质。方法可采用问卷测评方式或通过反馈来获得综合资料，了解其基本条件，包括道德修养、技能表现、工作态度、学识能力、工作绩效等素质条件。

2．行为过程评价　主要是对护理活动的过程质量进行评价，考核护士在护理全过程的各个环节是否体现以患者为中心的思想，是否贯彻患者至上的服务宗旨。可采用明察暗访形式获得其服务态度、服务行为的资料，也可采取问卷、开座谈会的形式获得患者或其他工作人员对护士行为的评价资料。

3．行为结果评价　结果质量是对护理服务结果的评价，对护理活动、服务效果、工作绩效的评定均属于此范围。对护理人员质量评价内容多为定性资料，不易确定具体数据化标准。所以结果评价较为困难，可进行综合性评价，如护理工作和服务态度满意率、护理人员年终考核合格率、护理人员培训率、护理人员“三基”平均达标率等，以求获得较全面的护理人员服务质量评价结果。并可通过信息反馈，指导护理人员明确完成护理任务的具体要求和正确做法。

4．综合评价　即用几方面的标准综合起来进行评价。凡与护理人员工作结果有关的活动都可结合在内，如对期望达到的目标、行为举止、素质、所期望的工作结果和工作的具体指标等进行全面的考核与评价。

（二）临床护理活动的质量评价

对临床护理活动质量的评价，就是衡量护理工作目标完成的程度，衡量患者得到的护理效果。常通过以下3方面进行评价：

1．要素质量评价　是对构成护理服务要素质量基本内容的各个方面进行的评价，包括组织结构、物质设施、资源和仪器设备及护理人员的素质。

具体表现为：①环境，患者所处环境是否安全、清洁、舒适，温度、湿度等情况。②护理人员工作安排，是否选择合理的护理方式，人员质量（资历）是否合乎标准等。③器械、设备是否处于正常的工作状态，包括药品、物资基数及保持情况，要根据客观标准数量进行检查计量。④病房结构、患者情况、图表表格是否完整等。

要素质量评价方法有现场检查、考核，问卷调查，查阅资料等。

2．环节质量评价　即对护理过程的评价。这类标准可以评价护士护理行为活动的过程是否达到质量要求，可按护理工作的功能和护理程序评价。具体包括7个方面：正确执行医嘱方面；疾病观察及治疗结果反应观测方面；对患者的管理；对参与护理工作的其他医技部门和人员的交往和管理；护理报告和记录的情况；应用和贯彻护理程序的步骤与技巧；心理护理，健康教育，身体和感情健康的促进等。环节质量评价方法主要为现场检查。一般采用5级评价方法：一是护理人员护理过程的自我评价；二是同科室护理人员护理过程的相互评价；三是护士长的检查监督评价；四是总护士长的指导评价；五是护理部组织的综合质量评价。

3．终末质量评价　即护理结果评价，是对护理服务的最终结果的评价。评价护理服务结果对患者的影响，即患者得到的护理效果的质量。一般应选患者满意度、静脉输液穿刺成功率、事故发生率等。根据现代医学模式要求，终末质量还应从生理、心理、社会等方面加以考虑，但这方面的质量评价比较困难，因为影响因素较多，有些结果不一定是护理工作的效果，如住院天数等。终末质量一般通过问卷调查、护理查房等方法进行评价。

二、护理质量评价指标

护理质量评价的指标一般分工作质量指标和工作效率指标两类。

1．工作质量指标　这类指标还未形成完整标准体系，大都偏重临床护理工作质量，如护士培训率、考试及格率、病房管理合格率、陪护率等。原卫生部组织修订后的《医院管理评价指南（2008 版）》（详见附录三）增加了反映患者最终得到护理效果的评价指标，如健康教育知晓率、护理缺陷发生率、医院感染发生率、患者对医务人员工作满意度、社会对医疗服务的满意率等。

2．工作效率指标　这类指标基本上是工作量的指标，是标明负荷程度的。大体包括：护士人数、病房床位与护士比、收治患者数、展开床位使用率、展开床位周转次数。重症护理日均数及重症护理率、卫生宣教人次数、健康教育覆盖率等。

以往我们侧重于工作质量指标的评价，忽视了工作效率指标的评价。因此，评价后，反映出护理工作负荷量大的科室工作质量上暴露的问题较多，护理质量综合评价分低；而护理工作负荷量小的科室则往往暴露问题相对少，护理质量综合评价分却较高，这样，挫伤了部分科室护理人员的工作积极性，违反了公平理论。2008 年原卫生部在总结《医院管理评价指南（试行）[2005]》实施 3 年后经验的基础上，组织对其进行了修订，制定了《医院管理评价指南（2008 版）》，体现了“质量优先，兼顾效率”的原则。

三、护理质量评价的方法

（一）建立质量管理的机构

质量管理和评价要有组织保证，落实到人。在我国医院一般是在护理部下设质量督导科（组）或质量管理委员会，作为常设机构或临时组织。质量督导科（组）是常设机构，配备 1 ~ 3 名高年资或高级职称的护理人员，专门负责质量检查。质量管理委员会是临时机构，一般由护理部主任（或副主任）领导，各科室护士长参加，分项（如护理技术操作、理论、临床护理、文件书写、管理质量等）或分片（如门诊、病区、手术室等）检查评价。多采用定期自查、互查互评或上级检查方式进行。院外评价经常由上级卫生行政部门组成，并联合各医院组织对医院工作进行评价，其中护理评审组负责评审护理工作质量。

（二）加强信息管理

护理质量管理要靠正确与全面的信息，因此应注意获取和应用消息。对各种信息进行集中、比较、筛选、分析，从中找出影响质量的主要的、一般的、共性的和特性的因素，再从整体出发，结合客观条件作出指令，然后进行反馈管理。

（三）采用数据统计方法发现问题

建立反映护理工作数量、质量的统计指标体系，使质量评价更具有科学性。在运用统计方法时，应注意统计资料的真实性、完整性和准确性，注意统计数据的可比性和显著性，应按照统计学的原则，正确对统计资料进行逻辑处理。

（四）护理质量评价方式

根据评价时间和内容分为：

1．定期评价　分综合性全面定期检查评价和专题对口定期检查评价两种，前者按月、季度或半年、一年进行，由护理部统一组织全面检查评价，但要注意掌握重点单位、重点问题。后者则根据每个时期的薄弱环节，组织对某个专题项目进行检查评价，时间根据任务内容而定，由质量管理人员按质量标准定期检查。

2．不定期评价　主要是各级护理管理人员、质量管理人员深入实际随时按护理质量标准要求进行检查评价。根据评价主体不同分为医院外部评价、上级评价、同行评价、自我评价和服务对象评价。

四、常用的质量评价统计方法

护理质量评价的结果直接表现形式主要是各种数据，但用这些数据不能直接对护理质量进行判断，须进行统计分析，护理质量评价结果分析方法有许多，可根据收集数据的特征性采用不同方法进行分析。常用的方法有定性分析法和定量分析法两种，定性分析法包括调查表法、分层法、水平对比法、流程图法、亲和图法、头脑风暴法、因果分析图法、树图法和对策图法，定量分析法包括排列图法、直方图法和散点图的相关分析等。

（一）调查表法

适用于系统地收集、整理分析数据的统计表。通常用检查表、数据表和统计分析表等。住院患者对护士工作满意度调查表（详见附录四）属于检查表。表 8-1 某医院 2004 年住院患者对护理工作不满意项目属于统计分析表。

表 8-1　某医院 2004 年第一季住院患者对护理工作不满意项目

不合格项目	频数	频率（%）	累计频率（%）
基础护理不落实	48	50.53	50.53
健康教育不到位	28	29.47	80.00
病房环境卫生差	10	10.53	90.53
护士穿刺技术差	4	4.21	94.74
护士服务态度不佳	3	3.16	97.90
其他	2	2.10	100.00
合计	95	100.00	

（二）因果图法

是分析和表示某一结果（或现象）与其原因之间关系的一种工具。透过分层次列出各种可能的原因，帮助人们识别与某种结果有关的真正原因，进而寻找解决问题的措施。因果图因其形状像鱼刺，故又称鱼骨图，包括“原因”和“结果”两个部分，原因部分又根据对质量问题造成影响的大小分大原因、中原因、小原因。其制作步骤是：①明确要解决的质量问题；②召开专家及有关人员的质量分析会，针对要解决的问题找出各种影响因素；③管理人员将影响质量的因素按大、中、小分类，依次用大小箭头标出；④判断真正影响质量的主要原因。

（三）排列图法

又称主次因素分析法、帕洛特图（Pareto charts）法。它是找出影响产品质量主要因素的一种简单而有效的图表方法。排列图是根据“关键的少数和次要的多数”的原理而制作的，也就是将影响产品质量的众多影响因素按其针对质量影响程度的大小，用直方图形式按顺序排列，从而找出主要因素。其结构是由两个纵坐标和一个横坐标，若干个直方形和一条曲线构成。左侧纵坐标表示不合格项目出现的频数，右侧纵坐标表示不合格项目出现的百分比，横坐标表示影响质量的各种因素。按影响大小顺序排列，直方形高度表示相应因素的影响程度，曲线表示累计频率（也称帕洛特曲线，Pareto Graphs）。

排列图的作用是：①确定影响质量的主要因素。先将各项目的频数按从多到少排序，然后再计算百分比和累计百分比指标。通常按累计百分比将影响因素分为三类：累计百分比在 80% 以内为 A 类因素；累计百分比在 80% ～ 90% 为 B 类因素，即次要因素；累计百分比在 90% ～ 100% 为 C 类因素，即一般因素。由于 A 类因素已包含 80% 存在的问题，此问题如果解决了，大部分质量问题就得到了解决。②确定采取措施的顺序。③动态排列图可评价采取措施的效果。

为了方便理解，下面举实例进一步说明之。某医院 2001—2002 年住院患者 145 起投诉原因进行统计，见表 8-2。

表 8-2　某医院 2001—2002 年住院患者投诉原因

投诉原因	频数	百分比（%）	累计百分比（%）
服务态度差	66	45.5	45.5
病室环境不安静	53	36.6	82.00
护士穿刺技术差	11	7.6	89.6
收费不合理	5	3.4	93.0
治疗不及时	3	2.1	95.1
液体渗漏	3	2.1	97.2
其他	4	2.8	100.00
合计	145	100.00	

根据表 8-2 中的数据，制作排列图（图 8-6）。

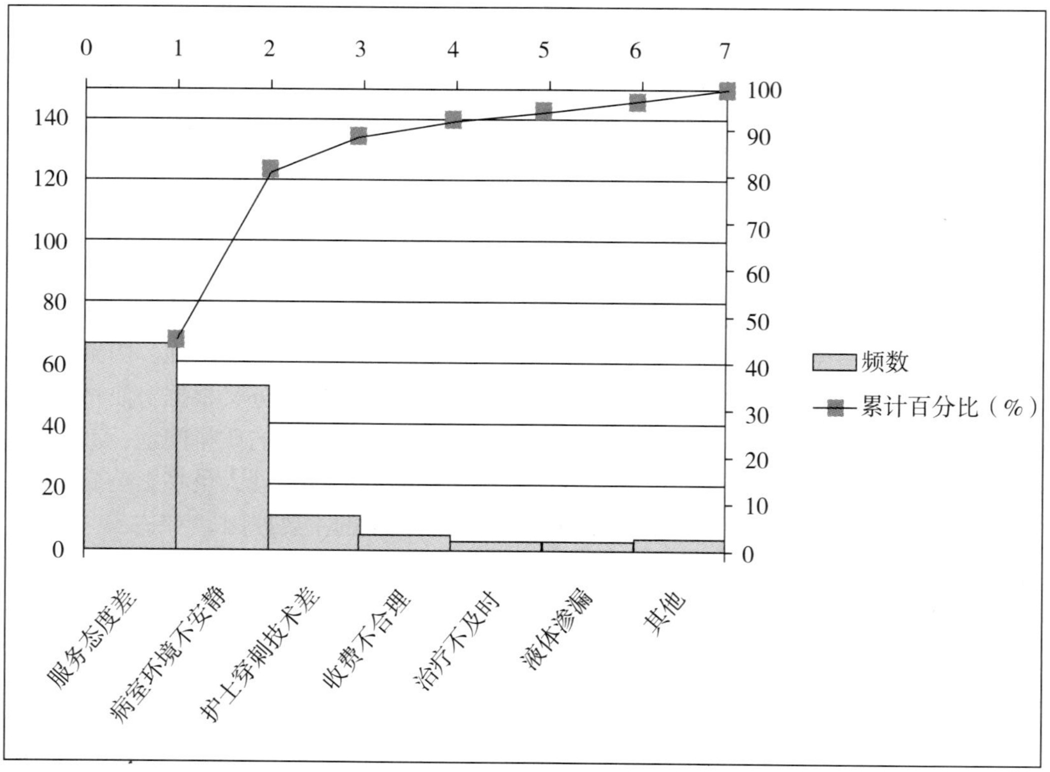

图 8-6　某医院 2001—2002 年住院患者投诉原因

（四）直方图法

直方图是用来整理数据，将质量管理中收集的一大类数据，按一定要求进行处理，逐一构成一个直方图，然后对其排列，从中找出质量变化规律，预测质量好坏的一种常用质量统计方法，如图 8-6 所示。

（五）控制图法

又称管理图，是一种带有控制界限的图表，用于区分质量波动是由于偶然因素还是系统因素引起的统计工具。控制图的结构，纵坐标表示目标值，横坐标表示时间，画出 3 ～ 5 条线，即中位线，上下控制线、上下警戒线。当质量数据呈正态分布时，统计量中心线（以均值 $\overline{X}$ 表示）上下控制线（$\overline{X}\pm 2S$）上下警戒线（$\overline{X}\pm S$）。如图 8-7 所示。

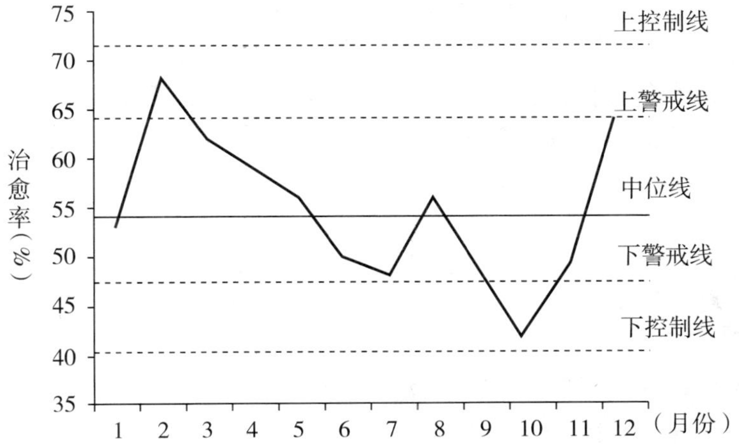

图 8-7　治愈率控制图

应用控制图的注意事项：本图用于治愈率、合格率时，指标在 $\overline{X}\pm S$ 以上说明计划完成良好，但在床位使用率时，超过上控制线时，说明工作负荷过重，应查找原因，予以控制，当用于护理缺陷发生率时，指标在 $\overline{X}\pm S$ 以下表明控制良好，一旦靠近警戒线时应引起高度重视。

控制图法贯穿于护理工作全过程，对于检查护理工作质量是否稳定有重要作用。

（六）分层法

分层法是质量管理中整理数据的重要方法之一。分层法是把收集来的原始质量数据，按照一定的目的和要求加以分类整理，以分析质量问题及其影响因素的一种方法。运用分层法时应根据分层的目的，按照一定的标志进行区分，把性质相同的分为一组，使数据反映的实施更明显、更突出，以便找出问题，对症下药。分层法通常以表格或图形表示，常与排列法同时使用。表 8-3 就是利用分层法对某医院 2002 年发生护理差错的原因进行分类。

表 8-3　利用分层法对某医院 2002 年发生护理差错的原因进行分类

原因	发生次数	累计次数	百分比（%）	累计百分比（%）
发错药	70	70	45.2	45.2
漏执行遗嘱	48	118	31.0	76.2
打错针	21	139	13.5	89.7
化疗药外漏	5	144	3.2	92.9
烫伤	5	149	3.2	96.1
压疮	3	152	1.9	98
输错血	1	153	0.6	98.6
其他	2	155	1.4	100

五、临床护理服务评价的注意事项

1．评价标准恰当　制定的护理质量标准体系应该是先进的、科学的、恰当的。符合本医院的实际情况，具有可操作性，便于开展工作。

2．评价要公正　护理管理人员在评价过程中，应按设计的评价标准进行，做到公正、公平、公开。要注意克服主观臆断和人情关系，克服重视近期效果的比较分析，而忽略远期效果的评价。

3．培训评价人员　为增进评价的准确性，需提高评价人员的能力，必要时进行培训，学习评价标准、方法，明确要注意的问题，使其树立正确的评价动机，以确保评价结果的准确性、客观性。

4．积累资料　积累完整、准确的记录以及有关资料，既能节省时间，便于查找，又是促进评价准确性的必要条件。

5．重视反馈　评价会议前准备要充分，会议中应解决关键问题，注意效果，以达到评价目的，评价结果应及时、正确地反馈给被评价者。

自测题

1．解释名词：护理质量管理、全面质量管理、标准化管理、护理缺陷。
2．护理质量管理有哪些意义？
3．护理业务技术管理有哪些内容？
4．简述 PDCA 循环的特点与基本要求。
5．护理工作中如何预防护理缺陷的发生？

（张翠萍）

第九章　护理管理沟通与冲突

学习目标

通过本章内容的学习，学生应能：

识记：

1．描述管理沟通的概念和类型。

2．叙述医院管理沟通原则。

3．复述冲突的概念及分类。

理解：

1．解释沟通、管理沟通、冲突概念。

2．解释管理沟通的目的及作用。

3．分析影响管理沟通的因素。

4．阐述冲突的基本过程。

5．总结处理冲突的策略和方法。

应用：

1．根据所学知识，在护理实践中有效运用管理沟通的方法与技巧。

2．举例说明护理管理冲突的处理要点。

医院管理的实质和功能，就是通过有效的沟通，使管理者与被管理者之间达成共识，形成合力，使医院的生存和发展能力不断拓展和提升。良好的沟通技能决定管理质量、员工的士气，在团体组织生存发展中起着重要的作用。

第一节　管理沟通

管理者在决策执行过程中，需要与各方面沟通，理想的沟通是经过信息传递之后，信息接收者与信息发送者能达成共识，使各项措施得以落实。

一、沟通概述

（一）沟通的基本概念

沟通，英语“communication”，意指信息的传递、交流等。沟通指发送者通过一定的媒介，将信息发送给接收者，并寻求反馈以达到理解的过程。在信息时代，沟通是人们社会生活的重要组成部分。现代意义上的沟通指个人、组织之间的信息传递、接收、分享和双向交流的过程。

沟通的含义：沟通是一个双向、互动的信息传递和反馈过程；如果发送者的信息没有传递给接收者，则不存在沟通；沟通者的信息不仅要被传递，而且还要被充分理解；有效的沟通是沟通双方准确理解信息的含义，接收者感知到的信息与发送者发出的信息完全一致。

（二）沟通过程

完整的沟通过程包括6个要素：信息源、信息编码、沟通渠道、信息解码、接收者和反馈。

1．信息源　即信息的来源，是沟通的主体。

2．信息编码　信息发送者采取某种形式传递的信息内容。

3．沟通渠道　是信息传递的媒介，起到桥梁作用，如书面交流的渠道是纸张。

4．信息解码　信息接收者对信息所作的解释、理解。

5．接收者　是沟通的客体。

6．反馈　接收者将沟通效果反馈给发送者。

信息的编码、解码和沟通渠道是沟通取得成效的关键环节，整个沟通过程始于发出信息，终于得到反馈。

二、管理沟通的概念、作用

（一）管理沟通的概念

管理沟通（management communication），是指以管理为内容的沟通，即通过沟通，使管理的内容为管理对象所理解、接受和执行，同时，也使管理者进一步了解实际情况，不断提高管理水平。管理沟通包括以下含义。

1．管理沟通是一个过程　完整的管理沟通过程是信息的发出者（信息源）产生沟通的意识，并对内容进行编码，产生出具体的信息；通过沟通渠道，即传递信息的媒介物，传递给接收者；接收者收到信息后，进行译码，并对信息做出反应，反馈给信息发出者，使其了解沟通是否准确。简言之，管理沟通要素包括信息源、信息编码、沟通渠道、信息解码、接收者、反馈6要素。

2．管理沟通是管理活动中的沟通双方的相互活动　随着科技的进步，现代管理过程引入了许多电子设备，因此管理沟通双方可以是人-人的沟通，也可以是人-机的沟通。在护理管理中，最重要的是人与人之间的沟通。人-人的沟通有以下特点：①主要通过语言（包括书面语言和口头语言）来进行；②带有一定的目的性，沟通的结果可改变人的行为；③沟通过程中除了信息的交流外，还包括情感的交流；④由于人的经历、价值观等不同，不同的个体对同一信息会产生不同的看法和理解。

（二）管理沟通的目的

1．收集资料　通过与团体内部、外部的信息沟通，获得相关的信息，如了解护理专业的发展状况、卫生政策的变化、各部门的关系，掌握护理人员工作的状态及需要、患者对护理工作的满意度等，为制定决策提供依据。

2．指导及改变行为　当各部门需要推行一种新的政策或是开展某项工作时，通过与相关人员的沟通，能够加深其对组织开展相关工作的理解，获得他们的支持，达到控制、指导、激励的目的。

3．建立和改善人际关系　沟通可以使沟通双方思想和情感得以表达，增进彼此之间的了解，同时也可减少人与人之间的冲突，建立良好的团体工作气氛，还可满足双方社会心理的需求。

（三）管理沟通的作用

1．传递信息　管理者同时将知识、经验、意见等告知接收者，影响接收者的知觉、态度，进而改变其行为。例如护士长将护理部关于护理质量的标准传达给全体护士，讲明护理质量的重要性，同时，总结本病房护理质量存在的问题，其目的在于提高护理人员对护理质量的认识，促进病房护理质量的持续改进。

2．表达情感 通过沟通，满足双方的心理需求，征得对方同情，产生共鸣，有利于解除心理紧张，确定与对方的人际关系等。例如护士对工作有看法和好的建议，向护士长倾诉和积极的表达，其目的是为了表达情绪状态和自己的观点，并可得到护士长的理解、同情与支持。

三、管理沟通的分类

根据划分标准不同，管理沟通可按媒介、方向或渠道等分成不同的类型。

（一）按沟通的媒介分类

按沟通的媒介不同，管理沟通可以分为语言沟通和非语言沟通。

1．语言沟通 又可分为书面沟通和口头沟通。

（1）书面沟通：是指通过文字、图表的表现形式进行沟通，是一种最准确、最有效的沟通方式。常用的有文字书写的各种规章、制度、标准、计划、岗位职责、报告、病历等。此形式的优点是正式、准确、清晰，具有权威性和备查性，不容易在传递过程中被歪曲，可以永久保留；且接收者可根据自己的时间详细阅读，理解信息；缺点是不能及时得到信息接收者的反馈。

（2）口头沟通：是指采取口头语言的形式进行的沟通，是人们最常用的交流方式。包括正式、非正式的会议、面谈、传闻以及电话沟通等。口头沟通的优点，是信息发出者能立即得到反馈，了解所发出的信息是否被正确理解，这是一种双向沟通；缺点是缺乏书面沟通的准确性、清晰性和可备查性。

2．非语言沟通 是指借助于非语词符号，如动作、姿势、手势、表情、音量、音调、信号、实物、视听设备等媒介进行的沟通。含蓄的形式有如“弦外之音”，容易被忽略，但一般下级更为注意上级的表情姿势，也就是常说的“察言观色”。有关资料表明，在面对面的沟通中，具有社交意义的信息来自语言文字的约 35%，65% 是以非语言方式传达的，后者往往反应人的真实思想情感。

（二）按沟通方向分类

按沟通方向，可分为垂直沟通、平行沟通、斜向沟通 3 类。

1．垂直沟通 是指团体或组织在各管理结构层次之间进行的信息传递，可以分为上行和下行两个方向。

（1）上行沟通：是指下属向上级反映工作中存在的问题、困难、意见等。有两种表达方式：一是层层传递，如病房护士向护士长汇报工作情况，护士长向科护士长汇报，再由科护士长向护理部主任汇报；二是越级反映，如病房护士或护士长直接向护理部主任汇报工作情况及自己的意见。上行沟通是上级管理部门了解基层工作状况的主要方式，常用于请示、汇报、建议、申诉等。

（2）下行沟通：是组织中的上层按指挥系统自上而下的沟通，如护理部下发指示，布置下阶段的工作任务，提出工作改进要求等。这是保证组织工作正常进行的重要沟通形式，通常用于控制、指导、激励和评价等。下行沟通的主要弊端在于：信息在从上到下的沟通过程中可能被层层过滤，从而影响信息的准确性。弥补的方法在于健全组织的反馈系统。

一般来说，传统的管理方式偏重于下行沟通，而现代管理方式则是上行与下行沟通并用，强调信息反馈，增加职工参与管理的机会。

2．平行沟通 是指组织结构中同一层次的人员或部门之间所进行的信息传递和交流。平行沟通可分两类，一类是群体内部员工之间进行的沟通，如责任护士之间的沟通；另一类是与其他群体（或部门）同等职位的人员进行沟通，如病房护士长之间的沟通。平行沟通主要目的是加强组织内各部门之间彼此了解和协作，提高工作效率。因平行沟通头绪多、信息量大，容易造成混乱，有可能成为职工传播小道消息的途径，造成涣散团体士气的消极影响。

3．斜向沟通　指不属于同一组织层次的单位和人员的沟通。如病房护士长向总务部门联系购物、维修，或与护理学院教师之间的沟通等。斜向沟通的目的类似于平行沟通。

（三）按沟通渠道分类

依据沟通渠道的不同，可分为正式沟通与非正式沟通。

1．正式沟通　是指通过正式的组织程序，按组织所规定的正式渠道进行的信息传递与交流，是沟通的一种主要形式。如组织间的公函来往；组织内的文件传达，定期的会议制度、汇报制度等。正式沟通的优点是：沟通信息具有权威性，约束力强，沟通效果好。组织的决策，重要的消息和文件的传达、组织决策等，一般都采取这种方式。其缺点是：依靠组织程序层层传递，沟通速度慢，也存在信息失真或扭曲的可能。

行为学家通过实验发现，在正式的沟通渠道中，存在五种典型的沟通网络，即链式、轮式、“Y”式、环式和全通道式，这些沟通网络适用于不同的情况，对群体活动效率有不同的影响。

（1）链式沟通：是一种单一途径的垂直沟通，反映了组织内部管理层次职权的从属关系。这种沟通形式中每个成员的沟通面比较窄，彼此沟通内容较为分散，尤其是处于两端的人难以沟通，很难形成共同的群体意见。链式沟通适用于系统庞大，需要分层授权的管理机构。

（2）轮式沟通：又称星式沟通，是一位负责人与其他多人之间的沟通，沟通方向通常是垂直沟通。轮式沟通的最大的特点是有中心人物，其他成员都给这一中心人物提供信息，以便他了解后汇总全局情况，并能及时地把自己的意见和决定反馈出去。例如各科总护士长随时向护理部主任汇报各部门工作进展情况，以便护理部主任及时了解全院护理工作开展情况，并做出正确的决策，再通过总护士长把护理部的决策传递给各病房。可见，轮式沟通是加强组织控制的有效方法，在组织人员紧急，且需要严格控制时，轮式沟通效果好。

（3）“Y”式沟通：属于垂直沟通，其中有一个成员位于沟通网络的中心，充当了沟通的媒介。这种沟通形式集中化程度高，主管人员预测程度较高，解决问题速度快。比较适用于主管人员的工作任务重，需要有人对信息进行过滤选择和提供决策依据，但又要对内部实行有效的控制的情况。

（4）环式沟通：又称圆周式沟通，其沟通形式与链式沟通相似，只是首尾相连。在这个沟通形式中，组织的集中化程度低。畅通渠道不多，负责人的预测程度较低；组织成员中具有比较一致的满意度，组织士气高昂，适合在需要激发员工士气，实现组织目标的情况下使用。

（5）全通道式沟通：是指全体人员可以与其他人员沟通。这是一种不拘于层次结构的开放式沟通模式，民主气氛浓厚，也能满足个体的心理需要，群体成员满意度高，完成复杂任务时绩效也高。但由于网络渠道多，有时会形成混乱，尤其在任务简单时，沟通用时较长，影响组织工作效率。

综上所述，每种沟通网络均有优缺点，护理管理者应权衡利弊，根据组织结构及各种沟通网络的特点，选择或综合使用各种沟通形式。

2．非正式沟通　是在正式沟通之外进行的信息传递或交流，是建立在日常人际关系基础上的一种自由沟通，没有明确的规范和系统，如会下交换意见，议论某人某事、传播谣言和小道消息等。非正式沟通信息传递快，往往表露出人的真实思想和动机，对正式沟通起补充作用。同正式沟通相比，非正式渠道的优点是：形式灵活，直接明了，速度快，容易及时了解到正式沟通难以获得的信息，真实地反映员工的思想、态度和动机，能促进团体中良好人际关系的建立，对管理决策起重要作用。缺点是：非正式沟通难以控制，传递的信息不确切，容易失真，并有可能促进小集团或小圈子的建立，影响员工关系的稳定性和团体的凝聚力。肯定的是，非正式渠道是客观存在的，管理人员应加以重视并利用其规律，正确处理非正式沟通，利用其为群体和组织目标服务。

四、管理沟通的影响因素

在沟通过程中，任何一个环节的问题都可能导致信息的偏差、扭曲、失误，使沟通达不到预期的目的，甚至带来不良后果。影响沟通的因素有：语言、信息、时机、媒介、渠道、情绪等。

1．语言因素　语言是通过人的思维反映客观事物的符号，是人际沟通和信息交流的重要工具。同一种事物、同一种意思会有很多的表达方式，同一种表达方式又会有多重意义。由于教育程度、文化背景、年龄等的不同，加上语言的表达范围和人类语言、文字含义多样化，不同的人对同一种语言，同一信息的理解会存在差异。此外，信息发出者措辞不当或信息含义不明确的文字，或使用信息接收者不熟悉的语言等，也可造成对方错误的解码，导致信息沟通无效。在护理工作中，应注意沟通对象的文化背景，如护士为患者编写的健康教育材料也要避免过多地使用医学术语，尤其在与文化程度较低的患者交流时应尽量使用通俗易懂和大众化的语言，避免使用专业术语而导致沟通障碍。

2．信息过滤和选择性知觉　信息过滤是指信息发出者有意、无意增删信息、选择和丢弃信息，造成信息歪曲。如部门领导传达上级精神时，只传达对自己有用的或有兴趣的信息，而不是全面地传达所有信息，这样可能会使成员无法理解上级的真正意图。过滤作用越大，信息失真的程度和可能性也就越大。选择性知觉是指人们在某一时刻只以对象的部分特征作为知觉的内容，也就是说人们知觉反映的不是客观事物的全部。信息接收者也会因为自己的需要、经验、背景及其他个人因素有选择地看、听信息。例如开会时，大家对与自己利益相关的信息，如晋升、学习等内容听得很仔细，而对其他内容容易忽略，选择性知觉会影响信息接收者对信息的接收和处理。

3．信息传递不适时　信息发出者忽视了选择合适的沟通时间，信息传递过早或过晚，均会影响沟通效果。如会议时间通知过早，容易忘记；安排护士加班通知过晚，会使护士缺乏准备而使工作难以进行。

4．沟通媒介因素　信息发出者选择的沟通媒介不合适，如有些重要的事情用口头传达，导致内容与文件不符，造成不良沟通。沟通渠道过长，中间环节多，信息在传递过程中丢失甚至改变。有调查证明：当信息连续传递 5 个过程，80% 的信息会在传递中丢失；沟通方式也会对沟通效果造成影响。

5．沟通渠道因素　正式沟通可以保证信息的准确性和权威性；而非正式沟通则为单位各部门之间建立了一个开放的信息交流平台，交流的形式和深度可以自由掌控，程序简便，很多组织内部的难题往往能通过这种交流方式在轻松的气氛中得以解决。

6．情绪因素　在信息传递中，情绪往往会影响信息发出者及接收者对信息内容的编码和解码。同一个人在不同情绪状态下，对同样一条信息的理解不相同，引起的反应和处理方式也不同，在情绪极端的情况下可以使人判断出现偏差，影响沟通的准确性。因此，管理者要学会控制自己的情绪，以确保自己的情绪不妨碍有效沟通。

7．其他因素　如环境因素、个性因素等均可影响信息沟通的准确性。环境是沟通发生的背景，会对有效沟通产生重大影响。如在忙于抢救危重患者时，护士与患者或其他工作人员之间的沟通会受到影响。个人因素如护士长的业务水平、管理能力、在护士员工中的威信等，如护士对护士长的能力表示怀疑时，即使该护士长是正确的，护士也可能用怀疑的眼光去理解。

五、医院管理沟通的基本原则

管理者与被管理者之间之所以能够形成辩证的关系，在对立统一的过程中互相发展，内在的支撑就是大家共同遵守的原则。医院管理沟通中要坚持的基本原则包括民主、诚信、及时、准确、以人为本和创新原则。

1．民主原则　是管理沟通的首要原则，实质是平等合作。民主的本意是民众对自己的存在和发展做主，决定自己的价值观和行为方式，反对一言堂式的家长制作风。在医院管理实践中，要实现民主原则，就要在平等合作的前提下，通过良好的沟通，集中大家的智慧和力量，找到共同行动的方向，调动全体人员的积极性，团结一致向前进，最大限度地推进医院发展。

2．诚信原则　有效沟通需要坚持诚信的原则。诚信，是真诚态度与信任行动的统一。有了真诚的态度，沟通才会努力追求真实；有了信任的行动，沟通才会得到真实的结果。诚信是实现有效沟通的保证。做到诚信，首先要敢于把真实的自己展现在他人面前，不隐瞒、伪装、修饰自己。有了真实，才会获得他人的信任。敢于展现自己、表扬他人和修正自己，是医院实施诚信管理的系列措施和行动。

3．及时原则　任何制度和政策都有时间期限，要充分发挥其作用，就一定要注意制度和政策的时效性问题。医院管理要充分利用和发挥时效性，沟通要讲究迅速恰当，不能延误时机。例如一个组织的年度目标必须在年初甚至前一年年末就传达至各相关部门，否则将可能影响目标的实现。及时的沟通可使下级更好地理解组织的意图，支持组织工作，同时也可帮助上级及时掌握其下属的动态，加强管理。

4．准确原则　医院管理沟通的一个重要目标是获得真实的情况，做到处理恰当。对那些有关职工和患者实际利益的政策，尤其要准确、坚决贯彻执行政策精神。同时，要用准确的方式处理问题和矛盾，要使沟通顺畅有效，要求信息发出者应有较强的语言表达能力，用词准确，即信息沟通所采用的语言和传递方式能被接受者所理解，形成互动，保证沟通的有效性。

5．以人为本原则　医院职责是救死扶伤，管理沟通的任务就是使医院救死扶伤的职责更好地实现。所谓以人为本原则，指的是在医院管理沟通中，重视生命的价值，实现生命的意义。医院管理沟通，就要树立生命价值高于一切的理念，把救治患者、抢救生命，摆在一切工作的首位。患者的生命高于一切，应该成为医务工作者的基础性观念，也应该成为医院管理沟通的基本观念。尊重每个人的权利，是实现管理沟通的前提。

6．创新原则　创新是医院管理沟通的灵魂，创新的实质是发展。医院管理的目标就是通过沟通集中大家的智慧，形成合力，不断创新，实现发展。医学模式变革是医学观念上的一种创新；在管理实践中突显人文关怀，体现人文精神，是沟通内容创新的重要方向，充分利用现代化的医院管理沟通方法，可以达到事半功倍的效果，用科学化、规范化、程序化、人性化的思维和观念，来设计医院管理沟通的绩效评价体系，是医院现代化建设的重要内容。

六、护理管理中的沟通方法与技巧

在护理管理中，为了保证沟通有效、顺利地进行，除了要遵循沟通的基本原则，克服沟通障碍，护理管理者还应重视沟通方法的使用及技巧。

（一）发布指令

指令带有强制性，要求下属在一定环境下、时间范围内执行某项任务或停止某项工作，指令内容与实现组织目标密切关联。

1．指令的类型　指令可有书面或口头，正式或非正式，一般或具体等类型。

2．指令发布的技巧

（1）制订指令传达计划：为确保指令执行的效果，在指令发布前必须明确以下几个方面：①确定目标，只有目标明确，才能清晰地传递给下级；②确定对象，由于每个人的能力不同，所以能够承担的工作也有所不同，应在工作布置之前确定好适当的人；③制订达到目标将采取的步骤；④指令必须简洁、清晰、明了，便于下级理解；⑤如果指令是新的，应考虑执行指令是否需要培训，确保切实落实指令。

（2）确保指令有效传达：指令发布后必须确认命令是否有效传达，可通过以下方式：①让下级复述指令，确定已理解指令；②如果有必要，在发布指令时向下级做出示范；③把握指令传达的关键环节，定期或不定期检查遗漏，使管理工作处在一个最佳状态。

（3）处理下级对指令的不同态度：指令发布后，由于个体差异，对指令的理解和看法不同，可能存在不同的态度，应采取不同的方式进行有效的处理。①认同：下级认同命令的情况下，可以适当授权，激励他的积极性，同时耐心倾听指令执行过程中的方案及其重点、难点，制订详细计划。②不关心：当下级对指令持无所谓态度时，先了解下级的真实想法，询问其对于指令的意见及建议，寻找适当的处理方法。③怀疑：鼓励下级把怀疑说出来，了解下级关注的利益重心，并向其讲明此指令的目的和对组织、个人的益处。④反对：积极沟通，加强理解，当无法改变反对态度时，可以考虑将工作分配给他人。

（二）护理查房

护理查房是临床护理工作中为了提高护理质量及临床教学水平而采取的一种管理方式，是病房开展业务学习的主要方式。通过护理查房，可以发现护理过程中的问题，提高护理人员的理论及技能水平，同时鼓励患者及家属参与护理工作，表达对护理的感受、意见和建议，共同参与护理，以不断提高护理服务质量。

1．护理查房的程序和方法　护理查房前应制订计划，明确本次查房的目的、时间、地点、患者、参加人、主讲人、记录人员、查房程序及必要的准备。应选择适当的患者，并得到患者的允许和配合，必要时请家属参加。查房前主讲人做好充分的准备（有关疾病和护理理论知识），查房过程中，主讲人进行护理报告，主持人应引导讨论方向，调动参加人员积极参与讨论，并做出总结与评价。

2．护理查房的技巧　查房内容应以患者为中心，但要避免在床前对患者进行过多的评论及过分的检查；需要对患者回避的内容，应选择合适的地点进行；参加人员不宜过多，人员多少应根据查房目的决定，可以灵活掌握，床边查房时间不宜过长；护理查房记录应予保存。

（三）组织会议

护理管理中有集体的交流，如各种会议。会议是整个社会或组织活动的一个重要反映，也是与会者在组织中或社会上的身份、地位、影响力及所起作用的表现。一个组织的重大决策离不开会议这种沟通形式。通过会议可集思广益，使与会者之间达成共识，更好地确定自己的目标和工作方法，发现未注意到的问题。会议也是显露人才、发现人才的场所，在召开会议或出席会议之前要充分准备。

1．会议的性质和形式　根据交流目的不同，会议可分为自上而下指导性的会议、汇报性质的会议和商讨为主的会议。

2．组织会议的技巧

（1）会议前的准备工作：为使会议顺利并取得成效，会前应该做好充分的准备。确定会议议程，明确会议目的、时间、地点、参会人员、讨论内容、预测可能出现的问题及对策等；准备会议资料、场所及有关的设施，发放会议通知。具体工作落实到人，并根据需要，提前通知有关人员准备好讨论稿或汇报材料等。

（2）组织会议的注意事项：组织会议时需注意以下几点。①主持人应使用参与型领导方式，创造民主的气氛，调动参会者的积极性，避免一人垄断会议，允许并鼓励有不同意见的人表达自己的意见。②开短会，不开长会，发言时间要有限制，禁止夸夸其谈或无准备的随便谈几句之类的发言；做到准时开会，不拖拉。③连续性的讨论会议应回顾上次会议情况，保持会议的连贯性。④控制会议中出现的干扰性因素，围绕会议目的，集中解决主要问题和讨论项目，避免讨论偏离主题。⑤会议结束时，尽量做出结论并作出解释，对不能立即做出结论的问题，应明确再次讨论的时间和解决的办法。⑥会议应做记录并妥善保存，以便查阅。

（四）谈话

谈话是指领导者用正式或非正式的形式在组织内同下属或同级交谈，是管理中一个主要工作形式。这种交流形式有利于增进双方的信任感和亲切感，对统一思想，认清目标，体会各自的责任和义务都很有利。在交谈过程中，双方表露真实的思想，提出不便在其他场合提出的问题，方便管理者了解下属的思想动态。运用好个别谈话，不仅可以了解情况，沟通思想，提高认识，解决问题，还可以集思广益，凝聚人心。

1. 谈话的形式及作用　谈话分正式、非正式两种等。正式谈话是业务性、工作时间内的谈话，包括座谈、会晤、反映情况、交换意见等；非正式谈话是非业务性的、工作时间以外的谈话。管理者应积极采用各种谈话形式为管理工作服务。

谈话的作用有：①指示作用——以谈话形式传达上级指示和领导者意图。②参与作用——在谈话过程中，谈话双方进行思想交流，参与决策制定的过程。③悉人作用——通过谈话了解下属的心理与品质，安排适当的岗位和任务，做到人尽其才。④监督作用——了解工作进展情况，起到经常性监督的作用。

2. 谈话的技巧　谈话是一种艺术，具有很强的感情色彩，为保证谈话效果，要注意以下几个方面：

（1）选择适当的谈话时机：个别谈话要注意根据谈话的目的、问题性质、迫切程度、谈话对象的心理素质、思想觉悟等选择适当的时机。如同事之间发生的矛盾等问题，则应该进行冷处理，待情绪稳定后，再进行教育帮助。

（2）善于激发下属表达真实想法的愿望：领导者需要注意谈话的语气、态度，给予对方信任和尊重，耐心听取谈话内容，给予及时、积极、适当的反馈，使谈话更融洽深入。而当护理管理者受到指责、抱怨时，应保持清醒、冷静，在倾听完对方的全部意见以后，再根据具体情况进行分析和解释，切不可一激动就打断对方的谈话。

（3）善于抓住重要问题：护理管理者在谈话前要明确谈话的目的和内容，在礼节性谈话之后，应逐渐转入正题，善于把谈话中公事与私事分开，不谈私事或将私事限制在最小限度内；布置工作时应明确工作的性质、内容、步骤和完成时间，并给下属以明确的指示。

（4）善于掌握评论分寸：谈话过程中，管理者应学会克制自己的情绪，并本着实事求是的原则，谨慎地表达意见。同时，要善于处理谈话中的停顿，谈话中的停顿有两种：一种是下级要观察上级对其谈话的反应，这时应插话，鼓励其继续谈话的内容；一种是思维中断引发，可采用“反问提问法”引出原来的谈话内容。

（5）善于掌握对方的个性及心理特征：护理管理者在与不同个性的护理人员谈话时应采用不同的方式。例如，对外向型性格人员，注意使谈话在平静的气氛中进行，对内向性性格的人员，注意循循善诱、要有耐心。

（五）积极倾听

交谈与倾听是沟通行为中的核心过程，良好的倾听和交谈可以帮助管理者了解组织活动上所遇到的问题，获取重要信息，找到问题的关键，促进问题更好地解决。积极倾听是要真正理解听到的内容，它要求对声音刺激给予注意、解释和记忆。

1. 积极倾听的基本要求　积极倾听要求精力投入，站在说话人的角度上理解信息，其基本要求如下：

（1）专注：要求倾听者集中精力听说话人所讲的内容，避免注意力分散，并概括、综合所听到的信息，留意每个细微的新信息，尤其是需要反馈的信息内容。

（2）移情：要求倾听者把情感置于说话者的位置上，努力理解说话者想表达的含义。移情对倾听者的知识水平和灵活性有较高的要求，要求听者暂停自己的想法与感觉，调整角度，从说话者的角度调整自己的所观所感，进而保证听者的理解符合说话者的本意。

（3）接受：即客观地倾听内容而不作判断。当我们听到不同观点时，常常会在心里阐述自己的看法并进行反驳，这样容易遗漏掉某些信息。积极倾听就是接受他人所言，而把自己的判断推迟到说话者结束话题之后。

（4）对完整性负责：倾听者要千方百计地从沟通中获得说话者所要表达的全部信息。在倾听内容的同时注意对方非语言信息，即同时倾听情感，并通过提问来确保理解的正确性。

2．积极倾听的技巧

（1）了解下属谈话内容、背景及尚未发表的意见。

（2）用表情或点头表现出对谈话内容的兴趣，激励对方发言。

（3）注意对方说话时的语气及肢体语言，体会他们的情感，听“弦外之音”。

（4）不急于发表看法，表达言辞要缓和，不质问对方，不教训下属。

（5）可适当地提问、复述，澄清易混淆的谈话内容，保证对获取信息的理解。

（6）当下属结束话题后，再进行讨论，并做出判断。

（7）善于控制情绪，不要过于激动。

（8）安排充分和完整的交谈时间。

（六）有效训导

训导是指管理者为强化组织的规范或规章所进行的活动。常见的训导问题有：违反考勤纪律，如迟到、旷工；工作行为，如违反操作规程，出现差错事故；不诚实，如弄虚作假或在组织内制造谣言、破坏团结等。

1．训导原则

（1）事先警告：在进行正式训导活动之前，管理者必须先让工作人员明确组织的规章制度并接受，这样如有违规而被训导时才会认为是公正的。

（2）即时性：出现过失后，越及时进行训导，员工越容易将训导内容与自己的错误联系，从而收到较好的效果。

（3）一致性：公正地对待员工。

（4）对事不对人：处罚应与过错相联系，实施处罚后，应尽力正确对待下属。

2．有效训导技能

（1）以平等、客观、严肃的方式面对员工：应避免愤怒或其他情绪反应，表达意见不能以开玩笑或聊家常的方式来减弱紧张的压力。

（2）具体指明问题所在：批评应有事实依据，指明违规日期、时间、地点、参与者及其他因素。要用准确的语言界定过失，具体指出该错误对个人绩效、集体工作效果及其他员工造成的不良影响。

（3）使讨论不针对具体人：批评应指向员工的行为而不是人格特征。例如对一名多次迟到的护士，应指明迟到增加其他人的工作负担，影响大家工作情绪，而非指责此人自私或不负责任。

（4）允许下属陈述自己的看法但要保持对讨论的控制：在实施训导时，给员工机会陈述问题发生的原因和自己的理解，但若违规者利用一切机会为自己开脱或干扰训导时必须进行控制。

（5）对今后如何防范错误达成共识：应与违规者共同制订出改正错误的计划并安排检查落实情况的时间。

（6）逐步加重处罚，并考虑环境因素的影响：如果某种违规行为重复发生，处罚应逐步加重，从轻到重依次为口头警告、通报批评、记过、暂时停职、降职、开除。

第二节　冲　突

组织中的个体或群体在相互交往的过程中，由于各种原因，常常发生意见分歧、争论、冲突，使彼此的关系出现紧张状态。冲突是矛盾，但并不是所有的矛盾都是冲突，只有当矛盾被激化到一定程度，才会导致冲突。冲突可能危害组织工作绩效，或影响组织团结，甚至导致很多优秀员工流失。但并不是所有的冲突都是坏事，冲突有消极的，也有积极的。处理冲突的能力是护理管理者的重要技能之一。

一、冲突的概念及冲突观念的演变

（一）概念

冲突（conflict）指群体内部个体与个体之间、个体与群体之间存在的互不相容，互相排斥的一种矛盾的表现形式。冲突是普遍存在的，它可能发生于人与人之间，人与群体之间，群体与群体之间。冲突可由于认识不相同，目标不一致，情绪与情感上的差异等多种原因引起。冲突双方对立，意见不一致，在冲突过程中有一定程度的互动，可表现为争吵、暴力等多种形式。

（二）冲突观念的演变

多年来，人们对于冲突的观念在不断变化，主要有以下 3 种观点：

1．传统观点　20 世纪 40 年代以前，人们普遍认为所有的冲突都是有害的，会阻碍组织目标的实现，甚至认为冲突的出现是管理失败、组织崩溃的先兆，应当绝对避免，管理者有责任清除组织中的冲突现象。

2．人际关系观点　20 世纪 40 年代末到 20 世纪 70 年代中期，人们认识到冲突是组织中自然发生的现象，是不可避免的，其性质也不一定是坏的，有可能对组织工作绩效产生积极影响，因此应该接受冲突的存在。该观点使冲突的存在合理化。

3．相互作用观点　现代组织理论中对组织冲突的看法有了根本的改变，认为冲突可以成为组织内部工作的积极动力，是推动组织发展必不可少的因素。适当的冲突能使组织保持团体活力、自我反省和创造力。这种观点不仅接受冲突的存在，而且鼓励冲突的出现。

冲突是企业组织中的成员在相互交往、相互作用过程中发生的一种关系，它本身具有两面性：建设性或破坏性功能。也就是说，组织中出现的冲突是不可避免的，也不一定会给组织带来破坏性的后果，有些冲突对组织目标的实现还是有益的。关键在于如何对冲突进行管理，使其消极作用最小，积极作用最大。

二、冲突的分类

根据不同的分类方法，冲突可以分为多种类型。在管理过程中，最主要的是根据冲突对组织工作绩效的影响分为建设性冲突和非建设性冲突。

1．建设性冲突（constructive conflict）　是指一种支持组织或小组实现工作目标，并对组织或小组工作绩效具有积极建设意义的冲突。是冲突各方目标一致，实现目标的途径和手段不同而产生的冲突。建设性冲突可以促进不同意见的交流和对自身弱点的检讨，有利于促进良性竞争。

（1）建设性冲突的特点：①冲突双方都关心共同目标的实现和现有问题的解决；②冲突双方愿意了解对方的观点，以争论问题为中心；③争论的目的是为了寻求较好的方法解决问题；④争论双方不断地增加信息交流。

（2）建设性冲突的积极作用：①可以帮助组织或小组内部发现存在的问题，并及时采取措施进行纠正；②可以促进组织或小组内部的公平竞争，进而提高组织效率；③可防止思想僵化，提高组织和小组的决策质量；④可以激发组织内员工的创造力，使组织适应不断变化的外界环境。

2．非建设性冲突（non-constructive conflict）亦称破坏性冲突，是指阻碍组织或小组达到工作目标，对组织或小组绩效具有破坏意义的冲突。是冲突各方目标不同造成的冲突，往往属于对抗性冲突。

（1）非建设性冲突的特点：①冲突双方极为关注自己的观点是否取胜；②冲突双方都不愿听取对方的意见，千方百计陈述自己的理由；③冲突双方的争论不再围绕解决问题展开，有人身攻击的现象发生；④冲突双方互相交换意见的情况不断减少，以致完全停止。

（2）非建设性冲突的消极作用：非建设性冲突对组织、小组的发展起消极作用，造成组织内成员的心理紧张、焦虑，导致人与人之间相互排斥、对立，造成涣散士气，破坏组织的协调统一，最终削弱组织战斗力，阻碍组织或小组目标的实现。

区分建设性和非建设性冲突的标准是组织的工作绩效。组织存在的目的是为了达到或实现工作目标，所以判断冲突性质的依据是冲突是否促进组织目标实现。尽管有些冲突对小组成员个人来说是非建设性的，但只要对组织实现工作目标有利，这种冲突就是建设性的。要提倡建设性冲突，控制和减少破坏性冲突。

三、冲突的基本过程

冲突的过程包括四个阶段：潜在对立阶段、认知与个人介入阶段、行为阶段、结果阶段。

（一）潜在对立阶段

在这个阶段，组织认识到了内部的潜在对立和不一致，已具备产生冲突的条件，但并不一定导致冲突的发生，这些条件主要包括以下 3 个因素：

1．由沟通不良引起的冲突　沟通不良是引起冲突的原因之一，在日常生活和工作中随处可见。语言使用不当、语义理解上的困难以及沟通渠道不当等引起的彼此误解，成为冲突的潜在条件。沟通的增加在一定程度上可增进了解，但是超过一定的程度就可造成过度沟通，增加冲突的可能性。另外，沟通渠道不当也是冲突产生的因素之一，信息在传递过程中往往被过滤，使信息内容发生偏差，为冲突的产生提供了潜在的可能性。

2．由结构因素引起的冲突　结构因素包含多层含义，如组织的规模大小、员工工作的专门化程度、工作职权的明确程度、组织成员目标的一致性、领导风格、组织奖惩制度等。研究表明，组织规模越大，工作专门化程度越高，引起冲突的可能性越大；成员越年轻，任职时间越短，发生冲突的可能性越大；组织中各部门职权范围界定不明，目标越多，分歧越大，则产生冲突的可能性就越大；领导风格独裁、苛刻，或过分强调下属参与式管理，均可加大组织的内部分歧，增加发生冲突的可能性；在奖惩制度方面，如果奖励方法不公平，惩罚不一视同仁，也必然会引起冲突。

3．由个人因素引起的冲突　个人因素包括个人的价值观以及个性特征。研究表明，某些人格类型很容易引发冲突，如过分专制教条、过于武断和缺乏自尊的人，是引发冲突的潜在原因。个人价值观的差异也容易导致偏见、意见分歧、个人不公平感等，是导致冲突的重要原因。

（二）认知与个人介入阶段

各种潜在的冲突条件进一步发展，引起挫折并被人知觉时，致使冲突产生，即冲突问题变得明朗化了。这里需要强调的是，冲突必须被感知，即冲突双方至少有一方知觉到冲突的存在。然而，只是知觉并不表示个人已介入冲突中，还需有情感的卷入，即进入情感上的冲突时，双方才会确实体验到焦虑、紧张或挫折感或敌对感。比如，同事之间讨论某一患者现存的护理问题，言谈中双方出现了意见上的分歧，但这并不意味着必然会发生冲突，只有当中间有一方固执己见，对对方的意见不满，对自己意见不能被对方赞同而感到焦虑、挫折甚至气愤时，此时才可谓冲突。消极情绪会导致过于简单地看待和处理问题，对对方的行为做出消极解释，而积极情绪则会促使双方以更开阔的眼光看待情境，所采取的办法也具有创造性。

（三）行为阶段

随着个人情绪的介入，当一个人采取行动以达到个人目标时，便进入冲突的行为阶段。在这个阶段冲突表现为外显的对抗形式。冲突行为的强度是个连续体，它从轻度的意见分歧，到公开质问，到语言攻击，到威胁，再到挑衅性身体攻击或暴力。例如护士质问护士长奖金分配情况就是冲突的外显形式。冲突的行为外显阶段往往也是处理冲突的方式开始出现的时候。一般而言，一旦冲突表面化，双方就会寻找各种方法处理冲突。

（四）结果阶段

当冲突发展到外显对抗阶段后，就会产生一些结果。如果这种冲突提高了决策的质量，激发了革新和创造，调动了群体成员的兴趣与好奇，促进了组织或小组目标的实现，那么这种冲突就具有建设性。如果冲突带来了沟通的迟滞，组织凝聚力的降低，阻碍组织或小组目标的实现，降低了小组的绩效，那么这种冲突就是非建设性或破坏性的，在极端的情况下会威胁到组织的生存。

四、冲突处理策略与方法

建设性冲突和破坏性冲突的划分不是绝对的，如果处理不当，建设性冲突也可以转化为破坏性冲突。如何正确地认识和理解冲突，合理解决组织或小组内非建设性冲突，保持组织内一定水平的建设性冲突，提高管理的有效性是管理人员的责任。

（一）处理冲突的策略

1．回避　是指当冲突发生时，采取漠不关心的态度，对双方的争执或对抗的行为采取冷处理的方式。当发生的冲突没有严重到会损害组织的功能时，管理工作者可以采取这种方式处理冲突。此外，当管理者的实际权力不足以处理冲突时，或者在分权情况下，各部门自主性较大时，选择回避较为明智。例如当以中层管理者面对公司高层管理者之间的冲突时可选择回避的方式。

2．妥协　是指冲突双方互相让步，以达成协议的局面。冲突双方都放弃部分利益，在一定程度上满足对方的部分需要。妥协实际上是谈判的一个组成部分，也是解决冲突的正确方法。

3．顺应　是指在紧张的冲突局面下，尽量弱化冲突双方的差异，强调双方的共同利益，降低冲突的紧张程度。顺应着眼于冲突的感情面，能起到临时性解决冲突的效果。当冲突双方处于一触即发的局面或需要在短时间内避免分裂，必须维护调和局面时可采取此方法。

4．强迫　是指利用权力，迫使他人遵从管理者的决定。在一般情况下，强迫的方式只能使冲突的一方满意。如在处理下级的冲突时，使用诸如降级、解雇、扣发奖金等威胁手段来处理。经常采用这种解决冲突的管理方式往往会导致负面的效果。但是在紧急情况或为组织长期的生存与发展，必须采取某些临时性的措施的情况下，使用这种方式具有一定的作用。

5．协作　指双方排除个人情绪，开诚布公地协商讨论，达成合作共识，尽量满足双方的利益和要求。若冲突双方都愿意了解冲突的内在原因，分享信息，在满足自己利益的同时也满足对方的需要，便会协商寻求对双方都有利的解决方法。协作方式被认为是处理冲突的最佳方式，但是协作方式的采用受组织文化和领导形态的影响，参与管理的组织中管理者较容易采取合作方式处理冲突。但是当冲突的情绪因素过多时，协作方式也有可能会导致更大的冲突。

（二）处理冲突的方法

处理组织内的冲突一般可选择谈判法、结构法、促进法。

1．谈判法　谈判是两个或更多的，既有冲突又有一致利益的个体，相互公开意见，就某些重大问题进行磋商以求达到可能协议的行为，为冲突的建设性对抗处理提供机会。谈判有两种基本方法：分配谈判和综合谈判。

（1）分配谈判：也称零和谈判，其实质是对于一份固定利益谁应分得多少进行协商，即输 -

赢的谈判，即一方所得就是另一方所失。谈判双方均有自己希望实现的目标点，也有自己最低可接受的水平即抵触点。在双方的愿望重叠范围内可以寻找到一个和解双方冲突的方法。谈判时应注意双方的抵触点，如果在此点以下，人们会中止谈判，而不会接受对自己不利的结果。分配谈判使一方成为失败者，倾向于建构憎恨，不利于合作。

（2）综合谈判：也称双赢谈判，综合谈判则认为至少有一种处理办法能取得赢 - 赢结果。比分配谈判更为可取，它将双方团结在一起，并使每个人在离开谈判桌时都感到自己获得了胜利。这种谈判要求双方对另一方的需求十分敏感，各自都比较开放和灵活，双方对另一方都有足够的了解和信任。在此基础上，通过开诚布公的谈判，就可能找到双赢的方案，从而建立起牢固的长期的合作关系。

谈判开始前，需要对谈判双方的情况进行详尽的评估，评估冲突的性质、发生的原因；冲突双方对冲突的理解、谈判的目标、抵触点，并制订谈判计划。谈判过程中注意以下几点：①以积极主动的态度谈判；②针对问题，而不针对个人；③保持灵活应变的态度；④寻求对双方都有利的解决方法；⑤营造开放和谐的气氛；⑥必要的情况下寻求第三方咨询协调。

2．结构法　管理人员通常运用 3 种方法对组织结构进行适当的调整，包括隔离法、以储备作缓冲和以联络员作缓冲。

（1）隔离法：管理人员可以直接通过组织设计减少个人或部门之间的依赖性。组织内各部门的资源和获取途径尽可能分开，从而使其各自独立，以减少各部门之间发生正面冲突的可能性。如当护士与护士之间发生冲突时，可以将其分入不同的临床护理小组或不同的科室，从而减少她们之间的正面冲突来缓解矛盾。

（2）以储备作缓冲：管理中完全隔离各部门，或者使它们完全独立，可能需要太大的资金。管理者通过在组织内部设计适当的储备环节或部门，以缓冲各部门之间的冲突。如某些病房的设备（呼吸机等）无法得到合理配备，医院管理者通过建立相关部门，统一储备、管理、调配这些设备的使用，既能保证各病房的需求，又能缓解矛盾。

（3）以联络员作缓冲：当两个部门之间整体性很差并存在不必要的冲突时，组织可以安排一些了解各部门操作情况的联络员，通过联系活动来协调部门之间的矛盾，从而协调各部门的活动。如各科护士长往往充当联络员的角色，负责处理本科室和其他科室，或科室内护士与护士之间的协作和协调问题。

3．促进法　在决策过程中，建设性冲突能够帮助组织成员拓宽思路，激发创造性，避免小团体思想，因此促进可能的建设性冲突是处理冲突的一种有效的实际方法。在实际工作中，可以通过征集多种行动方案或者组织对一个活动方案进行讨论提出不同意见的方法来实现。

五、护理管理中的冲突

在组织和小组内发生冲突是不可避免的，作为护理管理者，应正确认识冲突的性质，提倡和引导建设性冲突，保持组织的生命力，及时处理破坏性冲突，避免或尽量减少此类冲突给组织带来的负面影响，保证管理的有效性。

（一）护士与护士之间的冲突

护士之间发生冲突，可能是由于护士间的年龄、学历、知识水平、职责分工及性格差异等，产生不同的心理反应造成的。冲突使护士陷入不安，产生焦虑，影响护士的身心健康。同时，增加差错发生的几率，影响护士的职业选择及护理队伍的稳定性。因此，护理管理者充分调动护士的积极性，建立和谐的护际关系，正确认识并及时处理护理人员之间的冲突具有重要的意义。

1．护士之间冲突形成的原因

（1）护理人员之间冲突发生的原因之一是医疗保健及护理队伍中存在一定层次等级结构。如正式编制的护士较合同护士具有一定的优越感，容易造成一些权力的滥用或分配不均，引起不满、敌意等。

（2）护士工作压力大，促使一些护士产生一些无法宣泄的压力，形成不和谐的工作环境。

（3）护士之间常常有一些利益冲突，如晋升、学习的机会，容易引发内部的矛盾。

（4）护理管理者常常只强调护士应为患者提供更好的服务，较少为护士提供互相支持，互相关心的平台，这些因素都促成了护理人员之间冲突的产生。

2．护士之间的冲突管理　作为护理管理人员，应意识到护理人员的冲突普遍存在，并注意关心下属。在解决冲突时应意识到护理人员冲突的形成除了个人因素，工作中的等级环境和压力因素也是冲突形成的原因。因此，在处理冲突过程中，应注意团队及团队文化的建设，不能将错误归咎于个人。护理管理者在处理单位冲突时应注意以下几点：

（1）肯定冲突在组织内部的不可避免性，正确认识冲突，不是所有的冲突都是破坏性的，欢迎和鼓励在自己团队中存在的一定程度的分歧。

（2）在护士之间发生冲突时，以宽容的心态，加强对护理人员的同理心，站在当事者的角度，帮助她们处理冲突，加强彼此的沟通，同时让她们知道护理管理者相信她们有解决分歧的能力。

（3）管理者在处理护士之间的冲突时，时刻记住两个原则：一是信任，二是合理。首先要创造一个有利于解决问题的环境，选择合适的时机，在整个过程中不要批评或否认个人的正常感情，如生气、愤怒等；其次，在陈述自己的看法时，要公正，把重点放在如何保持冲突双方良好的关系。

（4）确认在本单位内长期抱怨、经常与人发生冲突的人，找出不满的原因并着手解决。因为长期抱怨的行为会造成组织内工作气氛的不和谐，是发生冲突的潜在原因之一，会给整个工作环境带来不利影响，妨碍组织的工作效率。

3．护理管理中避免护际冲突的策略　良好、和谐的人际氛围，使人心情舒畅，利于个体能力的最大发挥；就组织而言，互相团结、协作的人际氛围，能增强群体凝聚力和向心力。

（1）建立民主和谐的人际关系：作为护士长，首先要严于律己，以身作则，一视同仁；对待下级护士要多用情，少用权，多用非权力因素的影响力去感染下属。鼓励护士之间、护士与实习护士之间要互帮互学，教学相长，年轻护士要多向老护士请教，年长护士要帮助新护士掌握正确的护理方法和技巧，在护理实践中耐心传、帮、带，以形成民主和谐的人际关系，使整个护理群体更具有凝聚力和向心力。

（2）建立团结协作的工作关系：护士长不仅是病区护理管理工作的组织者和指挥者，也是护士间相互关系的协调者，是护士群体人际关系的核心。为此护士长必须了解自己的所有下属，了解每位护士的长处和短处，以及她们的个人情况。处事公平，充分发挥每个护士的积极性，有秩序地组织各项工作，组织护士各就其位，各司其职，保证护理工作井然有序地进行的同时，鼓励主动协作精神，替别人着想，把方便留给别人，使护理工作形成一个协调的整体。

（3）实行个性化管理：为了充分调动护士的积极性，增强医院的活力，护理管理者应尊重护士、理解护士，平易近人，善于与下属沟通，增强自己的凝聚力，对不同年龄的护士采取个性化管理。如对新护士，应以鼓励为主，出现差错，帮助分析原因，以宽容的心态处理。对年资高的中年护士，应尊重，为调动其积极性，发挥其骨干的作用，可分配带教、参与科室的管理等工作。对高年资的护士，在尊重的同时，应给予一定的照顾。对有困难的护士，管理者应从生活上和工作上给予一定的照顾和帮助。

（二）护士与患者之间的冲突

护患冲突是在护患关系的基础上，对医疗方案、护理的认识、医疗后果产生的歧义和矛盾引起双方的情绪过激、误解，甚至升级形成的冲突。随着我国医疗制度改革的不断深入以及人们对自我保护意识的不断提高，越来越多的人在就医过程中维护自身的权益，从而对医护人员的职业道德、技术水平及服务质量提出很高的要求。由于受惯性的工作流程制约及个别护士的服务意识相对滞后，往往导致护患冲突。

1．护士与患者之间冲突形成的原因

（1）护理人员因素：护理从本质上说就是尊重患者的生命和权利，对患者的痛苦及心理障碍给予理解，维护、尊重患者的权益。少数护士缺乏全心全意为患者服务的精神，主动服务意识不强，对待患者提出的要求置之不理或不耐烦；或技术不熟练，尤其是在抢救中手忙脚乱，不能一步到位；或责任心不强，工作中查对不严造成注射、输液或输血错误导致患者死亡等，都会造成护患关系紧张。

（2）患者因素：由于患者对患者角色的不适应、对护理工作的偏见，常导致护患间的纠纷和冲突的产生。患病后，出现身体不适，也会产生各种心理反应，如焦虑、恐惧、猜疑心加重、依赖性增强，如果得不到护士的理解和及时疏导，极易引起患者的情绪变化，继而导致矛盾和冲突发生。少数患者不讲就医道德，认为我花钱看病，就是“上帝”，不遵守医院各项规章制度，不尊重医务人员的人格和尊严，稍不如意就指责、谩骂甚至殴打护理人员，干扰了正常医疗秩序。一些患者或家属对医疗的期望值过高，对于患者的病情恶化不理解、不接受，情感发泄迁怒在护理人员身上，造成护患关系紧张。

（3）其他因素：如医院缺乏危机管理意识，医疗保健供需矛盾，医护人员由于长期超负荷劳动，工作生活条件差，心情也不舒畅。另外，舆论导向的影响，社会舆论极力要求扩大患者就医的自主权、选择权，忽视绝大多数医护人员艰辛的劳动和奉献精神，致使一部分患者扭曲了对护理人员的看法，护理人员稍有不慎，患者就横加指责，影响护患关系。

2．护士与患者之间的冲突管理

（1）加强医德医风教育，增强主动服务意识和法制意识：护理人员应牢固树立“以患者为中心”的整体护理观念，时刻把患者的身心健康放在第一位，理解、尊重、关心体贴患者，对任何患者一视同仁，自觉维护患者的基本权益，并尽一切可能满足患者的合理要求，建立融洽的护患关系，使每位患者都能得到安全、满意的服务。护理管理者应加强对护理人员的法律教育，指导护理人员尊重患者的基本权利，同时注重自身的言谈举止，注意在护理工作中的自我保护，积极主动地运用法律手段维护护患双方的合法权益。

（2）严格执行各项规章制度：建立健全各项规章制度，做到有章可循，有章必循。同时，加强对各项规章制度的监督与管理，防止差错事故的发生。如在执行医嘱过程中严格执行“三查七对”制度，治疗前认真履行告知义务，维护患者的知情同意权，对特殊治疗护理的患者，加强病情观察，应做好详细的解释，并记录患者及家属的意见，让其核实后签名，以保证记录资料的完整。

（3）加强业务学习和技能训练：护理操作技能是护士的基本技能，是为服务对象提供的最直接服务，在培养良好护患关系中发挥着不可替代的作用。为避免护理过程中的冲突和纠纷，护理人员不仅要具备高尚的职业道德，还必须有丰富的专业知识和扎实的操作技能。

（4）优化护理人员的配置：护理管理者应根据实际工作量和具体情况合理分配护士工作，以达到充分发挥护理人力资源、空间资源和物质资源的效益，从而保证护士能在最佳的工作环境、最有利的工作条件中创造良好的工作效益和提供优质的服务质量。

3．护理管理中避免护患冲突的策略　护理管理中应提高护理管理水平，加强护理风险管理，强化护士的风险意识及质量意识，时时注意与各方面进行有效的沟通与交流，努力消除自身的缺点和对医院不利的各种影响因素，以防患于未然。同时，应理解护士与患者之间的冲突在一定程度上不可避免。对于患者及家属来讲，一旦患病，希望能在医院得到安全满意的治疗护理；对于医院来讲，有义务为患者提供高质量的治疗和护理服务。护士与患者之间冲突的出现，说明患者在接受治疗、护理服务过程中有不满意的地方，向医院提出意见和建议，这是患者的权利，也是对医院工作的客观评价和有效监督。护理管理者应虚心接受正确的意见和有利于改进工作的建议；耐心解释和疏导患者，对提出无理要求者应适当地调解，化解矛盾。

（三）护士与其他医务人员之间的冲突

医生、护士是医院的两大组成部分，医护的密切合作对改善患者健康状况，保障医疗质量具有重要作用，但是由于角色期望的不同，医护之间矛盾也时常发生。由于专业的不同，护士与医技人员之间双方缺乏了解和沟通，一旦出现问题，也可能会出现互相推诿或埋怨的现象，引发冲突。

1．护士与其他医务人员之间冲突形成的原因

（1）工作性质不同，期望值不同：医护双方的工作内容不同，对双方有不同的期望。护士期望医生具有扎实的专业知识，了解患者情况，开具正确的医嘱，主动支持配合护士做好患者的服务工作。而医生则期待护士了解患者情况，理解并正确处理医嘱，观察并及时反映患者病情变化。医护双方对对方的期望不能做出满意应答时，医护冲突就会产生。例如，当有患者周转快时，医生按自己的时间去安排工作，经常会打乱护理工作的程序，护士感到自己的工作被打乱，而医生则感到危重患者的监护及管理达不到其期望，此时如果双方不能很好地沟通，便会产生矛盾。

（2）医护人员的沟通不良或情绪因素：医疗过程中，医护双方是密切合作的两个方面，如果医护人员之间沟通不良，造成合作失败，容易引起医护人员之间的冲突。另外，患者的不理解、医患纠纷、护患纠纷的发生给医生和护士带来了压力，如果医护双方没有良好的情绪调节与自控能力，以低落的情绪应对对方，就会产生一定的心理伤害。

2．护士与其他医务人员之间的冲突管理

（1）相互尊重、关心理解：尊重是理解的基础，理解是沟通的桥梁，护士要尊重医师的人格，尊重医师的劳动成果，相信医师的能力和水平，相互不能轻视、贬低对方。护理管理者要加强培养护士的职业道德的涵养能力、情绪行为的自制力以及医护关系的亲和力。

（2）把握角色、互相学习：医疗和护理是两个不同的专业，所学的知识既有相同之处，也有不同之处，侧重点不同，护士侧重于护理知识和操作技能，而对疾病的发病机理、治疗等方面较局限，应虚心向医师请教，取其精华，建立平等互助的医护同事关系。

（3）相互监督、团结协作：医师和护士之间对于治疗和护理常常会出现不同的看法和观点，在沟通的过程中，难免会出现冲突，当医护之间出现配合协调欠妥时，护士应主动谅解对方，为维护患者的权益，默契协作。

（4）注意沟通方法：在平时的工作中，有些医师因为患者的病情复杂、治疗棘手，情绪受到影响，说话时言语粗暴、以过激行为来发泄自己的情绪。护士可在事后善意地、耐心地、态度诚恳地说出对方的不妥之处，提意见时注意策略、选择恰当的场合和方式，在对方意识到问题的存在时，再谈之前对问题的看法和意见，避免引起不必要的误会或导致冲突发生。

3．护理管理中避免护士与其他医务人员之间冲突的策略　随着医学模式的转变，医护关系模式也从过去的主导—从属传统模式向并列—互补型的新型医护关系模式转变。新型的医护关系模式具有相互并列，缺一不可；相互独立，不能替代；相互监督，互补不足的特点。建立良好医护关系应遵循患者第一、尊重他人的原则，从而促进医护之间彼此平等合作。护理管理者应注意倡导医护人员的有效沟通，鼓励双方相互理解、尊重、支持、信任对方，并注意与科主任共同合作，营造科室内和科室间团队协作的工作氛围。

案例 9-1

患者女性，27 岁，因车祸伤来院就诊，诊断为脑挫裂伤。入院后给予控制脑水肿，降低颅内压治疗。在为患者测量血压时，患者询问护士治疗药物的名称和作用，并反映头痛得很厉害，护士没有及时回答患者的问题，简单地说了一句：“头外伤是会头疼的，你又不懂医，了解药物干什么？”继续测量血压，这时患者拒绝测量，坚持说医院治疗无效，测量血压有什么用？与护士发生矛盾，引起患者头痛加剧，家属了解情况后非常生气，要求护士当面道歉，并要求领导对该护士予以处罚。

问题与思考：

1．护士应如何向患者解释，避免冲突？

2．作为病房护士长，应如何处理护士与患者的冲突？

自测题

1．名词解释：管理沟通、冲突。

2．医院管理沟通的基本原则有哪些？

3．在护理管理中，如何才能做到有效的沟通？

4．如何正确看待护理管理中的冲突？

5．冲突的常用处理方式有哪些？

6．护理管理者如何处理护士与患者之间的冲突？

（陈小菊）

第十章　护理管理与医疗卫生法律法规

学习目标

通过本章内容的学习，学生应能：

识记：

1．说出护士执业注册应具备的基本条件。

2．复述医疗事故的定义、分级。

3．复述护士的职业权利和义务。

理解：

1．举例说明不属于医疗事故的情形。

2．区分侵权行为与犯罪、疏忽大意与渎职罪。

应用：

1．运用相关法律法规及条例指导护理执业行为。

4．及时发现和处理护理活动中潜在的法律问题。

医疗卫生管理法律法规在维护护士的合法权益、规范护理行为、促进护理事业的发展、保障医疗安全和人民健康的过程中起着非常重要的作用，尤其是近年来医疗纠纷明显增多，且处理结果未必能让医患双方都满意的情况下，渐渐凸显出医务工作者法律知识欠缺的问题。因此，重视法律法规对医务人员的执业规范和监督作用是保障我国卫生事业健康发展的关键。护理人员是履行保护生命、减轻痛苦、增进健康的专业技术人员，与人的健康和生命息息相关，必须认真贯彻执行与护理有关的法律法规，按照法律法规进行护理服务。护理管理者也必须按照法律法规进行护理服务的规范管理。

第一节　护理管理相关的法律法规

一、我国的卫生法体系

卫生法是由国家制定或认可，并由国家强制力作保证，用以调整在卫生活动过程中所发生的各种社会关系的法律规范的总称。

卫生法体系是指由不同的调整对象的法律、法规组成的有机统一体系，卫生法由公共卫生法规、中医药法规和医疗保健与服务法规 3 部分组成。其中公共卫生法规又可以分为疾病预防与控制法规、职业与公共场所监督法规和产品监督法规，如《传染病防治法》《医疗废物管理条例》

《职业病防治法》《女职工劳动保护条例》《药品管理法》《医疗器械监督管理条例》等；中医药法规有《中医药条例》《传统医学和确有专长人员医师资格考试暂行办法》《执业中药师注册登记管理办法》等；医疗保健与服务法规包括医疗服务法规、保健服务方面的法规和医疗保险法规，如《执业医师法》及其配套法规、《护士条例》《母婴保健法》《新生儿疾病筛查管理条例》《中华人民共和国社会保险法》等。

二、我国与护理相关的法律、法规和政策

（一）《医疗机构管理条例》

中华人民共和国国务院第 149 号颁布，1994 年 9 月 1 日起实施。

《医疗机构管理条例》是我国卫生立法史上一个重要的里程碑。《医疗机构管理条例》第一章第一条规定本条例的目的：为了加强对医疗机构的管理，促进医疗卫生事业的发展，保障公民健康。第一章第二条规定本条例的适用对象：从事疾病诊断、治疗活动的医院、卫生院、疗养院、门诊部、诊所、卫生所（室）以及急救站等医疗机构。它对医疗机构的规划布局、设置审批、登记执业、监督管理、法律责任等方面作了明确规定。目前，卫计委围绕该条例制定了一系列配套规章，如《医疗机制管理条例实施细则》《医疗机构设置规划指导原则》《医疗机构基本标准（试行）》《医疗机构评审办法》《医疗机构评审委员会章程》和《医疗机构诊疗科目名录》、《中外合资、合作医疗机构管理办法》《医疗机构评价指南（试行）》《关于城镇医疗机构分类管理的实施意见》等。

（二）《医疗事故处理条例》

中华人民共和国国务院第 351 号颁布，2002 年 9 月 1 日起实施。

《医疗事故处理条例》第一章第一条明确规定其目的是：为了正确处理医疗事故，保护患者和医疗机构及其医务人员的合法权益，维护医疗秩序，保障医疗安全，促进医学科学的发展。第一章第二条则对医疗事故进行了界定：医疗事故是医疗机构及其医务人员在医疗活动中，违反医疗卫生管理法律、行政法规、部门规章和诊疗护理规范、常规，过失造成患者人身损害的事故。此概念可以从三方面理解：医疗机构及其医务人员具有行为违法性；医务人员要有“过失”才能造成医疗事故；违法行为与造成的后果之间存在因果关系。

《医疗事故处理条例》第一章第四条对医疗事故的等级做了明确规定：

一级医疗事故：造成患者死亡、重度残疾的。

二级医疗事故：造成患者中度残疾、器官组织损伤导致严重功能障碍的。

三级医疗事故：造成患者轻度残疾、器官组织损伤导致一般功能障碍的。

四级医疗事故：造成患者明显人身损害的其他后果的。

《医疗事故处理条例》第三章第三十三条对不属于医疗事故的六种情形也做了规定：

（1）在紧急情况下为抢救垂危患者生命而采取紧急医疗措施造成不良后果的；

（2）在医疗活动中由于患者病情异常或者体质特殊而发生医疗意外的；

（3）在现有医学科学技术条件下，发生无法预料或者不能防范的不良后果的；

（4）无过错输血感染造成不良后果的；

（5）因患方原因延误诊疗导致不良后果的；

（6）因不可抗力造成不良后果的。

《医疗事故处理条例》还规定了医疗事故的预防措施及医疗事故发生后应采取的必要的措施，如病历资料保管和可疑物品封存、医疗事故报告制度、医疗事故技术鉴定和应承担的法律责任，具体包括行政责任、民事责任和刑事责任。详见附录。

（三）《护士条例》

中华人民共和国国务院第 517 号，2008 年 1 月 23 日颁布，2008 年 5 月 12 日起实施。

《护士条例》是由国务院制定并实施的，体现了国家对护理事业发展的高度重视，《护士条例》第一章第一条规定本条例的目的是维护护士的合法权益，规范护理行为，促进护理事业发展，保障医疗安全和人体健康。

《护士条例》第一章第二条对护士进行了界定：是指经执业注册取得护士执业证书，依照本条例规定从事护理活动，履行保护生命、减轻痛苦、增进健康职责的卫生技术人员。第二章第七条规定成为注册执业护士，应当具备下列条件：

（1）具有完全民事行为能力；

（2）在中等职业学校、高等学校完成国务院教育主管部门和国务院卫生主管部门规定的普通全日制 3 年以上的护理、助产专业课程学习，包括在教学、综合医院完成 8 个月以上护理临床实习，并取得相应学历证书；

（3）通过国务院卫生主管部门组织的护士执业资格考试；

（4）符合国务院卫生主管部门规定的健康标准。

护士执业注册申请，应当自通过护士执业资格考试之日起 3 年内提出；逾期提出申请的，除应当具备前款第（1）项、第（2）项和第（4）项规定条件外，还应当在符合国务院卫生主管部门规定条件的医疗卫生机构接受 3 个月临床护理培训并考核合格。

第二章第八条规定：申请护士执业注册的，应当向拟执业地省、自治区、直辖市人民政府卫生主管部门提出申请。收到申请的卫生主管部门应当自收到申请之日起 20 个工作日内做出决定，对具备本条例规定条件的，准予注册，并发给护士执业证书；对不具备本条例规定条件的，不予注册，并书面说明理由。护士执业注册有效期为 5 年。第二章第九条规定：护士在其执业注册有效期内变更执业地点的，应当向拟执业地省、自治区、直辖市人民政府卫生主管部门报告。收到报告的卫生主管部门应当自收到报告之日起 7 个工作日内为其办理变更手续。护士跨省、自治区、直辖市变更执业地点的，收到报告的卫生主管部门还应当向其原执业地省、自治区、直辖市人民政府卫生主管部门通报。第二章第十条规定：护士执业注册有效期届满需要继续执业的，应当在护士执业注册有效期届满前 30 日向执业地省、自治区、直辖市人民政府卫生主管部门申请延续注册。收到申请的卫生主管部门对具备本条例规定条件的，准予延续，延续执业注册有效期为 5 年；对不具备本条例规定条件的，不予延续，并书面说明理由。护士有行政许可法规定的应当予以注销执业注册情形的，原注册部门应当依照行政许可法的规定注销其执业注册。

《护士条例》还规定了护士的权利和义务（见本章第二节）、医疗卫生机构的职责、护士执业法律责任等方面的内容。

（四）《医疗废物管理条例》

中华人民共和国国务院第 380 号颁布，2003 年 6 月 16 日起实施。

《医疗废物管理条例》是根据《中华人民共和国传染病防治法》和《中华人民共和国固体废物污染环境防治法》制定的。第一章第一条规定其目的是加强医疗废物的安全管理，防止疾病传播，保护环境，保障人体健康。第一章第三条规定了本条例适用于医疗废物的收集、运送、贮存、处置以及监督管理等活动。第一章第二条规定医疗废物是指医疗卫生机构在医疗、预防、保健以及其他相关活动中产生的具有直接或间接感染性、毒性以及其他危害性的废物。《医院废物处理条例》的内容主要有：医院废物的概念；医疗废物的存放、转运和集中处置要求；医疗机构对医疗废物的管理要求；卫生行政部门的监督管理职责；以及未执行本条例的法律责任。相关法规包括：《医疗废物分类目录》《医疗废物管理行政处罚方法》《医疗卫生机构医疗废物管理方法》《医疗废物专用包装物、容器标准和警示标识规定》等。

（五）《医院感染管理办法》

卫生部第 48 号颁布，2006 年 9 月 1 日起实施。

根据《传染病防治法》、《医疗机构管理条例》和《突发公共卫生事件应急条例》等法律、行政法规的规定，制订了《医院感染管理办法》，其中第一章第一条规定其目的是为了加强医院感染管理，有效预防和控制医院感染，提高医疗质量，保证医疗安全。第一章第二条规定了本条例的适用对象：主要是针对各级卫生行政部门、医疗机构及医务人员诊疗活动中存在的医院感染、医源性感染及相关的危险因素进行的预防、诊断和控制活动。《医院感染管理办法》规定了医院感染管理的人员构成及其主要职责；医疗机构应遵循的与医院感染管理有关的规章制度和技术规范以及发生医院感染后的处理措施；卫生行政部门和医疗机构对专业人才培养的制度；卫生行政部门对所辖区域内的医疗机构的监督检查内容和处理措施；违反《医院感染管理办法》的处罚措施。相关文件包括：《医院消毒卫生标准》《医院消毒供应室验收标准》《医务人员手卫生规范》《艾滋病防治条例》《抗菌药物临床药物应用指导原则》《医院感染监测规范》。

（六）其他相关的法律法规

如《中华人民共和国传染病防治法》《临床护士规范化培训试行办法》《消毒管理办法》《继续护理学教育试行办法》《中华人民共和国环保法》《临床输血技术规范》《中华人民共和国精神卫生法》《中华人民共和国母婴保健法》《卫生技术人员职务试行条例》等。

第二节　护理管理中常见的法律问题

一、护士的职业权利

《护士条例》第三章第十二到十五条规定，护士具有以下权利：

1．护士执业，有按照国家有关规定获取工资报酬、享受福利待遇、参加社会保险的权利。任何单位或者个人不得克扣护士工资，降低或者取消护士福利等待遇。

2．护士执业，有获得与其所从事的护理工作相适应的卫生防护、医疗保健服务的权利。从事直接接触有毒有害物质、有感染传染病危险工作的护士，有依照有关法律、行政法规的规定接受职业健康监护的权利；患职业病的，有依照有关法律、行政法规的规定获得赔偿的权利。

3．护士有按照国家有关规定获得与本人业务能力和学术水平相应的专业技术职务、职称的权利；有参加专业培训、从事学术研究和交流、参加行业协会和专业学术团体的权利。

4．护士有获得疾病诊疗、护理相关信息的权利和其他与履行护理职责相关的权利，可以对医疗卫生机构和卫生主管部门的工作提出意见和建议。

二、护士的职业义务

《护士条例》第三章第十六到十九条规定，护士具有以下义务：

1．护士执业，应当遵守法律、法规、规章和诊疗技术规范的规定。

2．护士在执业活动中，发现患者病情危急，应当立即通知医师；在紧急情况下为抢救垂危患者生命，应当先行实施必要的紧急救护。护士发现医嘱违反法律、法规、规章或者诊疗技术规范规定的，应当及时向开具医嘱的医师提出；必要时，应当向该医师所在科室的负责人或者医疗卫生机构负责医疗服务管理的人员报告。

3．护士应当尊重、关心、爱护患者，保护患者的隐私。

4．护士有义务参与公共卫生和疾病预防控制工作。发生自然灾害、公共卫生事件等严重威胁公众生命健康的突发事件，护士应当服从县级以上人民政府卫生主管部门或者所在医疗卫生机构的安排，参加医疗救护。

三、护理依法职业问题

（一）侵权行为与犯罪

侵权行为是指对国家、集体和个人的人身权利的行为侵犯，可通过民事方式（调节、赔礼、赔物、赔款等）来解决。这里指的是医疗机构及其医护人员在诊疗和护理过程中，因其具有民事违法性的医疗过错行为而导致患者合法权益受到损害。主要涉及侵犯自由权、生命健康权、隐私权。

患者的自由权受宪法保护，护士执业时，应重视、保证患者的自由权，如护士以治疗的名义，非法拘禁或以其他形式完全限制和剥夺患者的自由，是违反宪法的。《刑法》第三百三十五条规定：医务人员由于严重不负责任造成就诊人员死亡或者严重损害就诊人健康的，处三年有期徒刑或拘役。护士执业时，应遵守执业道德，保护患者的隐私权，为患者提供优质服务。《中华人民共和国传染病防治法》第四章第四十二条规定，护士执业时，得悉患者的隐私，不得泄露；《中华人民共和国传染病防治法》第六章第三十五条第一款规定，拒绝对传染病患者的水、污物、粪便进行消毒处理的，应承担法律责任。

犯罪是指一切触犯国家刑法的行为，会依法受到惩处。这里指的是医务人员在诊疗护理工作中，由于违反规章制度和诊疗常规、严重不负责任，造成就诊人死亡或者严重损害就诊人身体健康的行为。如为患者注射药物前常规要进行查对，但是护士在为患者推注药物前自信药物没有错而没有查对，将错误的药物推注给患者，导致患者健康严重损害或死亡的。

（二）疏忽大意与渎职罪

疏忽大意是行为人因一时疏忽或遗忘而造成客观上的过失行为。常由于护理人员在工作中不专心细致所致。

疏忽大意指护士在工作中，由于不认真履行职责，不执行规章制度和护理常规，违反操作规程，擅离职守，给患者健康带来伤害或者造成严重后果的行为，如：护士不认真巡视病房，患者病情恶化未及时发现且造成严重后果的；护士夜班睡觉，未及时更换液体造成空气栓塞，导致患者死亡的；护士因疏忽未做皮试就给患者注射了青霉素，导致患者过敏死亡的；值班人员擅自离岗，造成急危重患者抢救不及时死亡等。轻者构成侵权行为，严重者构成渎职罪。

（三）临床护理记录不规范

临床护理记录，是对患者患病和治疗过程的真实反应，不仅是检查衡量护理质量的重要标准之一，也是医生观察诊疗效果、调整治疗方案的重要依据。在法律上，也是具有法律效力的证明文件。在进行护理记录时，常见的容易引起法律问题的情况有：伪造记录；护理记录不及时或漏记、错记；涂改护理记录；护理记录缺损、丢失；护理记录自相矛盾或与医疗记录不相符等。以上情况均可能导致误诊、误治或引起医疗纠纷，若发生医疗纠纷或涉及刑事案件时，护理记录则可成为判断医疗纠纷性质的重要依据或侦破刑事案件的重要线索。因此护士应认真记录护理记录，防止对患者造成损害或引起潜在的法律问题。

（四）执行医嘱的问题

医嘱是医生根据病情和治疗需要对患者的饮食、用药、化验等方面的指示，是护理人员对患者施行治疗措施的依据，具有法律效力。一般情况下，护理人员应仔细核查无误后，及时准确地执行。护士执行医嘱不及时、漏执行医嘱、执行错误医嘱、非抢救情况下执行口头医嘱、随意篡改医嘱或无故不执行医嘱等都可能会对患者造成损害甚至引起法律隐患。

（五）麻醉药品与精神药品管理

根据《麻醉药品和精神药品管理条例》规定，麻醉药品和精神药品是指列入麻醉药品目录、精神药品目录的药品和其他物质，包括：阿片类、可卡因类、大麻类、合成麻醉药类及卫生行政部门指定的其他易成瘾癖的药品、药用原植物及其制剂。只限用于医疗、教学和科研需要，设有病床具备进行手术或一定技术条件的医疗单位。护理人员若将这些药品提供给不法分子倒卖或吸毒者自用，则构成参与贩毒、吸毒罪。因此，护理管理者应严格贯彻执行麻醉药品管理法律法规。如《麻醉药品和精神药品管理条例》《医疗机构麻醉药品、第一类精神药品管理规定》等，并经常对有条件接触这类药品的护理人员进行法律教育。另外，护理人员在保管、使用各种贵重药品、医疗用品、办公用品时不允许利用职务之便，将这些物品占为己有。否则，将被起诉犯盗窃公共财产罪。

（六）护理专业学生的法律身份问题

护理专业学生还不具备护士执业资格，在临床护理活动中不具备独立操作的资格，从法律角度讲，必须在执业护士的严密监督和指导下才能为患者实施护理操作，特别是侵入性操作。如在职业护士的督导下学生因操作不当发生差错或事故，除带教老师要负法律责任外，本人也要负责，但如果未经带教护士批准，擅自独立操作造成了患者的损害，就要承担法律责任。所以，护理专业学生进入临床实习之前，应该让其明确自己法定的职责范围。护士长在排班时，不可只考虑人员的一时短缺而将护理专业学生当作执业护士使用。

案例 10-1

患儿，男，40 天，因咳嗽伴喘息 1 天入院，诊断为支气管肺炎，于次日早上 6 时给孩子抽血化验。抽血时护士嘱咐孩子母亲不要靠前，抽血后护士忘记松开止血带，而孩子母亲也没发现止血带还扎在孩子上臂。抽完血后，孩子哭闹不止，孩子母亲以为孩子是感冒难受。于晚上 8 时，给孩子换衣服时，发现孩子的左手冰凉，左胳膊上臂扎着止血带，止血带以下部位发黑、硬肿。后经积极治疗仍无效果，导致截肢。

问题与思考：

这个案例是否构成医疗事故？如果你是护士长应如何防止此类事件的发生？

自测题

1．成为注册执业护士的条件有哪些？
2．护士注册的原则有哪些？
3．医疗事故分几级？
4．哪些情况不属于医疗事故？
5．护士有哪些职业权利和职业义务？

（刘小蓉）

附录一 《中华人民共和国护士管理办法》

卫生部令第 31 号

颁布日期：19930326　实施日期：19940101　颁布单位：卫生部

第一章　总　则

第一条　为加强护士管理，提高护理质量，保障医疗和护理安全，保护护士的合法权益，制定本办法。

第二条　本办法所称护士系指按本办法规定取得《中华人民共和国护士执业证书》并经过注册的护理专业技术人员。

第三条　国家发展护理事业，促进护理学科的发展，加强护士队伍建设，重视和发挥护士在医疗、预防、保健和康复工作中的作用。

第四条　护士的执业权利受法律保护。护士的劳动受全社会的尊重。

第五条　各省、自治区、直辖市卫生行政部门负责护士的监督管理。

第二章　考　试

第六条　凡申请护士执业者必须通过卫生部统一执业考试，取得《中华人民共和国护士执业证书》。

第七条　获得高等医学院校护理专业专科以上毕业文凭者，以及获得经省级以上卫生行政部门确认免考资格的普通中等卫生（护士）学校护理专业毕业文凭者，可以免于护士执业考试。

获得其他普通中等卫生（护士）学校护理专业毕业文凭者，可以申请护士执业考试。

第八条　护士执业考试每年举行一次。

第九条　护士执业考试的具体办法另行制定。

第十条　符合本办法第七条规定以及护士执业考试合格者，由省、自治区、直辖市卫生行政部门发给《中华人民共和国护士执业证书》。

第十一条　《中华人民共和国护士执业证书》由卫生部监制。

第三章　注　册

第十二条　获得《中华人民共和国护士执业证书》者，方可申请护士执业注册。

第十三条　护士注册机关为执业所在地的县级卫生行政部门。

第十四条　申请首次护士注册必须填写《护士注册申请表》，缴纳注册费，并向注册机关缴验：

（一）《中华人民共和国护士执业证书》；

（二）身份证明；

（三）健康检查证明；

（四）省级卫生行政部门规定提交的其他证明。

第十五条　注册机关在受理注册申请后，应当在三十日内完成审核，审核合格的，予以注册；审核不合格的，应当书面通知申请者。

第十六条　护士注册的有效期为二年。

护士连续注册，在前一注册期满前六十日，对《中华人民共和国护士执业证书》进行个人或集体校验注册。

第十七条 中断注册五年以上者，必须按省、自治区、直辖市卫生行政部门的规定参加临床实践三个月，并向注册机关提交有关证明，方可办理再次注册。

第十八条 有下列情形之一的，不予注册：

（一）服刑期间；

（二）因健康原因不能或不宜执行护理业务；

（三）违反本办法被中止或取消注册；

（四）其他不宜从事护士工作的。

第四章 执 业

第十九条 未经护士执业注册者不得从事护士工作。

护理专业在校生或毕业生进行专业实习，以及按本办法第十八条规定进行临床实践的，必须按照卫生部的有关规定在护士的指导下进行。

第二十条 护理员只能在护士的指导下从事临床生活护理工作。

第二十一条 护士在执业中应当正确执行医嘱，观察病人的身心状态，对病人进行科学的护理。遇紧急情况应及时通知医生并配合抢救，医生不在场时，护士应当采取力所能及的急救措施。

第二十二条 护士有承担预防保健工作、宣传防病治病知识、进行康复指导、开展健康教育、提供卫生咨询的义务。

第二十三条 护士执业必须遵守职业道德和医疗护理工作的规章制度及技术规范。

第二十四条 护士在执业中得悉就医者的隐私，不得泄露，但法律另有规定的除外。

第二十五条 遇有自然灾害、传染病流行、突发重大伤亡事故及其他严重威胁人群生命健康的紧急情况，护士必须服从卫生行政部门的调遣，参加医疗救护和预防保健工作。

第二十六条 护士依法履行职责的权利受法律保护，任何单位和个人不得侵犯。

第五章 罚 则

第二十七条 违反本办法第十九条规定，未经护士执业注册从事护士工作的，由卫生行政部门予以取缔。

第二十八条 非法取得《中华人民共和国护士执业证书》的，由卫生行政部门予以缴销。

第二十九条 护士执业违反医疗护理规章制度及技术规范的，由卫生行政部门视情节予以警告、责令改正、中止注册直至取消其注册。

第三十条 违反本办法第二十六条规定，非法阻挠护士依法执业或侵犯护士人身权利的，由护士所在单位提请公安机关予以治安行政处罚；情节严重，触犯刑律的，提交司法机关依法追究刑事责任。

第三十一条 违反本办法其他规定的，由卫生行政部门视情节予以警告、责令改正、中止注册直至取消其注册。

第三十二条 当事人对行政处理决定不服的，可以依照国家法律、法规的规定申请行政复议或者提起行政诉讼。当事人对行政处理决定不履行又未在法定期限内申请复议或提起诉讼的，卫生行政部门可以申请人民法院强制执行。

第六章 附 则

第三十三条 本办法实施前已经取得护士以上技术职称者，经省、自治区、直辖市卫生行政部门审核合格，发给《中华人民共和国护士执业证书》，并准许按本办法的规定办理护士执业注册。

本办法实施前从事护士工作但未取得护士职称者的执业证书颁发办法，由省、自治区、直辖市卫生行政部门根据本地区的实际情况和当事人实际水平作出具体规定。

第三十四条　境外人员申请在中华人民共和国境内从事护士工作的，必须依本办法的规定通过执业考试，取得《中华人民共和国护士执业证书》并办理注册。

第三十五条　护士申请开业及成立护理服务机构，由县级以上卫生行政部门比照医疗机构管理的有关规定审批。

第三十六条　本办法的解释权在卫生部。

第三十七条　本办法的实施细则由省、自治区、直辖市制定。

第三十八条　本办法自 1994 年 1 月 1 日起施行。

附录二 《医疗事故处理条例》

（国务院令第351号）

第一章 总 则

第一条 为了正确处理医疗事故，保护患者和医疗机构及其医务人员的合法权益，维护医疗秩序，保障医疗安全，促进医学科学的发展，制定本条例。

第二条 本条例所称医疗事故，是指医疗机构及其医务人员在医疗活动中，违反医疗卫生管理法律、行政法规、部门规章和诊疗护理规范、常规，过失造成患者人身损害的事故。

第三条 处理医疗事故，应当遵循公开、公平、公正、及时、便民的原则，坚持实事求是的科学态度，做到事实清楚、定性准确、责任明确、处理恰当。

第四条 根据对患者人身造成的损害程度，医疗事故分为四级：

一级医疗事故：造成患者死亡、重度残疾的；

二级医疗事故：造成患者中度残疾、器官组织损伤导致严重功能障碍的；

三级医疗事故：造成患者轻度残疾、器官组织损伤导致一般功能障碍的；

四级医疗事故：造成患者明显人身损害的其他后果的。

具体分级标准由国务院卫生行政部门制定。

第二章 医疗事故的预防与处置

第五条 医疗机构及其医务人员在医疗活动中，必须严格遵守医疗卫生管理法律、行政法规、部门规章和诊疗护理规范、常规，恪守医疗服务职业道德。

第六条 医疗机构应当对其医务人员进行医疗卫生管理法律、行政法规、部门规章和诊疗护理规范、常规的培训和医疗服务职业道德教育。

第七条 医疗机构应当设置医疗服务质量监控部门或者配备专（兼）职人员，具体负责监督本医疗机构的医务人员的医疗服务工作，检查医务人员执业情况，接受患者对医疗服务的投诉，向其提供咨询服务。

第八条 医疗机构应当按照国务院卫生行政部门规定的要求，书写并妥善保管病历资料。

因抢救急危患者，未能及时书写病历的，有关医务人员应当在抢救结束后6小时内据实补记，并加以注明。

第九条 严禁涂改、伪造、隐匿、销毁或者抢夺病历资料。

第十条 患者有权复印或者复制其门诊病历、住院志、体温单、医嘱单、化验单（检验报告）、医学影像检查资料、特殊检查同意书、手术同意书、手术及麻醉记录单、病理资料、护理记录以及国务院卫生行政部门规定的其他病历资料。

患者依照前款规定要求复印或者复制病历资料的，医疗机构应当提供复印或者复制服务并在复印或者复制的病历资料上加盖证明印记。复印或者复制病历资料时，应当有患者在场。

医疗机构应患者的要求，为其复印或者复制病历资料，可以按照规定收取工本费。具体收费标准由省、自治区、直辖市人民政府价格主管部门会同同级卫生行政部门规定。

第十一条 在医疗活动中，医疗机构及其医务人员应当将患者的病情、医疗措施、医疗风险等如实告知患者，及时解答其咨询；但是，应当避免对患者产生不利后果。

第十二条 医疗机构应当制定防范、处理医疗事故的预案，预防医疗事故的发生，减轻医疗事故的损害。

第十三条 医务人员在医疗活动中发生或者发现医疗事故、可能引起医疗事故的医疗过失行为或者发生医疗事故争议的，应当立即向所在科室负责人报告，科室负责人应当及时向本医疗机构负责医疗服务质量监控的部门或者专（兼）职人员报告；负责医疗服务质量监控的部门或者专（兼）职人员接到报告后，应当立即进行调查、核实，将有关情况如实向本医疗机构的负责人报告，并向患者通报、解释。

第十四条 发生医疗事故的，医疗机构应当按照规定向所在地卫生行政部门报告。

发生下列重大医疗过失行为的，医疗机构应当在 12 小时内向所在地卫生行政部门报告：

（一）导致患者死亡或者可能为二级以上的医疗事故；

（二）导致 3 人以上人身损害后果；

（三）国务院卫生行政部门和省、自治区、直辖市人民政府卫生行政部门规定的其他情形。

第十五条 发生或者发现医疗过失行为，医疗机构及其医务人员应当立即采取有效措施，避免或者减轻对患者身体健康的损害，防止损害扩大。

第十六条 发生医疗事故争议时，死亡病例讨论记录、疑难病例讨论记录、上级医师查房记录、会诊意见、病程记录应当在医患双方在场的情况下封存和启封。封存的病历资料可以是复印件，由医疗机构保管。

第十七条 疑似输液、输血、注射、药物等引起不良后果的，医患双方应当共同对现场实物进行封存和启封，封存的现场实物由医疗机构保管；需要检验的，应当由双方共同指定的、依法具有检验资格的检验机构进行检验；双方无法共同指定时，由卫生行政部门指定。

疑似输血引起不良后果，需要对血液进行封存保留的，医疗机构应当通知提供该血液的采供血机构派员到场。

第十八条 患者死亡，医患双方当事人不能确定死因或者对死因有异议的，应当在患者死亡后 48 小时内进行尸检；具备尸体冻存条件的，可以延长至 7 日。尸检应当经死者近亲属同意并签字。

尸检应当由按照国家有关规定取得相应资格的机构和病理解剖专业技术人员进行。承担尸检任务的机构和病理解剖专业技术人员有进行尸检的义务。

医疗事故争议双方当事人可以请法医病理学人员参加尸检，也可以委派代表观察尸检过程。拒绝或者拖延尸检，超过规定时间，影响对死因判定的，由拒绝或者拖延的一方承担责任。

第十九条 患者在医疗机构内死亡的，尸体应当立即移放太平间。死者尸体存放时间一般不得超过 2 周。逾期不处理的尸体，经医疗机构所在地卫生行政部门批准，并报经同级公安部门备案后，由医疗机构按照规定进行处理。

第三章 医疗事故的技术鉴定

第二十条 卫生行政部门接到医疗机构关于重大医疗过失行为的报告或者医疗事故争议当事人要求处理医疗事故争议的申请后，对需要进行医疗事故技术鉴定的，应当交由负责医疗事故技术鉴定工作的医学会组织鉴定；医患双方协商解决医疗事故争议，需要进行医疗事故技术鉴定的，由双方当事人共同委托负责医疗事故技术鉴定工作的医学会组织鉴定。

第二十一条 设区的市级地方医学会和省、自治区、直辖市直接管辖的县（市）地方医学会负责组织首次医疗事故技术鉴定工作。省、自治区、直辖市地方医学会负责组织再次鉴定工作。

必要时，中华医学会可以组织疑难、复杂并在全国有重大影响的医疗事故争议的技术鉴定工作。

第二十二条 当事人对首次医疗事故技术鉴定结论不服的，可以自收到首次鉴定结论之日起15日内向医疗机构所在地卫生行政部门提出再次鉴定的申请。

第二十三条 负责组织医疗事故技术鉴定工作的医学会应当建立专家库。

专家库由具备下列条件的医疗卫生专业技术人员组成：

（一）有良好的业务素质和执业品德；

（二）受聘于医疗卫生机构或者医学教学、科研机构并担任相应专业高级技术职务3年以上。

符合前款第（一）项规定条件并具备高级技术任职资格的法医可以受聘进入专家库。

负责组织医疗事故技术鉴定工作的医学会依照本条例规定聘请医疗卫生专业技术人员和法医进入专家库，可以不受行政区域的限制。

第二十四条 医疗事故技术鉴定，由负责组织医疗事故技术鉴定工作的医学会组织专家鉴定组进行。

参加医疗事故技术鉴定的相关专业的专家，由医患双方在医学会主持下从专家库中随机抽取。在特殊情况下，医学会根据医疗事故技术鉴定工作的需要，可以组织医患双方在其他医学会建立的专家库中随机抽取相关专业的专家参加鉴定或者函件咨询。

符合本条例第二十三条规定条件的医疗卫生专业技术人员和法医有义务受聘进入专家库，并承担医疗事故技术鉴定工作。

第二十五条 专家鉴定组进行医疗事故技术鉴定，实行合议制。专家鉴定组人数为单数，涉及的主要学科的专家一般不得少于鉴定组成员的二分之一；涉及死因、伤残等级鉴定的，并应当从专家库中随机抽取法医参加专家鉴定组。

第二十六条 专家鉴定组成员有下列情形之一的，应当回避，当事人也可以以口头或者书面的方式申请其回避：

（一）是医疗事故争议当事人或者当事人的近亲属的；

（二）与医疗事故争议有利害关系的；

（三）与医疗事故争议当事人有其他关系，可能影响公正鉴定的。

第二十七条 专家鉴定组依照医疗卫生管理法律、行政法规、部门规章和诊疗护理规范、常规，运用医学科学原理和专业知识，独立进行医疗事故技术鉴定，对医疗事故进行鉴别和判定，为处理医疗事故争议提供医学依据。

任何单位或者个人不得干扰医疗事故技术鉴定工作，不得威胁、利诱、辱骂、殴打专家鉴定组成员。

专家鉴定组成员不得接受双方当事人的财物或者其他利益。

第二十八条 负责组织医疗事故技术鉴定工作的医学会应当自受理医疗事故技术鉴定之日起5日内通知医疗事故争议双方当事人提交进行医疗事故技术鉴定所需的材料。

当事人应当自收到医学会的通知之日起10日内提交有关医疗事故技术鉴定的材料、书面陈述及答辩。医疗机构提交的有关医疗事故技术鉴定的材料应当包括下列内容：

（一）住院患者的病程记录、死亡病例讨论记录、疑难病例讨论记录、会诊意见、上级医师查房记录等病历资料原件；

（二）住院患者的住院志、体温单、医嘱单、化验单（检验报告）、医学影像检查资料、特殊检查同意书、手术同意书、手术及麻醉记录单、病理资料、护理记录等病历资料原件；

（三）抢救急危患者，在规定时间内补记的病历资料原件；

（四）封存保留的输液、注射用物品和血液、药物等实物，或者依法具有检验资格的检验机构对这些物品、实物作出的检验报告；

（五）与医疗事故技术鉴定有关的其他材料。

在医疗机构建有病历档案的门诊、急诊患者，其病历资料由医疗机构提供；没有在医疗机构建立病历档案的，由患者提供。

医患双方应当依照本条例的规定提交相关材料。医疗机构无正当理由未依照本条例的规定如实提供相关材料，导致医疗事故技术鉴定不能进行的，应当承担责任。

第二十九条 负责组织医疗事故技术鉴定工作的医学会应当自接到当事人提交的有关医疗事故技术鉴定的材料、书面陈述及答辩之日起45日内组织鉴定并出具医疗事故技术鉴定书。

负责组织医疗事故技术鉴定工作的医学会可以向双方当事人调查取证。

第三十条 专家鉴定组应当认真审查双方当事人提交的材料，听取双方当事人的陈述及答辩并进行核实。

双方当事人应当按照本条例的规定如实提交进行医疗事故技术鉴定所需要的材料，并积极配合调查。当事人任何一方不予配合，影响医疗事故技术鉴定的，由不予配合的一方承担责任。

第三十一条 专家鉴定组应当在事实清楚、证据确凿的基础上，综合分析患者的病情和个体差异，作出鉴定结论，并制作医疗事故技术鉴定书。鉴定结论以专家鉴定组成员的过半数通过。鉴定过程应当如实记载。

医疗事故技术鉴定书应当包括下列主要内容：

（一）双方当事人的基本情况及要求；

（二）当事人提交的材料和负责组织医疗事故技术鉴定工作的医学会的调查材料；

（三）对鉴定过程的说明；

（四）医疗行为是否违反医疗卫生管理法律、行政法规、部门规章和诊疗护理规范、常规；

（五）医疗过失行为与人身损害后果之间是否存在因果关系；

（六）医疗过失行为在医疗事故损害后果中的责任程度；

（七）医疗事故等级；

（八）对医疗事故患者的医疗护理医学建议。

第三十二条 医疗事故技术鉴定办法由国务院卫生行政部门制定。

第三十三条 有下列情形之一的，不属于医疗事故：

（一）在紧急情况下为抢救垂危患者生命而采取紧急医学措施造成不良后果的；

（二）在医疗活动中由于患者病情异常或者患者体质特殊而发生医疗意外的；

（三）在现有医学科学技术条件下，发生无法预料或者不能防范的不良后果的；

（四）无过错输血感染造成不良后果的；

（五）因患方原因延误诊疗导致不良后果的；

（六）因不可抗力造成不良后果的。

第三十四条 医疗事故技术鉴定，可以收取鉴定费用。经鉴定，属于医疗事故的，鉴定费用由医疗机构支付；不属于医疗事故的，鉴定费用由提出医疗事故处理申请的一方支付。鉴定费用标准由省、自治区、直辖市人民政府价格主管部门会同同级财政部门、卫生行政部门规定。

第四章　医疗事故的行政处理与监督

第三十五条 卫生行政部门应当依照本条例和有关法律、行政法规、部门规章的规定，对发生医疗事故的医疗机构和医务人员作出行政处理。

第三十六条 卫生行政部门接到医疗机构关于重大医疗过失行为的报告后，除责令医疗机构及时采取必要的医疗救治措施，防止损害后果扩大外，应当组织调查，判定是否属于医疗事故；对不能判定是否属于医疗事故的，应当依照本条例的有关规定交由负责医疗事故技术鉴定工作的医学会组织鉴定。

第三十七条 发生医疗事故争议，当事人申请卫生行政部门处理的，应当提出书面申请。申请书应当载明申请人的基本情况、有关事实、具体请求及理由等。

当事人自知道或者应当知道其身体健康受到损害之日起1年内，可以向卫生行政部门提出医疗事故争议处理申请。

第三十八条 发生医疗事故争议，当事人申请卫生行政部门处理的，由医疗机构所在地的县级人民政府卫生行政部门受理。医疗机构所在地是直辖市的，由医疗机构所在地的区、县人民政府卫生行政部门受理。

有下列情形之一的，县级人民政府卫生行政部门应当自接到医疗机构的报告或者当事人提出医疗事故争议处理申请之日起7日内移送上一级人民政府卫生行政部门处理：

（一）患者死亡；

（二）可能为二级以上的医疗事故；

（三）国务院卫生行政部门和省、自治区、直辖市人民政府卫生行政部门规定的其他情形。

第三十九条 卫生行政部门应当自收到医疗事故争议处理申请之日起10日内进行审查，作出是否受理的决定。对符合本条例规定，予以受理，需要进行医疗事故技术鉴定的，应当自作出受理决定之日起5日内将有关材料交由负责医疗事故技术鉴定工作的医学会组织鉴定并书面通知申请人；对不符合本条例规定，不予受理的，应当书面通知申请人并说明理由。

当事人对首次医疗事故技术鉴定结论有异议，申请再次鉴定的，卫生行政部门应当自收到申请之日起7日内交由省、自治区、直辖市地方医学会组织再次鉴定。

第四十条 当事人既向卫生行政部门提出医疗事故争议处理申请，又向人民法院提起诉讼的，卫生行政部门不予受理；卫生行政部门已经受理的，应当终止处理。

第四十一条 卫生行政部门收到负责组织医疗事故技术鉴定工作的医学会出具的医疗事故技术鉴定书后，应当对参加鉴定的人员资格和专业类别、鉴定程序进行审核；必要时，可以组织调查，听取医疗事故争议双方当事人的意见。

第四十二条 卫生行政部门经审核，对符合本条例规定作出的医疗事故技术鉴定结论，应当作为对发生医疗事故的医疗机构和医务人员作出行政处理以及进行医疗事故赔偿调解的依据；经审核，发现医疗事故技术鉴定不符合本条例规定的，应当要求重新鉴定。

第四十三条 医疗事故争议由双方当事人自行协商解决的，医疗机构应当自协商解决之日起7日内向所在地卫生行政部门作出书面报告，并附具协议书。

第四十四条 医疗事故争议经人民法院调解或者判决解决的，医疗机构应当自收到生效的人民法院的调解书或者判决书之日起7日内向所在地卫生行政部门作出书面报告，并附具调解书或者判决书。

第四十五条 县级以上地方人民政府卫生行政部门应当按照规定逐级将当地发生的医疗事故以及依法对发生医疗事故的医疗机构和医务人员作出行政处理的情况，上报国务院卫生行政部门。

第五章 医疗事故的赔偿

第四十六条 发生医疗事故的赔偿等民事责任争议，医患双方可以协商解决；不愿意协商或者协商不成的，当事人可以向卫生行政部门提出调解申请，也可以直接向人民法院提起民事诉讼。

第四十七条 双方当事人协商解决医疗事故的赔偿等民事责任争议的，应当制作协议书。协议书应当载明双方当事人的基本情况和医疗事故的原因、双方当事人共同认定的医疗事故等级以及协商确定的赔偿数额等，并由双方当事人在协议书上签名。

第四十八条 已确定为医疗事故的，卫生行政部门应医疗事故争议双方当事人请求，可以进行医疗事故赔偿调解。调解时，应当遵循当事人双方自愿原则，并应当依据本条例的规定计算赔偿数额。

经调解，双方当事人就赔偿数额达成协议的，制作调解书，双方当事人应当履行；调解不成或者经调解达成协议后一方反悔的，卫生行政部门不再调解。

第四十九条 医疗事故赔偿，应当考虑下列因素，确定具体赔偿数额：

（一）医疗事故等级；

（二）医疗过失行为在医疗事故损害后果中的责任程度；

（三）医疗事故损害后果与患者原有疾病状况之间的关系。

不属于医疗事故的，医疗机构不承担赔偿责任。

第五十条 医疗事故赔偿，按照下列项目和标准计算：

（一）医疗费：按照医疗事故对患者造成的人身损害进行治疗所发生的医疗费用计算，凭据支付，但不包括原发病医疗费用。结案后确实需要继续治疗的，按照基本医疗费用支付。

（二）误工费：患者有固定收入的，按照本人因误工减少的固定收入计算，对收入高于医疗事故发生地上一年度职工年平均工资 3 倍以上的，按照 3 倍计算；无固定收入的，按照医疗事故发生地上一年度职工年平均工资计算。

（三）住院伙食补助费：按照医疗事故发生地国家机关一般工作人员的出差伙食补助标准计算。

（四）陪护费：患者住院期间需要专人陪护的，按照医疗事故发生地上一年度职工年平均工资计算。

（五）残疾生活补助费：根据伤残等级，按照医疗事故发生地居民年平均生活费计算，自定残之月起最长赔偿 30 年；但是，60 周岁以上的，不超过 15 年；70 周岁以上的，不超过 5 年。

（六）残疾用具费：因残疾需要配置补偿功能器具的，凭医疗机构证明，按照普及型器具的费用计算。

（七）丧葬费：按照医疗事故发生地规定的丧葬费补助标准计算。

（八）被扶养人生活费：以死者生前或者残疾者丧失劳动能力前实际扶养且没有劳动能力的人为限，按照其户籍所在地或者居所地居民最低生活保障标准计算。对不满 16 周岁的，扶养到 16 周岁。对年满 16 周岁但无劳动能力的，扶养 20 年；但是，60 周岁以上的，不超过 15 年；70 周岁以上的，不超过 5 年。

（九）交通费：按照患者实际必需的交通费用计算，凭据支付。

（十）住宿费：按照医疗事故发生地国家机关一般工作人员的出差住宿补助标准计算，凭据支付。

（十一）精神损害抚慰金：按照医疗事故发生地居民年平均生活费计算。造成患者死亡的，赔偿年限最长不超过 6 年；造成患者残疾的，赔偿年限最长不超过 3 年。

第五十一条 参加医疗事故处理的患者近亲属所需交通费、误工费、住宿费，参照本条例第五十条的有关规定计算，计算费用的人数不超过 2 人。

医疗事故造成患者死亡的，参加丧葬活动的患者的配偶和直系亲属所需交通费、误工费、住宿费，参照本条例第五十条的有关规定计算，计算费用的人数不超过 2 人。

第五十二条 医疗事故赔偿费用，实行一次性结算，由承担医疗事故责任的医疗机构支付。

第六章 罚 则

第五十三条 卫生行政部门的工作人员在处理医疗事故过程中违反本条例的规定，利用职务上的便利收受他人财物或者其他利益，滥用职权，玩忽职守，或者发现违法行为不予查处，造成严重后果的，依照刑法关于受贿罪、滥用职权罪、玩忽职守罪或者其他有关罪的规定，依法追究刑事责任；尚不够刑事处罚的，依法给予降级或者撤职的行政处分。

第五十四条 卫生行政部门违反本条例的规定，有下列情形之一的，由上级卫生行政部门给予警告并责令限期改正；情节严重的，对负有责任的主管人员和其他直接责任人员依法给予行政处分：

（一）接到医疗机构关于重大医疗过失行为的报告后，未及时组织调查的；

（二）接到医疗事故争议处理申请后，未在规定时间内审查或者移送上一级人民政府卫生行政部门处理的；

（三）未将应当进行医疗事故技术鉴定的重大医疗过失行为或者医疗事故争议移交医学会组织鉴定的；

（四）未按照规定逐级将当地发生的医疗事故以及依法对发生医疗事故的医疗机构和医务人员的行政处理情况上报的；

（五）未依照本条例规定审核医疗事故技术鉴定书的。

第五十五条 医疗机构发生医疗事故的，由卫生行政部门根据医疗事故等级和情节，给予警告；情节严重的，责令限期停业整顿直至由原发证部门吊销执业许可证，对负有责任的医务人员依照刑法关于医疗事故罪的规定，依法追究刑事责任；尚不够刑事处罚的，依法给予行政处分或者纪律处分。

对发生医疗事故的有关医务人员，除依照前款处罚外，卫生行政部门并可以责令暂停6个月以上1年以下执业活动；情节严重的，吊销其执业证书。

第五十六条 医疗机构违反本条例的规定，有下列情形之一的，由卫生行政部门责令改正；情节严重的，对负有责任的主管人员和其他直接责任人员依法给予行政处分或者纪律处分：

（一）未如实告知患者病情、医疗措施和医疗风险的；

（二）没有正当理由，拒绝为患者提供复印或者复制病历资料服务的；

（三）未按照国务院卫生行政部门规定的要求书写和妥善保管病历资料的；

（四）未在规定时间内补记抢救工作病历内容的；

（五）未按照本条例的规定封存、保管和启封病历资料和实物的；

（六）未设置医疗服务质量监控部门或者配备专（兼）职人员的；

（七）未制定有关医疗事故防范和处理预案的；

（八）未在规定时间内向卫生行政部门报告重大医疗过失行为的；

（九）未按照本条例的规定向卫生行政部门报告医疗事故的；

（十）未按照规定进行尸检和保存、处理尸体的。

第五十七条 参加医疗事故技术鉴定工作的人员违反本条例的规定，接受申请鉴定双方或者一方当事人的财物或者其他利益，出具虚假医疗事故技术鉴定书，造成严重后果的，依照刑法关于受贿罪的规定，依法追究刑事责任；尚不够刑事处罚的，由原发证部门吊销其执业证书或者资格证书。

第五十八条 医疗机构或者其他有关机构违反本条例的规定，有下列情形之一的，由卫生行政部门责令改正，给予警告；对负有责任的主管人员和其他直接责任人员依法给予行政处分或者纪律处分；情节严重的，由原发证部门吊销其执业证书或者资格证书：

（一）承担尸检任务的机构没有正当理由，拒绝进行尸检的；

（二）涂改、伪造、隐匿、销毁病历资料的。

第五十九条 以医疗事故为由，寻衅滋事、抢夺病历资料，扰乱医疗机构正常医疗秩序和医疗事故技术鉴定工作，依照刑法关于扰乱社会秩序罪的规定，依法追究刑事责任；尚不够刑事处罚的，依法给予治安管理处罚。

第七章 附 则

第六十条 本条例所称医疗机构，是指依照《医疗机构管理条例》的规定取得《医疗机构执业许可证》的机构。

县级以上城市从事计划生育技术服务的机构依照《计划生育技术服务管理条例》的规定开展与计划生育有关的临床医疗服务，发生的计划生育技术服务事故，依照本条例的有关规定处理；但是，其中不属于医疗机构的县级以上城市从事计划生育技术服务的机构发生的计划生育技术服务事故，由计划生育行政部门行使依照本条例有关规定由卫生行政部门承担的受理、交由负责医疗事故技术鉴定工作的医学会组织鉴定和赔偿调解的职能；对发生计划生育技术服务事故的该机构及其有关责任人员，依法进行处理。

第六十一条 非法行医，造成患者人身损害，不属于医疗事故，触犯刑律的，依法追究刑事责任；有关赔偿，由受害人直接向人民法院提起诉讼。

第六十二条 军队医疗机构的医疗事故处理办法，由中国人民解放军卫生主管部门会同国务院卫生行政部门依据本条例制定。

第六十三条 本条例自2002年9月1日起施行。1987年6月29日国务院发布的《医疗事故处理办法》同时废止。本条例施行前已经处理结案的医疗事故争议，不再重新处理。

附录三 《医院管理评价指南（2008版）》

（卫医发［2008］27号）

为加强医院管理，科学、客观、准确地评价医院管理，指导医院强化内涵建设，坚持“以病人为中心”，提高管理水平，持续改进医疗质量，保障医疗安全，改善医疗服务，控制医疗费用，为人民群众提供安全、有效、方便、价廉的医疗卫生服务，根据医疗卫生管理法律、法规、规章，制定本指南。

一、医院管理

（一）依法执业。

1．严格执行医疗卫生管理法律、法规、规章、诊疗护理规范。

2．严格按照卫生行政部门核定的诊疗科目执业，医院及科室命名规范。

3．不使用非卫生技术人员从事诊疗活动。

4．专业技术人员具备相应岗位的任职资格，不超范围执业。

5．按照规定申请医疗机构校验。

6．按照规定发布医疗广告。

（二）组织机构和管理。

1．医院管理组织机构设置合理，满足管理工作需要。

2．有完整的规章制度和岗位职责，并能及时修订完善，职工熟悉本岗位职责及相关规章制度。

3．实行院长负责制，建立科学决策机制，“三重一大”事项经集体讨论并按规定程序报批。院级领导把主要精力用于医院管理工作，推进医院管理职业化进程。

4．建立院、科两级管理责任制，院、科级领导了解和掌握国家有关医疗卫生管理法律、法规、规章及有关卫生政策，至少每两年接受一次专门的管理专业知识培训，不断提高科学管理水平。

5．制定年度工作计划和中、长期发展规划，内容包括学科建设和人才梯队建设，并组织实施。

（三）人力资源管理。

1．有适宜的人力资源配置方案，落实岗位职务聘任制，卫生专业技术人员学历和专业结构合理，满足医院功能任务和管理的需要。

2．建立卫生专业技术人员准入、考核、评价体系，落实医师考核办法，建立专业技术档案。

3．建立卫生专业技术人员岗前培训、继续教育和梯队建设制度并组织实施。

4．加强重点学科建设和人才培养，建立学科带头人选拔机制。

5．建立激励和奖惩制度，完善医院奖金分配综合目标考核机制，实行按岗位、工作量、服务质量和工作绩效取酬的分配机制。

（四）应急管理。

1．有突发事件（突发公共卫生事件、灾害事故等）应急预案并组织演练。

2．承担突发事件紧急医疗救援任务。

3．及时、妥善处理医院突发事件。

（五）信息系统。

1．医院信息系统符合《医院信息系统基本功能规范》，满足医院管理和临床工作需要。

2．信息系统运行稳定、安全和高效，可连续、系统、准确收集、整理、分析和反馈医院管理和医疗质量控制等所需要的信息，能够与其他医疗机构、卫生行政部门及相关部门实现信息共享。

3．严格执行保密制度，实行信息系统操作权限分级管理，保障网络安全，保护患者隐私。

（六）财务与价格管理。

1．贯彻落实《会计法》、《预算法》、《审计法》、《医院会计制度》和《医院财务制度》等相关规定，只设置一个财务管理部门，集中统一规范财务管理，加强预算管理和内部审计，医院、部门、科室无账外账和“小金库”。

2．建立规范的经济活动决策机制和程序，实行重大经济事项领导负责制和责任追究制。

3．实行医院成本核算，降低运行成本。控制医院资产负债率，保障国有资产安全。

4．无科室承包，医务人员收入分配不与医疗服务收入直接挂钩。

5．按照《价格法》等有关价格政策，严格执行医疗服务收费和药品价格。无国家规定之外收费项目，无分解项目、比照项目收费和重复收费。

6．执行国家药品、高值耗材集中招标采购政策和价格政策规定。

7．实行医疗服务价格公示制度，向社会公开收费项目和标准，采取价格查询、费用日清等措施，提高收费透明度。及时答复患者的费用查询，处理价格投诉。

8．费用结算方式便捷。

（七）后勤保障管理。

1．有适宜的后勤保障管理组织、规章制度与人员岗位职责。后勤保障服务能够坚持“以病人为中心”的服务理念，满足医疗服务流程需要。

2．水、电、气、物资供应等后勤保障满足医院运行需要。

3．为员工提供餐饮服务，为患者提供营养膳食指导，提供营养配餐和治疗饮食，满足患者治疗需要，保障饮食卫生安全。

4．医疗废物和污水管理和处置符合规定。

5．安全保卫组织健全，制度完善，人员、设备、设施满足要求。

（八）医疗仪器设备管理。

1．有适宜的医疗仪器设备管理保障组织、规章制度与人员岗位职责。

2．建立健全设备、设施论证、招标、采购、保养、维修、更新和应用分析制度。

3．按照《大型医用设备配置与使用管理办法》的规定，合理配置使用甲、乙类大型医疗设备。

4．有保障设备处于完好状态的制度与规范，急救生命支持系统仪器设备保持待用状态，建立全院应急调配机制。

（九）院务公开管理。

1．建立院务公开的领导体制和工作机制，落实院务公开的领导和组织实施工作。

2．动员广大职工充分行使民主权力，积极参与院务公开。

3．院务公开内容符合规定。

4．院务公开形式体现便利、快捷、有效的原则。

二、医疗质量管理与持续改进

（一）医疗质量管理组织。

1．建立院、科两级医疗质量管理组织，院长为医疗质量管理第一责任人，定期专题研究医疗质量和医疗安全工作，科主任全面负责科室医疗质量管理工作。

2．医疗质量管理职能部门组织实施全面医疗质量管理，指导、监督、检查、考核和评价医疗质量管理工作，严格监管记录，定期分析，及时反馈，落实整改。建立多部门医疗质量管理协调机制。

3．建立医疗质量管理组织，包括医疗质量管理委员会、伦理委员会、药事管理委员会、医院感染管理委员会、病案管理委员会、输血管理委员会和护理质量管理委员会等，定期研究医疗质量管理等相关问题。

（二）全程医疗质量与安全管理和持续改进。

1．制定医疗质量与安全管理和持续改进方案并组织实施。

2．定期进行全员医疗质量和安全教育，牢固树立医疗质量和安全意识，提高全员医疗质量管理与改进的意识和参与能力。

3．强化“基础理论、基本知识、基本技能”培训，严格执行诊疗技术操作规范，遵循诊疗常规。

4．认真执行医疗质量和医疗安全的核心制度，包括首诊负责制度、三级医师查房制度、疑难病例讨论制度、会诊制度、危重患者抢救制度、手术分级制度、术前讨论制度、死亡病例讨论制度、分级护理制度、查对制度、病历书写基本规范与管理制度、交接班制度、临床用血审核制度等。实行医疗质量责任追究制。

5．完善各类会诊制度，医师外出会诊严格执行《医师外出会诊管理暂行规定》。

6．建立医疗风险防范、控制和追溯机制，按规定报告医疗不良事件，不隐瞒和漏报。

（三）医疗技术管理。

1．医疗技术服务与功能和任务相适应，符合诊疗科目范围，符合医学伦理原则，技术应用保障安全、有效。

2．医疗技术管理符合规定，建立健全医疗技术和人员资质准入、分级管理、监督评价和档案管理制度。

3．建立医疗技术风险预警机制，制定和完善医疗技术损害处置预案，并组织实施。对新开展医疗技术的安全、质量、疗效、费用等情况进行全程追踪管理和评价，及时发现医疗技术风险，采取相应措施，降低风险。

4．科研项目的医疗技术符合法律、法规和医学伦理原则，按规定审批。在科研过程中，充分尊重患者的知情权和选择权，签署知情同意书，保护患者安全。

5．不应用未经批准或已经废止和淘汰的技术。

（四）主要专业部门医疗质量管理与持续改进。

1．非手术科室医疗质量管理与持续改进

（1）实行患者病情评估制度，遵循诊疗规范制定诊疗计划，并进行定期评估，根据患者病情变化和评估结果调整诊疗方案。

（2）加强运行病历的监控与管理，落实核心制度和规范要求，提高医疗质量，保障治疗安全、及时、有效、经济。

（3）落实三级医师负责制，加强护理管理。

（4）规范治疗，合理用药，严格执行《抗菌药物临床应用指导原则》及其他药物治疗指导原则、指南。

（5）有危重病人抢救流程，规范三级医师报告和职责，提高抢救成功率；严格并发症和医院感染事件报告制度，不瞒报和漏报。

（6）按手术诊疗管理有创诊疗操作。

（7）开展重点病种质量监控管理。

2．手术科室医疗质量管理与持续改进

（1）实行患者病情评估制度，遵循诊疗规范制定诊疗计划，并进行定期评估，根据患者病情变化和评估结果调整诊疗方案。

（2）实行手术资格准入、分级管理制度，重大手术报告、审批制度。

（3）加强围手术期质量控制，重点是术前讨论、手术适应症、风险评估、术前查对、操作规范、术后观察及并发症的预防与处理、医患沟通制度的落实。术前：诊断、手术适应症明确，术式选择合理，患者准备充分，与患者沟通并签署手术和麻醉同意书、输血同意书等，手术前查对无误。术中：手术操作规范，输血规范，意外处理措施果断、合理，术式改变等及时告知家属或委托人。术后：观察及时、严密，早期发现并发症并妥善处理。提高术前诊断与病理诊断相符率。

（4）麻醉工作程序规范，术前麻醉准备充分，麻醉意外处理及时，实施规范的麻醉复苏全程观察。

（5）加强运行病历的监控与管理，落实核心制度和规范要求，提高医疗质量，保障治疗安全、及时、有效、经济。

（6）落实三级医师负责制，加强护理管理。

（7）规范治疗，合理用药，严格执行《抗菌药物临床应用指导原则》及其他药物治疗指导原则、指南。

（8）有危重病人抢救流程，规范三级医师报告和职责，提高抢救成功率；严格并发症和医院感染事件报告制度，不瞒报和漏报。

（9）采取有效措施，缩短择期手术患者术前平均住院日。

3．门诊工作医疗质量管理与持续改进

（1）门诊布局合理，符合医院感染预防与控制要求。

（2）有分诊、导诊服务，落实首诊负责制和科间会诊制度。

（3）依据工作量及需求，合理配置专业技术人员，落实普通门诊、专科门诊、专家门诊职责，提高门诊确诊能力，保障门诊诊疗质量。

（4）规范门诊医疗文书，有书写质量监控措施。

（5）制定突发事件预警机制和处理预案，提高快速反应能力。

（6）开展多种形式的门诊诊疗服务，满足患者不同就医需要，方便患者就医。

（7）严格执行传染病预检分诊制度和报告制度。

4．急诊医疗质量管理与持续改进

（1）急诊科独立设置，急诊专业队伍稳定，人员相对固定，设备设施完备，布局合理，满足急诊工作需要，符合医院感染控制要求。

（2）急诊医务人员经过专业培训，能够胜任急诊工作，急诊抢救工作由主治医师以上（含主治医师）主持或指导，不断提高急危重症患者抢救成功率。

（3）急救设备、药品处于备用状态，急诊医护人员能够熟练、正确使用各种抢救设备，熟练掌握心肺复苏急救技术。

（4）加强急诊质量全程监控与管理，落实核心制度，尤其是首诊负责制和会诊制度，急诊服务及时、安全、便捷、有效，提高急诊分诊能力，建立急诊“绿色通道”，科间紧密协作。建立与医院功能任务相适应的重点病种（创伤、急性心肌梗死、心力衰竭、脑卒中等）急诊服务流程与规范，保障患者获得连贯医疗服务。

（5）加强急诊留观患者管理，提高需要住院治疗急诊患者的住院率，急诊留观时间平均不超过72小时。

（6）急诊抢救医疗文书书写规范、及时、完整。

（7）医患沟通充分。

5．重症监护病房医疗质量管理与持续改进

（1）重症监护病房布局合理，人员、设备、设施配备与其功能、任务相适应，科间紧密协作，保障诊疗工作需要。

（2）建立健全重症监护病房质量管理制度，并组织实施。

（3）医务人员实行岗位准入管理，强化理论和技能培训，提高业务水平。

（4）严格执行患者入、出重症监护病房标准。

（5）加强重症监护病房医院感染管理，严格执行手卫生规范及MRSA等特殊感染病人的隔离。对呼吸机相关性肺炎、血管内导管所致血行感染、留置导尿管所致感染实行监控。

（6）加强运行病历监控与管理，落实核心制度和岗位职责，规范全程管理，严密观察、及时处理患者病情变化，提高危重患者抢救成功率。

6．感染性疾病科管理

（1）感染性疾病科建设符合规定，严格执行门诊患者预检分诊制度。

（2）严格执行《传染病防治法》及相关法律、法规、规章和规范。建立健全规章制度并组织实施，有效预防和控制传染病的传播和医源性感染。

（3）有专门部门或人员负责传染病疫情报告工作，并按照规定进行网络直报。

（4）定期对工作人员进行传染病防治知识和技能的培训。

7．临床检验质量管理与持续改进

（1）贯彻落实《病原微生物实验室生物安全管理条例》、《医疗机构临床实验室管理办法》等有关规定。临床实验室集中设置，统一管理，资源共享。实验室管理统一标准，统一质控，保证质量。

（2）临床实验室布局与流程安全、合理，符合医院感染控制和生物安全要求。

（3）开展检验项目符合卫生行政部门公布的目录，不开展淘汰和未经批准的项目。特殊实验室取得审批许可。

（4）临床检验项目满足临床需要，并能提供24小时急诊检验服务，实施“危急值报告”制度。

（5）落实全面质量管理与改进制度，按照规定开展室内质控、参加室间质评。对床旁检验项目按规定进行严格比对和质量控制。

（6）检验报告及时、准确、规范，严格审核制度。

（7）遵守检验项目和检测仪器操作规程，定期校准检测系统，并及时淘汰经检定不合格的设备与试剂。不使用未经批准的设备与试剂。

（8）患者、医师与护理人员对检验部门服务满意。

8．病理质量管理与持续改进

（1）病理部门布局、设施、设备、工作流程和人员结构合理，管理规范，满足临床工作需要。

（2）建立并执行病理质量管理制度，定期开展质量评价和改进工作，严格执行标本核对制度。

（3）病理报告及时、准确、规范，严格审核制度。

（4）提高冰冻切片与石蜡切片的诊断符合率。病理切片、蜡块保存符合规定。

（5）环境保护及人员防护符合规定。

（6）患者、医师与护理人员对病理部门服务满意。

9．医学影像质量管理与持续改进

（1）贯彻落实《放射性同位素与射线装置安全和防护条例》、《放射诊疗管理规定》等相关法律、法规和规章，依法取得《放射诊疗许可证》、《大型医用设备配置许可证》等。

（2）专业设置、人员配备及其设备、设施符合医院功能任务要求，满足临床需要，能提供24小时急诊检查服务。

（3）执行技术操作规范，实行质量控制，开展临床随访，定期进行质量评价。

（4）保证医学影像资料质量，报告及时、准确、规范，严格审核制度。

（5）环境保护、操作人员与患者个人防护达到标准要求。

（6）患者、医师与护理人员对医学影像部门服务满意。

10．药事质量管理与持续改进

（1）贯彻落实《药品管理法》、《医疗机构药事管理暂行规定》、《处方管理办法》、《抗菌药物临床应用指导原则》、《麻醉药品临床应用指导原则》和《精神药品临床应用指导原则》等有关法律、法规和规范。

（2）药学部门布局、设施和工作流程合理，管理规范，能为患者提供安全、及时、有效的药学服务。

（3）建立突发事件药品供应与药事管理机制。

（4）建立"以病人为中心"的药学管理工作模式，开展以合理用药为核心的临床药学工作。制定、落实药事质量管理规范、考核办法并持续改进。

（5）建立临床药师制，开展临床药学工作。健全临床用药的监督、指导、评价制度，开展药物安全性监测、药物不良反应与药害事件的监测和报告、抗菌药物临床应用监测，协助做好细菌耐药监测。提供合理用药咨询服务，积极推广个体化给药方案。

（6）加强处方管理，落实处方点评制度，提高处方质量，保障合理用药。

（7）加强特殊药品的管理，包括毒性药品、麻醉药品、精神药品、放射药品的购置、使用与安全保管。

（8）不使用非药学专业技术人员从事药学技术工作，不使用无批号、过期、变质、失效药品，不生产、销售、使用未经批准的制剂。

（9）患者、医师与护理人员对药学部门服务满意。

11．输血质量管理与持续改进

（1）落实《献血法》和《医疗机构临床用血管理办法（试行）》、《临床输血技术规范》等有关法律和规范。

（2）设立输血科，具备为临床提供24小时配血、供血服务的能力，满足临床需要，无非法自采供血。

（3）建立输血质量全程监控，严格掌握输血适应症，科学、合理用血。

（4）制定、实施控制输血感染的方案，严格执行输血技术操作规范。

（5）落实临床用血申请、登记制度，履行用血报批手续，执行输血前检验和核对制度。完善输血反应及输血感染疾病的登记、报告和调查处理制度。

12．医院感染管理与持续改进

（1）根据国家有关的法律、法规，按照《医院感染管理办法》要求，制定并落实医院感染管理的各项规章制度。

（2）根据《医院感染管理办法》要求和医院功能任务，建立完善的医院感染管理组织体系。

（3）医院感染管理部门实行目标管理责任制，职责明确。

（4）医院的建筑布局、设施和工作流程符合医院感染控制要求。

（5）落实医院感染的病例监测、消毒灭菌监测、必要的环境卫生学监测和医院感染报告制度。

（6）加强对医院感染控制重点部门的管理，包括感染性疾病科、口腔科、手术室、重症监护室、新生儿病房、产房、内窥镜室、血液透析室、导管室、临床检验部门和消毒供应室等。

（7）加强对医院感染控制重点项目的管理，包括呼吸机相关性肺炎、血管内导管所致血行感染、留置导尿管所致尿路感染、手术部位感染、透析相关感染等。

（8）医务人员严格执行无菌技术操作、消毒隔离工作制度、手卫生规范、职业暴露防护制度。

（9）对消毒药械和一次性使用医疗器械、器具相关证明进行审核，按规定可以重复使用的医疗器械，实施严格的清洗、消毒或者灭菌，并进行效果监测。

（10）开展耐药菌株监测，指导合理选用抗菌药物。协助抗菌药物临床应用监测与管理。

（11）加强卫生安全防护工作，保障职工安全。

13．病案质量管理与持续改进

（1）贯彻落实《医疗事故处理条例》、《病历书写基本规范（试行）》和《医疗机构病历管理规定》等有关法规、规范。

（2）医疗文书书写真实、客观、及时、准确、完整、规范。

（3）建立、健全病历全程质量监控、评价、反馈制度，重点加强运行病历的实时监控与管理，提高病历质量。

（4）建立病案管理制度并组织落实，病案保存时限符合规定。

（5）严格执行借阅、复印或复制病历资料制度，按规定保护患者隐私。

14．介入诊疗质量管理与持续改进

（1）严格执行《心血管疾病介入诊疗技术管理规范》，依法取得相应资质。

（2）专业设置、人员配备及其设备、设施符合医院功能任务要求，满足临床需要，能提供 24 小时诊疗服务。

（3）严格执行技术操作规范，实行科学的质量控制标准，开展临床随访，定期进行质量评价。

（4）因病施治，合理治疗，严格掌握介入诊疗技术的适应症。

（5）建立介入诊疗器材登记制度，保证器材来源可追溯。不违规重复使用一次性介入诊疗器材。

（6）环境保护与个人防护达到标准。

15．血液净化质量管理与持续改进

（1）专业设置、人员配备及其设备、设施符合医院功能任务要求，布局合理。

（2）有质量管理制度落实措施保障安全。

（3）严格执行医院感染管理制度与程序，有完整的监测记录与应急管理预案。

（4）血液透析机与水处理设备符合要求。

（5）透析液的配制符合要求，透析用水化学污染物、透析液细菌及内毒素检测达标。

（五）护理质量管理与持续改进。

1．护理管理组织

（1）严格按照《护士条例》规定实施护理管理工作。制定健全的护理工作制度、岗位职责、护理常规、操作规程等，并保证实施。

（2）根据医院的功能任务建立完善的护理管理组织体系。

（3）护理管理部门实行目标管理责任制，职责明确。

（4）护理管理部门结合医院实际情况，制定护理工作制度，并有相应的监督与协调机制。

2．护理人力资源管理

（1）有明确的护士管理规定，有护士的岗位职责、技术能力要求和工作标准。

（2）对各级各类护士的资质、各岗位的技术能力有明确要求，同工同酬。

（3）对各护理单元护士的配置有明确的原则与标准，确保护理质量与患者安全，病房护士与床位比至少达到 0.4：1，重症监护室护士与床位比达到 2.5 － 3：1，医院护士总数至少达到卫生技术人员的50%。

（4）有紧急状态下对护理人力资源调配的预案。

（5）制定并实施各级各类护士的在职培训计划。

3．有护理质量考核标准、考核办法和持续改进方案。有基础护理、专科护理质量评价标准，并建立可追溯机制；定期与不定期对护理质量标准进行效果评价；按照《病历书写基本规范（试行）》书写护理文件，定期质量评价；有重点护理环节的管理、应急预案与处理程序；护理工作流程符合医院感染控制要求。

4．临床护理管理

（1）体现人性化服务，落实患者知情同意与隐私保护，提供心理护理服务。

（2）基础护理与等级护理措施到位。

（3）护士对住院患者的用药、治疗提供规范服务。

（4）对围手术期护理患者有规范的术前访视和术后支持服务制度与程序。

（5）提供适宜的康复和健康指导。

（6）各种医技检查的护理措施到位。

（7）密切观察患者病情变化，根据要求正确记录。

5．危重症患者护理管理

（1）对危重患者有护理常规，措施具体，记录规范完整。

（2）护理管理部门对急诊科、重症监护病房、手术室、血液净化等部门进行重点管理，定期检查、改进。

（3）保障监护仪的有效使用。

（4）保障对危重患者实施安全的护理操作。

（5）保障呼吸机使用、管路消毒与灭菌的可靠性。

（6）建立与完善护理查房、护理会诊、护理病例讨论制度。

6．有护理差错报告和管理制度。主动报告护理不良事件；完善专项护理质量管理制度，如各类导管脱落、患者跌倒、压疮等；能够应用对护理不良事件评价的结果，改进相应的运行机制与工作流程、工作制度。

7．手术室与中心供应室的管理

（1）手术室与中心供应室工作流程合理，符合预防和控制医院感染的要求。

（2）制定并实施相关的工作制度、程序、操作常规。

（3）与临床保持良好的沟通机制，满足临床工作和住院患者的需要。

三、医院安全

（一）医疗服务安全。

1．开展全员医疗服务安全教育，提高医疗服务安全意识。

2．落实医疗服务安全监督、分析、评价和改进工作。

3．建立医疗纠纷防范和处置机制，及时妥善处理医疗纠纷。制定重大医疗安全事件、医疗事故防范预案和处理程序，按照规定报告重大医疗过失行为和医疗事故。

4．有防范非医疗因素引起的意外伤害事件的措施。

5．有明确的患者安全目标，并组织实施。

（二）建筑、设备、设施安全。

1．医院基本建设符合规划要求。

2．建筑符合《综合医院建筑设计规范》。建筑布局体现“以病人为中心”的服务理念，满足医疗服务流程需要。

3．设备、设施安全运行，防止漏电、漏气、漏水等。

4．消防通道畅通，无障碍物。消防设备齐全，标志醒目，专人管理，设有消防预警系统。有火灾事故的应急预案并定期演练。遇紧急状态时有与外界通讯联络的可靠方式和安全畅通的疏散路线。

5．具有双路供电系统和自备发电配送能力，保证手术室、导管室、产房、重症监护病房、急诊科、血液透析室、输血科（血库）等重点部门的用电需要。

（三）危险物品及要害部门安全。

1．建立医用放射性物质、剧毒试剂等危险物品的安全管理制度并认真落实。

2．有处理放射事故等意外事件的预案。

3．加强对放射科、检验科、医用氧舱、同位素室、氧气供应室、危险品仓库、配电室、压力容器及电梯等重要部门的安全管理。

四、医院服务

（一）维护患者合法权益。

1．充分发挥医学伦理委员会维护患者合法权益的作用。

2．尊重和维护患者的知情同意权、隐私权、选择权等。按照法律、法规、规章等有关规定，进行药品和医疗器械临床试验、手术、麻醉、输血以及特殊检查、特殊治疗等，取得患者书面知情同意。在医疗服务过程中，保护患者隐私。

3．建立并实施院务公开制度，按规定及时发布有关医疗服务信息。

4．建立并落实医患沟通制度，使用患者及其家属易于接受的方式和理解的语言。

5．公开患者投诉渠道和流程，及时、妥善处理投诉，对存在问题分析总结，落实整改。

6．尊重患者的民族风俗习惯及宗教信仰。

（二）服务行为和医德医风。

1．贯彻执行《医德考核办法》，尊重、关爱患者，主动、热情、周到、文明为患者服务。

2．有医德医风建设的制度、奖惩措施并认真落实。

3．医院及其工作人员不得通过职务便利谋取不正当利益。

4．严禁推诿、拒诊患者。

5．提供多层次的医疗护理服务，满足不同层次人员的医疗需求。

6．规范服务行为，保障医疗质量，不断提高患者和社会对医疗服务的满意度。

（三）服务环境和服务流程。

1．门诊有就诊咨询、导诊以及其他便民服务。

2．服务环境和设施清洁、舒适、温馨，服务标识规范、清楚、醒目。

3．入院与出院、诊断与治疗、转科与转院等连续性服务流程合理、便捷。

4．优化流程，简化环节。挂号、划价、收费、取药、采血等服务窗口的数量、布局合理，缩短患者等候时间。

5．采取有效措施，提高医技科室工作效率，缩短出具检验、检查报告时间。

五、医院绩效

（一）社会效益。

1．在医疗服务过程中，始终把社会效益放在首位，履行相应的社会责任和义务。

2．认真完成政府指令性任务，积极参加政府组织的社会公益性活动。完成卫生行政部门下达的城市医院支援农村和社区、支援边疆卫生工作、援外医疗等指令性任务。

3．根据医疗卫生管理法律、法规、规章，提供全面、连续的医疗服务，为下级医院转诊的急危重症患者和疑难病患者提供诊疗任务；为下级医疗机构提供技术指导，开展双向转诊。

4．履行公共卫生职能，开展健康教育、科普宣传，普及防病知识，开展重大疾病、传染病以及慢性非传染性疾病的防治工作。承担突发公共卫生事件和重大灾害事故紧急医疗救援任务。

5．承担教学、科研和人才培养工作。三级医院承担高等医学院校的临床教学和实习工作，开展毕业后教育和继续医学教育，建立医学人才分层次培养体系，多渠道培养高级临床医学人才；承担下级医院技术骨干的临床专业进修任务；承担国家级、省级科研课题。

（二）工作效率。

1．医院年门诊人次、急诊人次、急诊抢救人次、手术人次、入出院人次。

2．医师人均每日担负诊疗人次，医师年均出院人次，医师人均每日担负住院床日。

3．平均住院日、术前住院日、平均开放病床数、实际开放总床日数、实际占用总床日数、出院者占用总床日数、病床使用率、病床周转次数。

4．门诊患者人均医疗费用、门诊患者人均药品费用、住院患者人均医疗费用、住院患者人均药品费用、住院床日平均费用、门诊处方人均费用，与上年度的比较。

（三）经济运行状态。

1．药品收入及占医疗总收入的百分比，药品进销差价收入及占医疗总收入的百分比，与上年度的比较。

2．单价在2000元以上的一次性耗材收入占医疗收入的百分比。

3．医疗服务收入占业务收入的百分比及与上年度的比较。

4．百元业务收入的业务支出、每名职工平均业务收入、人员经费占业务支出比例。

5．资产负债率、固定资产净值率、固定资产增长率、净资产增长率、固定资产收益率、流动资产收益率。

6．流动比率和速动比率。

7．成本核算。

六、部分评价指标

（一）法定传染病报告率。

（二）重大医疗过失行为和医疗事故报告率。

（三）药品和医疗器械临床试验、手术、麻醉、特殊检查、特殊治疗患者告知率。

（四）完成政府指令性任务比例。

（五）入出院诊断符合率。

（六）手术前后诊断符合率。

（七）临床主要诊断、病理诊断符合率。

（八）CT检查阳性率（无此设备的不作要求）。

（九）MRI检查阳性率（无此设备的不作要求）。

（十）大型X光机检查阳性率（无此设备的不作要求）。

（十一）急危重症抢救成功率。

（十二）清洁手术切口甲级愈合率。

（十三）清洁手术切口感染率。

（十四）麻醉死亡率。

（十五）尸检率。

（十六）医院感染现患率。

（十七）医院感染现患调查实查率。

（十八）临床检验室内质控、室间质评项目及结果。

（十九）普通门诊具有主治医师以上专业技术职务任职资格的本院医师比例。
（二十）院内急诊会诊到位时间。
（二十一）急诊留观时间。
（二十二）急救物品完好率。
（二十三）病历合格率。
（二十四）处方合格率。
（二十五）成分输血比例与输血适应症合格率。
（二十六）医疗事故发生件数、等级、责任程度。
（二十七）挂号、划价、收费、取药、采血等服务窗口等候时间。
（二十八）检验、心电图、超声、影像常规检验检查项目自检查开始到出具结果时间。
（二十九）术中冰冻病理自送检到出具结果时间。
（三十）门诊患者中预约患者的比例。
（三十一）平均住院日。
（三十二）择期手术患者术前平均住院日。
（三十三）同一病例7日内再住院率。
（三十四）病床使用率。
（三十五）病床周转次数。
（三十六）药品收入占医疗收入比例。
（三十七）基础护理合格率。
（三十八）危重患者护理合格率。
（三十九）医疗器械消毒灭菌合格率。
（四十）病房床位与病房护士比例。
（四十一）医院资产负债率。
（四十二）职工对医院管理组织机构和领导工作满意度。
（四十三）患者、医师与护理人员对检验科服务满意度。
（四十四）患者、医师与护理人员对医学影像部门服务满意度。
（四十五）患者、医师与护理人员对药学部门服务满意度。
（四十六）患者、医务人员对医院后勤服务满意度。
（四十七）已出院患者对医疗服务满意度。

七、三级综合医院评价指标参考值

（一）法定传染病报告率100%。
（二）重大医疗过失行为和医疗事故报告率100%。
（三）药品和医疗器械临床试验、手术、麻醉、特殊检查、特殊治疗履行患者告知率100%。
（四）完成政府指令性任务比例100%。
（五）入出院诊断符合率≥95%。
（六）手术前后诊断符合率≥95%。
（七）临床主要诊断、病理诊断符合率≥60%。
（八）CT检查阳性率≥70%。
（九）MRI检查阳性率≥70%。
（十）大型X光机检查阳性率≥70%。
（十一）急危重症抢救成功率≥80%。
（十二）治愈好转率≥90%。

（十三）清洁手术切口甲级愈合率≥ 97%。

（十四）清洁手术切口感染率≤ 1.5%。

（十五）麻醉死亡率≤ 0.02%。

（十六）尸检率≥ 15%。

（十七）医院感染现患率≤ 10%。

（十八）医院感染现患调查实查率≥ 96%。

（十九）临床化学室间质评全年平均及格（VIS ≤ 120）。

（二十）血液学室间质评全年平均及格（改良偏离指数 DI ≤ 2）。

（二十一）免疫室间质评全年平均成绩在全国平均水平以上。

（二十二）细菌室间质评全年鉴定正确率≥ 80%。

（二十三）普通门诊具有副主任医师以上专业技术职务任职资格的本院医师比例≥ 60%。

（二十四）院内急会诊到位时间≤ 10 分钟。

（二十五）急诊留观时间≤ 48 小时。

（二十六）急救物品完好率 100%。

（二十七）合格病历率≥ 90%。

（二十八）处方合格率≥ 95%。

（二十九）开展成分输血比例≥ 85%。

（三十）输血适应症合格率≥ 90%。

（三十一）挂号、划价、收费、取药等服务窗口等候时间≤ 10 分钟。

（三十二）大型设备检查项目自开具检查报告申请单到出具检查结果时间≤ 48 小时。

（三十三）血、尿、便常规检验、心电图、影像常规检查项目自检查开始到出具结果时间≤ 30 分钟，生化、凝血、免疫等检验项目自检查开始到出具结果时间≤ 6 小时，细菌学等检验项目自检查开始到出具结果时间≤ 4 天。

（三十四）超声自检查开始到出具结果时间≤ 30 分钟。

（三十五）术中冰冻病理自送检到出具结果时间≤ 30 分钟。

（三十六）平均住院日≤ 15 天。

（三十七）择期手术患者术前平均住院日≤ 3 天。

（三十八）病床使用率 85—93%。

（三十九）病床周转次数≥ 19 次 / 年。

（四十）药品收入占医疗总收入比例≤ 45%。

（四十一）基础护理合格率≥ 90%。

（四十二）危重患者护理合格率≥ 90%。

（四十三）医疗器械消毒灭菌合格率 100%。

（四十四）全员开放病房床位与病房护士比例 1：0.4。

（四十五）住院医师规范化培训率 100%，培训合格率≥ 90%。

（四十六）职工对医院管理组织机构和领导工作满意度≥ 80%。

（四十七）患者、医师与护理人员对检验科服务满意度≥ 90%。

（四十八）患者、医师与护理人员对医学影像部门服务满意度≥ 90%。

（四十九）患者与医师、护理人员对药学部门服务满意度≥ 90%。

（五十）患者、医务人员对医院后勤服务满意度≥ 90%。

（五十一）已出院患者对医疗服务满意度≥ 90%。

注：部分评价指标计算方法及说明

病床使用率：指“实际占用总床日数”与“实际开放总床日数”之比。

病床周转次数：指“出院人数”与“平均开放床位数”之比。

平均住院日：指“出院者占用总床日数”与“出院人数”之比。

实际开放总床日数：指年内医院各科每日夜晚 12 点钟开放病床数总和，不论该床是否被患者占用，都应计算在内。包括因故（如消毒、小修理等）暂时停用的病床，不包括因医院病房扩建、大修理或粉刷而停用的病床及临时增设的病床。

实际占用总床日数：指医院各科每日夜晚 12 点钟实际占用病床数（即每日夜晚 12 点钟的住院人数）总和。包括实际占用的临时床位，患者入院后于当晚 12 点钟以前死亡或因故出院所占用的床位。

平均开放病床数：即实际开放总床日数 / 本年日历日数（365）。

出院者占用总床日数：指出院者（包括正常分娩、未产出院、住院经检查无病出院、未治出院及健康人进行人工流产或绝育手术后正常出院者）住院日数的总和。

急危重症抢救成功率：指急危重症患者抢救成功人次数与抢救总人次数之比。

入出院诊断符合率：诊断符合患者数 /（出院患者数 − 疑诊患者数）× 100%。

手术前后诊断符合率：指手术前后诊断符合人数与手术患者总人数之比。

CT 检查阳性率：指 CT 检查中检出阳性的人次数与 CT 检查总人次数之比。

药品收入占医疗收入比例：指药品收入与医疗收入之比。

总收入：指单位为开展业务及其他活动依法取得的非偿还性资金。总收入包括财政补助收入、上级补助收入、医疗收入、药品收入和其他收入等。

药品收入：指医疗机构在开展医疗业务活动中所取得的中、西药品收入。

门诊患者人均医疗费用：又称每诊疗人次医疗费用。即（医疗门诊收入 + 药品门诊收入）/ 总诊疗人次数。

住院患者人均医疗费用：又称出院者人均医疗费用。即（医疗住院收入 + 药品住院收入）/ 出院人数。

医师人均每日担负诊疗人次：即诊疗人次数 / 平均医师人数 /251。

医师人均每日担负住院床日：指实际占用总床日数 / 平均医师人数 /365。

法定传染病报告率：指医疗机构在某一时期内法定传染病报告病例数占总病例数（漏报病例数 + 已报告病例数）的百分比。

附录四　住院病人对护士工作满意度调查表

尊敬的病员和家属：为提高医院的护理服务质量，请您在最符合您想法的空格内打“√”，并提出宝贵意见，谢谢您的合作，祝您早日康复！

1．您初入院时，护士向您介绍主管医生、护士、护士长、病区环境、安全事项、探视制度、病房设施（传呼器、水电）的使用，是否详细

□很详细　□较详细　□不详细　□未介绍

2．您对护士的护理技术是否满意

□很满意　□较满意　□一般　□不满意

3．您对护士的举止、态度、责任心是否满意

□很满意　□较满意　□一般　□不满意

4．当您按床头呼叫器后，对护士能否及时到床边服务的满意程度

□很满意　□较满意　□一般　□不满意

5．当您不能下床，又无陪护时，对护士帮助您洗漱、进食、大小便的满意程度

□很满意　□较满意　□一般　□不满意（无人帮助）

6．您对护士向您介绍所用主要药物的作用和注意事项的满意程度

□很满意　□较满意　□一般　□不介绍

7．您对护士向您介绍所做的检查或手术的目的及前后注意事项的满意程度

□很满意　□较满意　□一般　□不介绍

8．您对护士向您介绍目前饮食需注意的问题的满意程度

□很满意　□较满意　□一般　□不介绍

9．您对护士能否与您交流关于您的治疗、护理、康复等情况的满意程度

□很满意　□较满意　□一般　□未交流

10．您对护士能否耐心解答您提出的病情、治疗等问题的满意程度

□很满意　□较满意　□一般　□不满意

11．您对病房的秩序、卫生是否满意

□很满意　□较满意　□一般　□不满意

12．您对护士长能否到床边询问您的需求及意见的满意程度

□很满意　□较满意　□一般　□未询问过

13．您对护士长管理的满意程度

□很满意　□较满意　□一般　□不满意

14．请写出您最满意的护士的姓名：

请写出您最不满意的护士的姓名：

15．您对护理工作的具体建议：

中英文专业词汇索引

B

C

D

F

G

H

J

K

L

主要参考文献

1．雷巍峨，贺伟，彭艾莉．护理管理学．北京：北京大学医学出版社，2011.
2．雷芬芳，胡友权．护理管理学．2 版．北京：中国医药科技出版社，2012.
3．殷翠．护理管理与科研基础．2 版．北京：人民卫生出版社，2011.
4．王惠珍，叶国英．护理管理学．2 版．北京：人民军医出版社，2012.
5．姜丽萍．护理管理学．杭州：浙江大学出版社，2012.
6．周颖清．护理管理学．北京：北京大学医学出版社，2009.
7．胡定伟．护理管理学．北京：人民军医出版社，2011.
8．吕文格，敖以玲，薛军霞．护理管理学．北京：科学出版社，2010.
9．余凤英，宋建华．护理管理学．3 版．北京：高等教育出版社，2014.
10．王仙园．护理管理学．北京：人民卫生出版社，2010.
11．李继平．护理管理学学习指导及习题集．北京：人民卫生出版社，2006.
12．宫玉花．护理管理学．4 版．北京：北京大学医学出版社，2010.
13．段蓓蓓．护理管理学．长春：吉林科学技术出版社，2012.
14．娄凤兰．护理管理学．北京：人民卫生出版社，2009.
15．刘彦慧．护理管理学．南京：南京大学出版社，2014.
16．李继平．护理管理学．3 版．北京：人民卫生出版社，2012.
17．李荣．护理管理学．郑州：郑州大学出版社，2012.
18．汪建荣．卫生法．北京：人民卫生出版社，2013.
19．李建光．卫生法律法规．北京：人民卫生出版社，2014.
20．黎东生．卫生法学．北京：人民卫生出版社，2014.
21．李继平．护理管理学．北京：人民卫生出版社，2013.
22．冷晓红．人际沟通．北京：人民卫生出版社，2011.
23．王臣平，李敏．护理人际沟通．长沙：中南大学出版社，2011.
24．任小红．护理管理学．长沙：中南大学出版社，2012.
25．温贤秀，蒋文春．护理质量成效管理．成都：西南交通大学出版社，2013.
26．李继平．护理管理学．北京：人民卫生出版社，2009.